儿科影像病例点评 200 例
Pediatric Imaging Case Review

（第 2 版）

临床影像病例点评系列
Case Review Series

儿科影像病例点评 200 例
Pediatric Imaging Case Review

（第 2 版）

原著主编　Thierry A. G. M. Huisman
原著编委　Renee Flax-Goldenberg
　　　　　Jane Benson
　　　　　Aylin Tekes
　　　　　Melissa Spevak
主　　译　邵剑波　杨敏洁
审　　校　朱　铭（上海交通大学附属上海儿童医学中心）
译　　者　（按姓名拼音排序）
　　　　　高　立（深圳市第九人民医院）
　　　　　邵剑波（武汉市儿童医院）
　　　　　谢　娜（深圳市儿童医院）
　　　　　杨敏洁（深圳市人民医院）
　　　　　张静涛（武汉市儿童医院）
　　　　　赵　胜（湖北省妇幼保健院）
　　　　　郑楠楠（武汉市儿童医院）

北 京 大 学 医 学 出 版 社
Peking University Medical Press

ERKE YINGXIANG BINGLI DIANPING 200 LI

图书在版编目（CIP）数据

儿科影像病例点评 200 例：第 2 版／（美）于斯曼
（Huisman，Thierry A. G. M.）原著主编；邵剑波，杨敏洁主译. —北京：
北京大学医学出版社，2013.6
（临床影像病例点评系列）
书名原文：Pediatric Imaging Case Review
ISBN 978-7-5659-0568-1

Ⅰ.①儿… Ⅱ.①于…②邵…③杨… Ⅲ.①小儿疾
病—影像诊断—病案—分析 Ⅳ.①R720.4

中国版本图书馆 CIP 数据核字（2013）第 082335 号

北京市版权局著作权合同登记号：图字：01-2013-1901
Pediatric Imaging Case Review，2nd edition
Thierry A. G. M. Huisman，Renee Flax-Goldenberg，Jane Benson，Aylin Tekes，Melissa Spevak
ISBN-13：978-0-323-06698-3
ISBN-10：0-323-06698-4

儿科影像病例点评 200 例（第 2 版）

主　　译：邵剑波　杨敏洁
出版发行：北京大学医学出版社（电话：010-82802230）
地　　址：（100191）北京市海淀区学院路 38 号　北京大学医学部院内
网　　址：http://www.pumpress.com.cn
E - mail：booksale@bjmu.edu.cn
印　　刷：北京佳信达欣艺术印刷有限公司
经　　销：新华书店
责任编辑：张彩虹　赵　欣　　责任校对：张　雨　　责任印制：苗　旺
开　　本：889mm×1194mm　1/16　　印张：26　　字数：665 千字
版　　次：2013 年 6 月第 1 版　2013 年 6 月第 1 次印刷
书　　号：ISBN 978-7-5659-0568-1
定　　价：128.00 元

版权所有，违者必究
（凡属质量问题请与本社发行部联系退换）

今年初，正值 *Pediatric Imaging：Case Review* 第 2 版英文原著面世 1 年之际，我们有幸得到此书。带着一种学习、挑战和欣赏的心情拜读了原著，备感受益，并萌发将此书翻译、出版并引荐给中国从事影像诊断工作的同道们，尤其是儿科领域的同行、临床医生和大专院校的医学生们的念头，让大家共享 200 例儿科影像病例带来的"美餐"。为此，我们精心组织了国内部分多年从事儿科放射影像诊断工作的中青年专家翻译了此书。在翻译过程中，我们坚持精益求精、反复推敲、认真负责的态度，力求达到尊重原著、符合儿科影像特点和中文表达典雅通俗等原则的要求，其间还请教了一些相关学科的同行，历经 8 个月时间，终于顺利完成了翻译任务。值得一提的是，我们非常荣幸地邀请到我国著名的儿科放射学专家、中华医学会放射学分会全国儿科学组组长、上海交通大学附属上海儿童医学中心朱铭教授作为本书的审校，从而确保本书翻译准确无误并顺利出版。

本书共分三部分：基础篇、提高篇、挑战篇。具有以下几个显著特点：①收录的儿科病例数量多达 200 例，涉及面广，几乎覆盖了各个系统的疾病与类型。②语言简练流畅，叙述手法新颖独特。首先以提问的方式切入主题，再逐个问题——对应回答，重点突出，简明扼要，便于记忆。③点评内容丰富，涵盖多学科知识与新技术，除影像学外，还包括胚胎学、遗传学、解剖学、生理学、病理学、新生儿学、小儿内科学、小儿外科学、产科学及产前诊断学等。④病例图片清晰，征象突出，直观可信，易于诊断与鉴别诊断，有利于在临床工作中推广应用。

本书的翻译得到了武汉市儿童医院、深圳市人民医院领导和医学影像科的全体同仁的大力支持，得到了北京大学医学出版社领导和编辑们的帮助，在此一并表示衷心的感谢！

特别需要说明的是，由于水平有限，对于译文中存在的不妥之处，恳请各位同道予以斧正，提出宝贵意见和建议，我们将不胜感激。

邵剑波

2012 年 12 月于武汉

本书是 *Case Review Series* 的一部关于儿科放射学的新的病例集。我很乐于应 David Yousem 博士之邀，来收集和整理这些病例。*Case Review Series* 的目的是教育性的。本书可以让读者去探索、深化和进一步拓展他们在一个极为迷人的影像学领域——儿科放射学中的知识。本书所选之病例契合日常实践，并将会鼓励读者应用教科书、期刊和互联网去进一步提高其诊断水平。学习这些病例将会乐趣无穷。

如果没有我那些天才且敬业的儿科放射学的同事们的帮助，是不可能完成这部充满吸引力的病例集的，他们是：Jane Benson 博士、Renee Flax-Goldenberg 博士、Melissa Spevak 博士、Aylin Tekes 博士等。他们都为各自感兴趣和擅长的领域做出了贡献。本书尽可能地涵盖了儿科放射学的范围。我感谢所有为本书付出贡献、帮助和耐心的儿科放射学医生。

完成这部具有吸引力的病例集的另一个要素是我们得到了 Johns Hopkins 医院和大学的儿科医生的支持和知识上的激发，这主要是来自于他们在我们的日常联席会议上的专业要求和启发性的讨论。这种跨学科的文化植根于 Johns Hopkins 医院和大学的四个核心价值观：①卓越与发现；②领导与整合；③多样与包容；④尊重与合作。这些至今依然有效，正如我们医院和医学院在 19 世纪末成立时一样。我们的临床同事都非常了解我科各影像学工具在诊断和治疗中的价值以及应如何应用它们。我们既要感谢我们的同事，也要感谢在我院寻求帮助并向我们提供其影像资料的患者。

我感谢给予我最大支持、最具奉献精神的秘书 Iris Bellamy，感谢她在整理所有的文字和图像资料中付出的努力。

最后但同样重要的是，我愿意在此向我的妻子 Charlotte 表达我的感激之情，尤其是对她的耐心、支持和鼓励。感谢我们可爱的孩子，Max、Laura 和 Emily，他们是我每天的灵感来源。他们提醒我，我们的儿科专业工作的目标是努力创造更加美好的共同的未来。

我希望学习这部病例集对于读者是一种享受，正如在其准备过程中为它的作者带来的一样。

Thierry A. G. M . Huisman
2010 年 5 月

基础篇

提高篇

目 录

挑战篇

基础篇

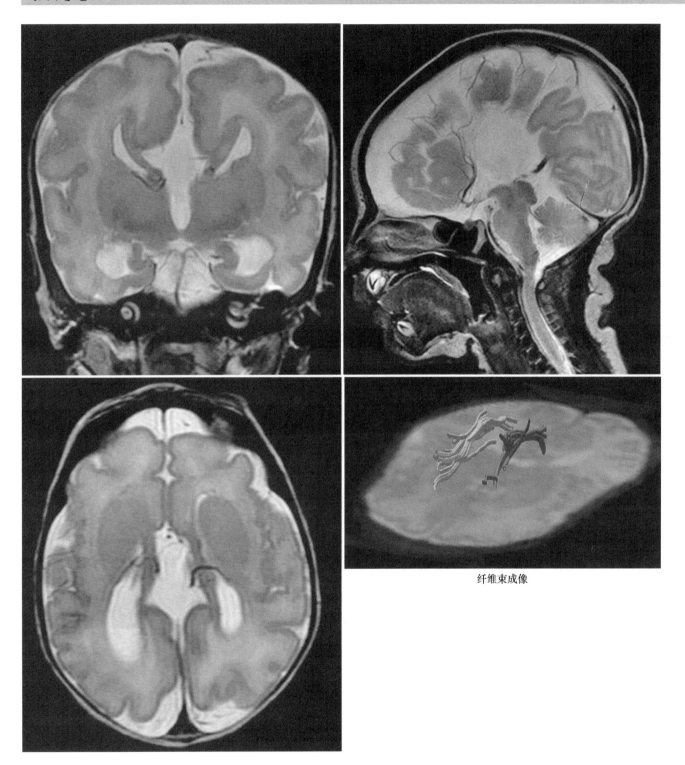

纤维束成像

1. 请总结本例新生儿的全部磁共振成像（magnetic resonance image，MRI）表现。

2. 您的诊断是什么?

3. 胼胝体（corpus callosum，CC）发育的顺序是什么?

4. 在什么畸形中，胼胝体仅后部发育而前部缺如?

病例 1

诊断：胼胝体发育不全

1. 胼胝体完全缺如，内侧脑沟呈放射状，无扣带回反转，冠状位显示脑室呈三叉戟状，海马旋转不良，第三脑室向上延伸，丘脑间黏合增大，双侧侧脑室枕角扩大，轴位图像显示双侧侧脑室平行走行，Probst 束前后走行而无左右交叉（纤维束成像），脑室轻度扩大。
2. 完全性胼胝体发育不全。
3. 膝部、干部、压部、嘴部。
4. 脑叶型和半脑叶型前脑无裂畸形。

参考文献

Hetts SW, et al: Anomalies of the corpus callosum: an MR analysis of the phenotypic spectrum of associated malformations, *AJR Am J Roentgenol* 187:1343-1348, 2006.

相关参考文献

Blickman JG, Parker BR, Barnes PD: *Pediatric radiology—the requisites*, ed 3, Philadelphia, 2009, Mosby, p 222.

点　评

胼胝体是连接双侧大脑半球的最大的连合（白质纤维束）。其他的半球连接包括前连合和海马连合。胼胝体按照从前向后的顺序发育，先是膝部，然后是干部和压部，最后是嘴部。影像学检查可见胼胝体发育不全的多个特征性的解剖学改变，其中大部分典型表现可见于本例。胼胝体缺如常于中线矢状位图像清楚显示。另外，双侧大脑半球内侧脑沟呈典型的放射状表现，汇聚于第三脑室。第三脑室可能会扩大，向上延伸至双侧大脑半球之间，极个别病例的第三脑室甚至可达颅顶，或伴有半球间囊肿。由于胼胝体缺如，轴位图像可见双侧侧脑室呈平行走行。另外，常见双侧侧脑室枕角扩大。未能跨越中线的大脑纤维束常沿侧脑室内缘重新排列，呈前后走行，称为 Probst 束，可通过弥散张量成像数据行纤维束成像而清楚显示。冠状位图像可见分离的、内缘受 Probst 束压迫的双侧侧脑室和邻近的第三脑室共同构成三叉戟状或呈得克萨斯长角牛状。由于胼胝体只是双侧半球间连合的一部分，还须观察半球间连合的其他部分有无合并畸形。海马可能旋转不良，前连合可能缺如。在 50％ 的患儿中，胼胝体发育不全只是更复杂的畸形（如 Dandy-Walker 畸形、Arnold-Chiari 畸形 Ⅱ 型、透明隔-视神经发育不良）的一部分。另外，常见神经元移行异常。排除合并的畸形非常重要，因为这样可确定患儿的功能和认知方面的预后。临床上，单纯性胼胝体发育不全可能只是被 MRI 偶然发现的。如合并其他畸形，则可能出现癫痫发作、发育迟滞、下丘脑-垂体功能障碍等临床表现。胼胝体发育不全须与胼胝体的继发性损伤相鉴别（例如，由于广泛的脑室周围白质软化导致的严重胼胝体萎缩可能会被误认为原发性胼胝体发育不全）。另外，须牢记，大脑发育按由前向后顺序进行的唯一的例外是脑叶型和半脑叶型前脑无裂畸形，在这些畸形中，胼胝体后部可存在，而胼胝体膝或胼胝体干前部缺如。

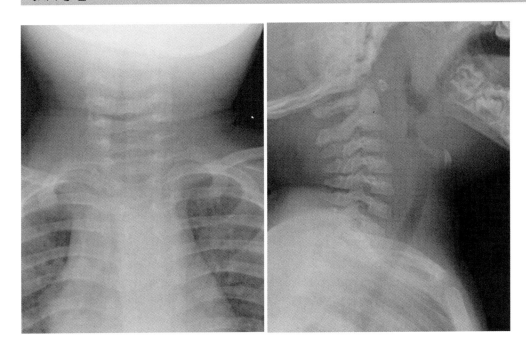

1. 患儿，13 个月，犬吠样咳嗽。该患儿有何影像学表现？
2. 如在 X 线透视下观察该患儿的呼吸运动，需要注意观察什么？
3. 如平片不能确诊，X 线透视下的哪些其他征象可帮助排除本病？

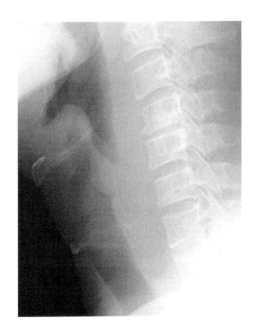

1. 该年轻的成人有何影像学表现？
2. 该患者有何临床表现？
3. 本病最好发年龄是什么？
4. 在对此种患者行影像学检查时，有何特别考虑？

病例 2

诊断：哮吼

1. 声门下狭窄，会厌、杓状会厌襞正常。
2. 吸气时，咽部过度扩张；呼气时，声门下狭窄更加明显（气管下部正常扩张，故对比更明显）；狭窄段僵硬。
3. 先天性声门下狭窄或声门下血管瘤（狭窄段可能更僵硬或不对称）；气道或食管异物（异物所致稍高密度影或气管轻度移位可能在斜位或放大影像上更明显）；X线片假阳性（用力吸气可引起声门下狭窄；通过观察整个呼吸周期可见气管壁活动正常）。

参考文献

Kuhn JP, Slovis TL, Haller JO: *Caffey's pediatric diagnostic imaging*, ed 10, Philadelphia, 2004, Mosby, p 814.

相关参考文献

Blickman JG, Parker BR, Barnes PD: *Pediatric radiology—the requisites*, ed 3, Philadelphia, 2009, Mosby.

点　评

病毒性喉气管支气管炎的相关症状于3个月～3岁最为明显，常合并有上呼吸道感染。自流感嗜血杆菌疫苗出现以来，会厌炎已不再成为临床上哮吼的主要鉴别疾病。肺水肿是本病的少见急性并发症。

病例 3

诊断：会厌炎

1. 会厌增大；会厌肿胀蔓延至杓状会厌襞。由于咽部广泛肿胀，会厌谷不能显示。
2. 常见高热、流涎、言语困难、呼吸窘迫。
3. 3～6岁。
4. 如患有会厌炎，患儿可能需要紧急行气管内插管或气管造口术。患儿应摄X线片（最好有能行气管内插管或气管造口术的医务人员在附近）。

参考文献

Kuhn JP, Slovis TL, Haller JO: *Caffey's pediatric diagnostic imaging*, ed 10, Philadelphia, 2004, Mosby, p 811.

相关参考文献

Blickman JG, Parker BR, Barnes PD: *Pediatric radiology—the requisites*, ed 3, Philadelphia, 2009, Mosby, pp 10-12.

点　评

导致小儿上呼吸道症状的常见感染性疾病包括会厌炎、哮吼和（或）气管炎以及咽后脓肿。会厌炎常由B型流感嗜血杆菌（*Haemophilus influenzae* type B，HIB）引起，但自从对HIB行常规免疫接种以来，会厌炎已大为少见。鉴别会厌炎与其他上呼吸道感染，须结合临床情况。哮吼常见于较小的患儿，年龄为6个月～3岁；哮吼系由病毒感染所致，其发热程度不如会厌炎的高。气管炎较少见，气管受累的范围较哮吼广，常由细菌感染所致，好发年龄与哮吼一致。咽后脓肿可继发于细菌性扁桃体炎，患儿可能有扁桃体感染的临床表现。咽后脓肿可见于6个月以下的婴儿。

如需行影像学检查，须行颈部前后位和侧位摄片。前后位片对于显示哮吼的声门下狭窄最为重要。如平片提示咽后脓肿，常需行计算机断层摄影术（computed tomography，CT）对比增强扫描。

25%的会厌炎患儿可见声门下狭窄，提示声门下水肿。导致会厌增大的非感染性病因有：血管神经性水肿、杓状会厌囊肿或会厌囊肿、血友病（出血），有时见于虐婴中的热损伤。

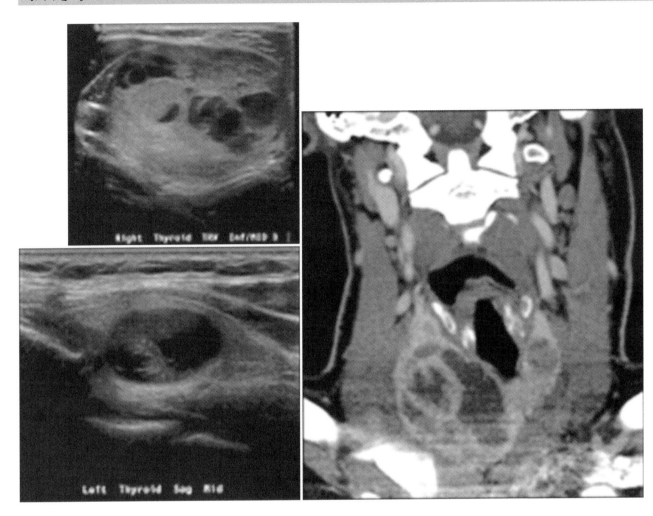

1. 该青少年男子有何影像学表现?
2. 该患者可能有何临床表现?
3. 什么情况下,本病须行治疗?
4. 还有什么影像学检查可能对本病有用?

诊断：甲状腺肿

1. 甲状腺增大，内见一肿块，含较多囊性成分；甲状腺右叶明显大于左叶。
2. 颈部肿胀；甲状腺功能不定。
3. 如患者出现邻近结构受压症状（本例中，气管明显左偏）。
4. ^{123}碘放射性核素扫描。

参考文献

Hegedus L, Bonnema SJ, Bennedbaek FN: Management of simple nodular goiter: current status and future perspectives, *Endocr Rev* 24(1):102, 2003.

相关参考文献

Blickman JG, Parker BR, Barnes PD: *Pediatric radiology—the requisites*, ed 3, Philadelphia, 2009, Mosby, pp 8 and 324.

点　评

甲状腺肿是指临床可辨认的甲状腺增大，常呈结节状增大。甲状腺肿是世界上一些缺碘地区的地方病，但亦可散发。无论是地方性流行还是散发性，甲状腺肿均由遗传倾向和环境因素（如碘摄入不足、吸烟）所致。

大部分结节性甲状腺肿患者的甲状腺功能正常，但亦可出现甲状腺功能亢进或减退，功能减退者较少见。甲状腺肿出现多年后才可见甲状腺功能异常，常见无明显症状的甲状腺功能亢进，血清促甲状腺激素（thyroid-stimulating hormone，TSH）下降，T_3、T_4正常。随着 TSH 下降，甲状腺体积增大，结节可能会增多。

超声可检出增大的甲状腺的结节并定性，还可引导细针抽吸活检和细胞学检查。由于易得、价廉、微创、无辐射，该检查得以广泛应用。囊性病灶常为良性，而内有微钙化灶及血流增加的实性、低回声病灶，则可能为恶性。细针抽吸活检是广泛使用的最直接的确诊方法。^{123}碘放射性核素扫描对小结节不甚敏感，但对较大结节，可鉴别其为冷结节还是热结节（即无功能结节和摄取放射性核素的结节）。功能性结节几无恶性的可能。临床实践中，^{123}碘放射性核素扫描较少用于甲状腺肿的评估。CT 和 MRI 常可准确测量甲状腺体积、甲状腺肿的范围及对邻近结构的影响。

如无恶性成分且甲状腺功能正常，甲状腺肿治疗方案的选择主要取决于甲状腺肿的占位效应所致的症状和美观方面的考虑。全部甲状腺切除术是最常采用的治疗方法。其他治疗方法还有甲状腺碘（^{131}碘）消融术和给予左甲状腺素（L-T_4）。

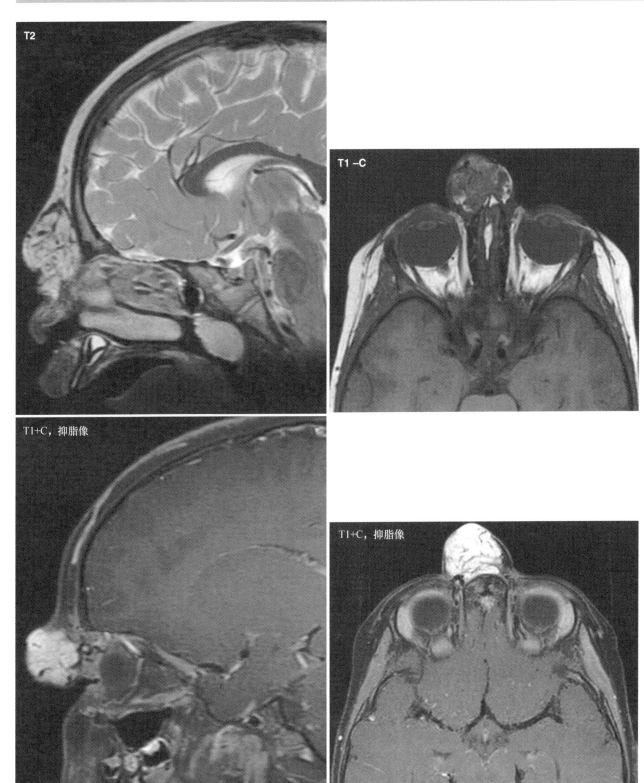

T2

T1 −C

T1+C，抑脂像

T1+C，抑脂像

T1 −C

1. 患儿，女，1 岁。该患儿有何影像学表现？

2. 您的诊断是什么？

3. 有何鉴别诊断？

4. 本病有何相关的畸形？

诊断：鼻部血管瘤

1. 影像学检查于鼻背皮下脂肪内可见一边界清楚的分叶状肿块，于 T2 加权成像（weighted image，WI）呈高信号，增强扫描可见明显强化。肿块内的血管流空于 T2WI 显示最为清楚。未见肿块蔓延至颅内。

2. 鼻部血管瘤。

3. 一般情况下，可考虑为血管畸形，如静脉畸形、淋巴管畸形、动静脉畸形（arteriovenous malformation，AVM）等。另外，鉴别诊断时，还需考虑病变的部位。本例还需与脑膨出、鼻部皮样囊肿、鼻神经胶质瘤等相鉴别。但影像学表现提示本例为鼻部血管瘤。

4. 与本病相关的畸形包括 PHACES 综合征（后颅窝畸形、血管瘤、动脉异常、主动脉缩窄、眼异常）、Dandy-Walker 畸形、脊柱畸形（如血管瘤位于腰部）以及 Kasabach-Merritt 综合征[①]。

参考文献

Mulliken JB, Glowacki J: Hemangiomas and vascular malformations in infants and children: a classification based on endothelial characteristics, *Plast Reconstr Surg* 69(3):412-422, 1982.

相关参考文献

Blickman JG, Parker BR, Barnes PD: *Pediatric radiology—the requisites*, ed 3, Philadelphia, 2009, Mosby Elsevier, pp 314-316.

点 评

血管瘤是小儿最常见的肿瘤，占良性软组织肿瘤的 7%。血管瘤局部的血管生长因子增加。Mulliken 和 Glowacki 最早根据临床、组织学和细胞学特征将血管异常分为两大类型：①血管性肿瘤（血管瘤）；②血管畸形，包括静脉畸形、淋巴管畸形、动静脉畸形、动静脉瘘。对血管异常进行正确分类极为重要，因为两类血管异常的治疗方法大不相同。血管瘤有内皮细胞增生，是真性肿瘤，又可进一步分为婴儿型血管瘤、先天性血管瘤、不消退型血管瘤、肌肉内血管瘤、卡波西样血管内皮瘤，其中婴儿型血管瘤最为常见。血管瘤免疫标记物（如葡萄糖转运蛋白-1、FcrⅡ、分层蛋白、Lewis Y 抗原等）试验阳性。男、女发病比例约为 1∶3。

血管瘤常见于出生 1 周内的新生儿，可位于头颈部（60%）、躯干（25%）和四肢。肿瘤一般有典型的迅速生长期（3～9 个月）和缓慢消退期。在生长期，肿瘤细胞增多；在消退期（18 个月～10 岁），肿瘤纤维化，细胞减少。这种典型的病史常有确诊价值，但某些病例还需行影像学检查以确诊。

血管瘤的影像学表现显然取决于其所处的时期。在快速生长期，超声可见一回声强弱不定的肿块，于彩色多普勒超声可见血流增加。消退期血管瘤呈混杂回声肿块，其内血流减少，呈纤维脂肪变。行 MRI 检查时，推荐使用 T1、T2 平扫和 T1WI 增强扫描。抑脂对于血管瘤的诊断亦有一定的价值。血管瘤在 MRI 常表现为边界清楚的等 T1、高 T2WI 信号实质性肿块，增强扫描时肿块明显强化。肿块内及其周边的流空亦是其重要的征象。

大部分血管瘤病例可自行消退，故无需治疗。血管瘤的治疗指征主要是功能性的表现，如视野遮蔽、呼吸阻塞、持续性皮肤溃疡、高排血量型心力衰竭等。可采用类固醇类药物进行全身性或病灶内局部治疗。有文献报道，全身性普萘洛尔给药对血管瘤已取得了很好的疗效。

---

① 血管瘤伴血小板减少综合征，见病例 188。——译者注

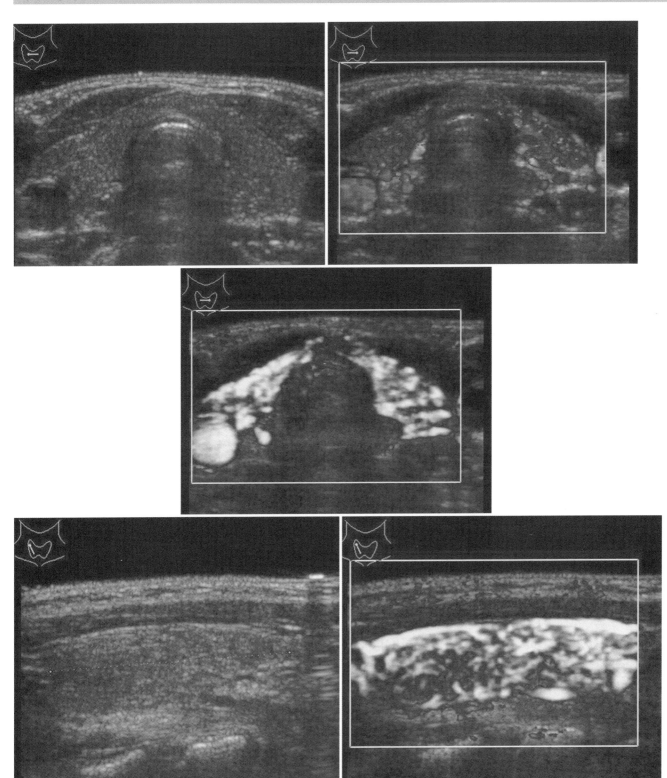

1. 本例患者有何超声表现?
2. 该 14 岁女孩最可能的诊断是什么?
3. 下一步应该进行什么检查?
4. 本病常见的长期并发症是什么?

诊断：桥本甲状腺炎

1. 甲状腺弥漫性不均匀性高血流灌注。
2. 桥本甲状腺炎。
3. 血液检查测定甲状腺激素水平和甲状腺抗体水平。
4. 甲状腺功能减退。

参考文献

Lorini R, Gastaldi R, Traggiai C, et al: Hashimoto's thyroiditis, *Pediatr Endocrinol Rev* 1(Suppl 2):205, 2003.

相关参考文献

Blickman JG, Parker BR, Barnes PD: *Pediatric radiology—the requisites*, ed 3, Philadelphia, 2009, Mosby, p 324.

点　评

　　桥本甲状腺炎亦称为自身免疫性甲状腺炎或慢性淋巴细胞性甲状腺炎，是小儿最常见的获得性甲状腺疾病，也是美国甲状腺功能减退最常见的病因。此病最早由桥本策（Hakaru Hashimoto）博士于1912年描述。桥本甲状腺炎是一种病因不明的自身免疫性疾病，最终可能破坏甲状腺，导致甲状腺功能减退。据估计，本病的发病率为1.3%。患者除须行一般性的血液甲状腺激素水平检测以了解甲状腺的功能状态外，还须特别检测抗甲状腺过氧化物酶抗体或抗甲状腺球蛋白抗体。目前，对本病尚无有效的治疗手段，但通过对缺乏的甲状腺激素进行替代治疗，可有效地治疗甲状腺功能减退。桥本甲状腺炎的症状通常与甲状腺激素水平的进行性下降有关，并非桥本甲状腺炎所特有。桥本甲状腺炎多见于女性，在儿童期和青少年期，其发病率随年龄的增长逐渐增高。

　　本病的影像学检查首选超声。在超声图像上甲状腺常呈弥漫性增大、回声减弱，彩色多普勒超声和能量多普勒超声图像可见甲状腺高血流灌注，在急性期尤为明显。一般认为，甲状腺内多发的直径在1~6mm的低回声微小结节提示桥本甲状腺炎。偶可见散在的局灶性结节，此时，需行细针抽吸活检以明确诊断。糖尿病患者的桥本甲状腺炎发病率似较高。超声还有助于排除其他疾病。本病很少需要通过闪烁显像术确诊。

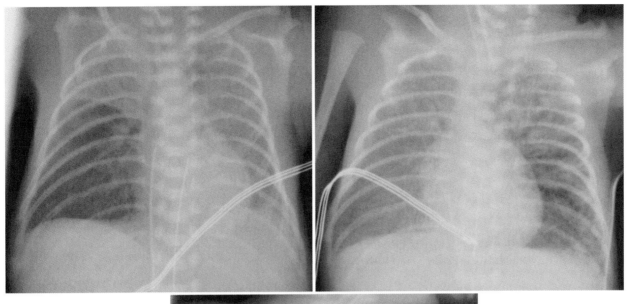

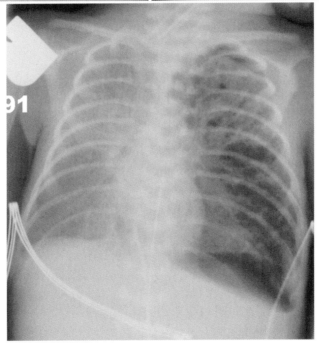

1. 此 3 张 X 线片（第一、二、三幅图）连续摄于 24h 内。本病患者多属于哪类人群？
2. 在出现本病前，X 线片可能会有何发现？
3. 阅片时须观察何种并发症？
4. 哪些肺部疾患易导致本病？

及其并发症，并可观察疗效，故对于本病的监测很有价值。

诊断：间质性肺气肿

1. 本病患者多为早产儿（亦可见于任何气道压力超出维持气道上皮完整性的压力上限的患者）。
2. 充气过度、气管内导管位置正常。
3. 肺膨出（pneumatoceles）、气胸、纵隔气肿、气腹。
4. 肺泡表面活性物质缺乏症、新生儿肺炎、胎粪吸入、持续性肺动脉高压。

参考文献

Kuhn JP, Slovis TL, Haller JO: *Caffey's pediatric diagnostic imaging*, ed 10, Philadelphia, 2004, Mosby, p 814.

相关参考文献

Blickman JG, Parker BR, Barnes PD: *Pediatric radiology—the requisites*, ed 3, Philadelphia, 2009, Mosby, pp 28-29.

点 评

由于缺乏 II 型肺泡细胞产生的表面活性物质，早产儿的肺僵硬、顺应性差。II 型肺泡细胞于孕 24 周开始发育，于孕 32 周发育完全。由于缺乏肺泡表面活性物质，需通过富氧空气进行高压通气方可维持肺泡的正常扩张与氧合作用。富氧空气和高压通气损伤了本就脆弱的肺泡壁，使得空气由肺泡内衬细胞间逸出，进入间质间隙和淋巴系统。间质内空气首先表现为特征性的平行于支气管的线状和点状透亮影。该影的形态随呼吸运动而改变。间质内空气可向中央或外周逸出，导致纵隔气肿或气胸，亦可于中央融合，形成肺膨出。纵隔内空气还可通过肺下韧带向下逸入腹腔，形成无菌性气腹。

于产房内积极给予外源性肺泡表面活性物质可减轻肺部损伤，从而避免出现间质性肺气肿。一旦出现，则应降低通气压力。喷射通气可较好地控制气道内压力。如间质性肺气肿仅累及一侧，保持患侧向下卧位可有效降低局部气压，并促进恢复。偶有肺膨出大至难以控制而需手术切除者。

胸部 X 线片可提醒临床医生避免到达危险水平、易造成气体外溢的过度充气，还可诊断肺气肿

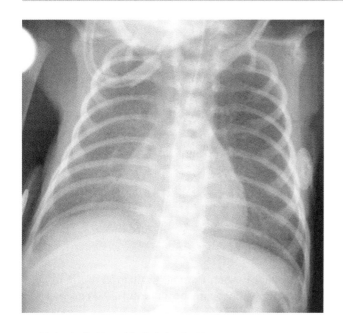

1. 该新生儿的 X 线片有何表现？
2. 本病见于多大胎龄以下出生的患儿？
3. 本病在何条件下发生于少见胎龄出生的患儿？
4. 什么疾病与本病表现类似而治疗大不相同？

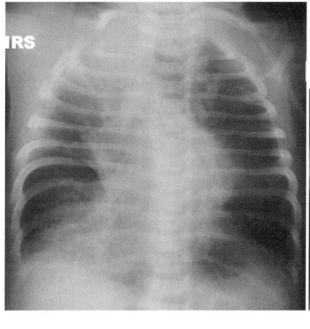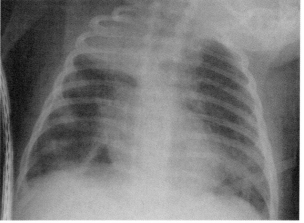

1. 本 X 线片表现于婴幼儿期最常见的原因是什么？
2. 哪种（哪些）有机体常引起本病？
3. 本 X 线片表现于年长儿童的常见的原因是什么？
4. 平静呼吸下，正常婴儿的肺容量是多少？

诊断：表面活性物质缺乏症

1. 双肺中度充气，左肺较佳；双肺模糊颗粒影，以右肺为著；心影大小正常。
2. 32 周。
3. 本病多见于男性，男女比例为 2∶1。（妊娠糖尿病、孕妇或胎儿出血、脓毒症、多胎妊娠可增加本病的发生危险。）
4. B 群链球菌性肺炎。

参考文献

Kuhn JP, Slovis TL, Haller JO: *Caffey's pediatric diagnostic imaging*, ed 10, Philadelphia, 2004, Mosby, pp 77-79.

Donoghue V: *Radiologic imaging of the neonatal chest*, ed 2, Berlin-Heidelberg-New York, 2008, Springer, pp 67-72.

相关参考文献

Blickman JG, Parker BR, Barnes PD: *Pediatric radiology—the requisites*, ed 3, Philadelphia, 2009, Mosby, pp 26-30.

点 评

肺泡表面活性物质由 Ⅱ 型肺泡细胞最早于孕 24 周产生，于孕 32 周达峰值。该物质可降低肺泡上皮的表面张力并防止肺泡萎陷。如该物质缺乏，婴儿之肺即无法充气，于 X 线片呈均匀一致的白色。产房内的标准治疗方法为气管内插管、气管内给予人工合成的表面活性物质，通过手工挤压气囊使其均匀布满全肺。如其分布均匀，双肺将过度充气，其 X 线片表现为弥漫性颗粒影，在轻症患儿，该颗粒影可能极为细小、模糊，在较严重者，则表现为较致密的粗颗粒影。表面活性物质分布不均（如气管内插管过深，绕过一个肺叶或一侧肺）将导致肺野内过度充气区域与持续存在的高密度区对比更为明显。出生后头几天内，可能还需给予一些表面活性物质，但须谨慎，因为这样可能会导致肺出血。给予外源性表面活性物质的目的在于希望在其分解之前（24～72h），患儿可产生足够的内源性表面活性物质，使肺泡得以张开。

诊断：细支气管炎

1. 细支气管炎。
2. 呼吸道合胞病毒、腺病毒（少见得多）。
3. 反应性气道病。
4. 潮气量是指正常吸气下的最大吸气量。当然，婴幼儿不能在摄片时配合进行深吸气。因此，正常婴幼儿在平静呼吸下摄片时，X 线片显示的肺容积往往较小。

参考文献

Schuh S, Lalani A, Allen U, et al: Evaluation of the utility of radiography in acute bronchiolitis, *J Pediatr* 150 (4):429-433, 2007.

相关参考文献

Blickman JG, Parker BR, Barnes PD: *Pediatric radiology—the requisites*, ed 3, Philadelphia, 2009, Mosby, pp 32-36.

点 评

细支气管炎是一种病毒性呼吸道疾病，主要累及婴幼儿的小气道。本病可引起发热、充血、哮鸣、弥漫性下呼吸道征象。本病为自限性疾病，一般在门诊治疗即可。

如本例所示，胸部 X 线片常显示过度充气与肺不张。患病期间，肺不张的部位常迅速变化。该表现是小气道炎性改变的反映。本年龄组患儿的气道十分柔软，呼气时可部分或完全萎陷，从而导致空气潴留、过度充气和（或）肺不张。

相似的影像学表现还可见于反应性气道病。一般而言，细支气管炎见于婴幼儿，而反应性气道病见于年长儿童，但两者的好发年龄之间有重叠。

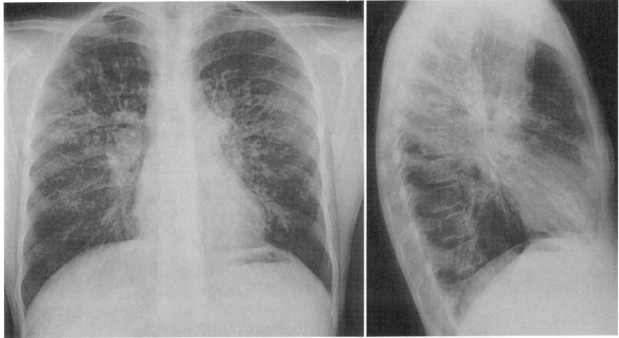

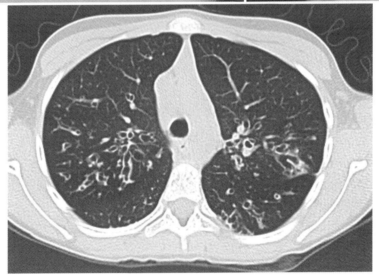

1. 本例非常典型，可通过影像学表现确诊。该 11 岁女性患儿患有何病？

2. 本病有哪些肺外表现？

3. 确诊本病需做哪些实验室检查？

4. 本病预后如何？

病例 10

诊断：囊性纤维化

1. 囊性纤维化（cystic fibrosis，CF）。
2. 胰腺功能不全、吸收障碍、发育停滞、肝硬化、男性不育。
3. 汗液氯化物测定。
4. 尽管有一些轻症患者，但本病患者的中位存活年龄为 36.8 岁。大部分患者死于呼吸衰竭。

参考文献

Rowe SM, Miller S, Sorscher EJ: Cystic fibrosis, *N Engl J Med* 352(19):1992-2001, 2005.

相关参考文献

Blickman JG, Parker BR, Barnes PD: *Pediatric radiology—the requisites*, ed 3, Philadelphia, 2009, Mosby, pp 36-37.

点 评

囊性纤维化是一种累及外分泌腺的常染色体隐性遗传病，其最常见的表现为慢性呼吸道感染、胰酶缺乏。本病系由囊性纤维化跨膜传导调节因子（cystic fibrosis transmembrane conductance regulator，CFTR）基因缺陷所致，其外分泌腺氯化物分泌减少、跨上皮细胞水钠重吸收增加，最终导致产生黏稠的黏液样物质。这些黏稠的黏液样物质不易清除分泌物，故肺易受感染，本病的其他表现亦由这些黏液样物质引起。本病可通过测定汗液氯化物异常增高确诊。由于本病有 1400 多个 CFTR 基因突变类型，故对患者进行基因分型可进一步了解某一特定病例的特征。

本例有一些典型的影像学表现：过度充气、弥漫性间质增厚、支气管扩张的轨道征、黏液栓。虽然本病多呈弥漫性，但局部浸润和（或）更严重的局部病变也很常见。由于淋巴结增大（慢性感染的表现），本病常见肺门增大，如本例所示。CT 显示的累及范围常较胸部 X 线片更为广泛。本病的 CT 表现包括（但不仅限于）：支气管壁增厚、小叶中心高密度影、支气管扩张、黏液栓、肺门淋巴结增大、肺大疱形成、肺脓肿。

凭影像学表现几乎可以确诊本病，所以说本例可通过影像学表现确诊（称为 Aunt Minnie）。但偶有其他引起慢性炎性疾病的病因可有与本病相似的表现，如哮喘和免疫缺陷综合征。

咯血常见于晚期病例。此时，可能需要进行支气管动脉造影和直接栓塞治疗。

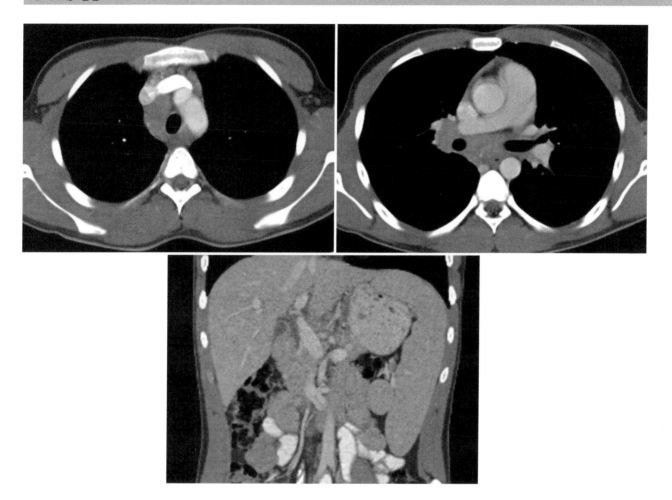

1. 该少年男性有何影像学表现？
2. 有何鉴别诊断？
3. 霍奇金淋巴瘤是如何分期的？
4. ^{18}F-氟脱氧葡萄糖（^{18}F-fluorodeoxyglucose，^{18}F-FDG）正电子发射断层摄影术（positron emission tomography，PET）-CT 对淋巴瘤有无价值？

诊断：霍奇金淋巴瘤

1. 纵隔、右肺门淋巴结病；脾大、脾门区可见一较大的副脾；PET-CT 显示多个淋巴结区以及骨摄取增加（未提供）。

2. 淋巴瘤、结核或其他肉芽肿性感染、朗格汉斯细胞组织细胞增生症、转移瘤。

3. Ⅰ期：仅累及一个淋巴结区（如右颈部或右腋窝或纵隔）。

   Ⅱ期：累及横膈同侧的两个淋巴结区（如双侧颈部）。

   Ⅲ期：累及横膈两侧的淋巴结区（如腹股沟和腋窝淋巴结）。

   Ⅳ期：累及淋巴结外（如骨髓、肺、肝）。

4. PET 扫描可能发现一些 CT 漏诊的病灶；可能鉴别出治疗后的残余肿瘤与纤维性肿块。

参考文献

Olson MR, Donaldson SS: Treatment of pediatric Hodgkin lymphoma, *Curr Treat Options Oncol* 9:81-94, 2008.

相关参考文献

Blickman JG, Parker BR, Barnes PD: *Pediatric radiology—the requisites*, ed 3, Philadelphia, 2009, Mosby, pp 41-43.

点　评

本例患者，男，16 岁，发热、盗汗、疲劳、骨痛、体重下降数月，实验室检查示全血细胞减少，淋巴结活检示典型霍奇金淋巴瘤。由于 PET 扫描显示骨累及，但骨扫描和骨 X 线片均为阴性，故将其分期定为Ⅳ B 期。

霍奇金淋巴瘤是一种常见的血液系统恶性肿瘤。本病有 2 个发病高峰：①15～35 岁；②55 岁以上。本病常采用 Ann Arbor 分期系统进行分期。分期时，除考虑累及的淋巴结区以外，还须考虑直径超过胸廓内径 1/3 的巨大纵隔肿块。目前，有多种对于本病恶性程度的分级方法，但都须考虑这些因素和组织病理学特征。

世界卫生组织将霍奇金淋巴瘤分为两型：①经典型（又包括淋巴细胞消减型、结节硬化型、混合细胞型、典型富淋巴细胞型）；②淋巴细胞为主型。经典型占霍奇金淋巴瘤的 90%，可见 Reed-Sternberg（R-S）细胞，CD15 和 CD30 阳性（CD，cluster of differentiation，指分化抗原簇，用于确定和研究白细胞表面分子）。经典型霍奇金淋巴瘤各亚型的免疫组化表现不同，但对治疗的反应相似。淋巴细胞为主型霍奇金淋巴瘤表达的标记物一般不见于经典型，这些标记物包括：B 细胞标记物（CD20、CD79a、CD75）、上皮膜抗原、淋巴细胞标记物（CD45）。淋巴细胞为主型霍奇金淋巴瘤生长较缓慢，预后较好，但发生非霍奇金淋巴瘤的风险稍高。

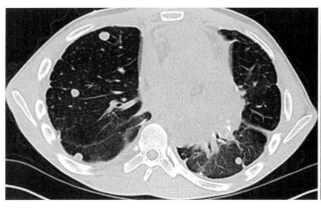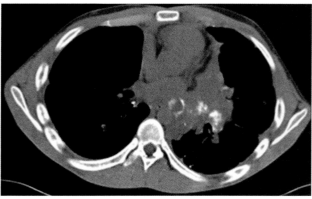

1. 该青少年男性有何影像学表现？
2. 鉴别诊断有哪些？
3. 钙化是否有助于缩小鉴别诊断的范围？
4. 对本病行局部治疗是否有效？

诊断：骨肉瘤所致肺结节

1. 双肺内多个大小不等的分散结节。左肺一较大肿块侵及纵隔，内含钙化。
2. 最可能为转移瘤；真菌感染、其他多灶性感染、脓毒性栓子、韦格纳肉芽肿病、朗格汉斯细胞组织细胞增生症（可能性不大）。
3. 是的。病灶内出现钙化，故为钙性肿瘤（如骨肉瘤）的可能性更大。
4. 先期化疗后，切除肺内的多发骨肉瘤转移灶是一种有效的治疗手段，可延长患者的无瘤存活时间。

参考文献

Antunes M, Benardo J, Salete M, et al: Excision of pulmonary metastases of osteogenic sarcoma of the limbs, *Eur J Cardiothorac Surg* 15(5):592-596, 1999.

相关参考文献

Blickman JG, Parker BR, Barnes PD: *Pediatric radiology—the requisites*, ed 3, Philadelphia, 2009, Mosby, pp 37-38.

点　评

结节性肺病是指肺内有多发的直径 1mm～1cm 或更大的圆形高密度影。较小的结节仅见于 CT 图像，称为粟粒性结节。对肺结节进一步了解其特性，需要观察其边缘（光滑或不规则）、有无空洞、钙化、结节的分布情况等。

多发大小不等的结节，尤其是位于胸膜下或外周者，提示转移瘤。边缘光滑或不规则的多发小结节，沿淋巴管周围分布，提示结节病。

硅肺病和煤炭工人尘肺病亦可有相同表现。上叶累及为主可见于煤炭工人尘肺病。磨玻璃密度小结节可见于外源性过敏性肺泡炎或细支气管炎。粟粒性或较大结节可见于结核的血行播散、真菌感染或转移性疾病。如部分结节内含有薄壁空洞，则应考虑朗格汉斯细胞组织细胞增生症。其他可有空洞的疾病包括：鳞状细胞癌转移、韦格纳肉芽肿病、类风湿性肺病、脓毒性栓子、多灶性感染等。淋巴增生性疾病、淋巴瘤、白细胞、卡波西肉瘤可能会有沿支气管-血管分布的不规则结节。钙化可见于肉芽肿病、错构瘤、转移瘤（如骨肉瘤），偶可见于感染后结局、钙代谢紊乱（即所谓的转移性肺钙化）。

本例患儿于 5 年前患有股骨近端骨肉瘤并肺转移。摄本片时，已从双肺切除了多个（超过 100 个）微小的病灶。骨肉瘤患者，无论转移与否，应先行化疗。手术切除原发灶一般是在化疗之后进行。最近，对于病灶钙化、放射性核素骨扫描呈热结节者，实验性地给予亲骨性放射性核素钐，已被用于治疗骨肉瘤转移性病变。通过化疗和手术联合治疗，骨肉瘤肺转移的预后已有所改善。骨肉瘤肺转移灶坏死程度与再次手术的必要性呈强相关。一项研究表明，需再次手术的患者，其转移瘤的坏死比例不足 80%。

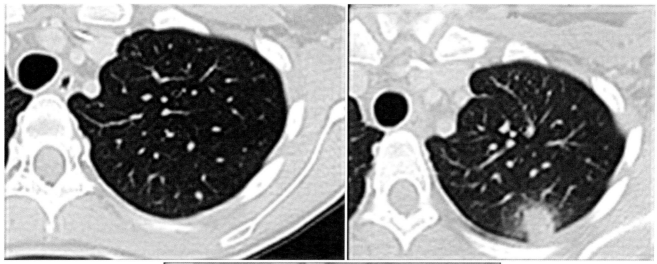

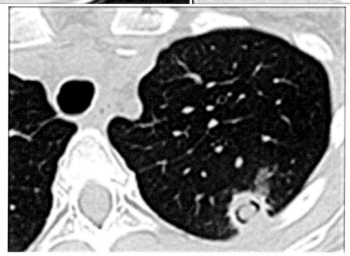

1. 青少年白血病患者，正在接受治疗。此 3 张显示本病的发展过程的 CT 图像有何表现?

2. 鉴别诊断有哪些?

3. 第三张 CT 图像显示的征象的名字是什么?

4. 本病常发生于哪类患者?

诊断：肺真菌病

1. 一小结节进展为一边缘模糊的较大结节，随后形成空洞，内可见软组织成分。
2. 真菌性足菌肿、脓肿、转移瘤、脓毒性栓子、血肿、棘球蚴病。
3. 空气半月征。
4. 本病常见于免疫功能低下患者。

参考文献

Demirkazik FB, Akin A, Uzun O, et al: CT findings in immunocompromised patients with pulmonary infections, *Diagn Interv Radiol* 14:75-82, 2008.

相关参考文献

Blickman JG, Parker BR, Barnes PD: *Pediatric radiology—the requisites*, ed 3, Philadelphia, 2009, Mosby, p 34.

点　评

　　肺部 CT 常用于检出免疫功能低下患者的感染。对于早期感染，CT 检查远较胸部 X 线检查敏感。据报道，对于发热性中性粒细胞减少的患者，CT 检查可较胸部 X 线检查早 5 天多检出 20％的肺炎病灶。除了提高检出率，仔细分析患者的 CT 图像表现，还有助于确定可能的病因。

　　本例患者患有侵袭性曲霉病。其典型表现为：单发或多发结节，灶周常见磨玻璃影，即所谓的"晕征"。病灶可形成空洞，空洞内含一实性结节，称为"空气半月征"。上述征象均可见于本例患者。

　　"晕征"可见于约半数侵袭性曲霉病患者，是由含真菌菌丝的坏死性结节灶周出血、坏死所致。"晕征"亦可见于一些支气管肺炎，还有一些肿瘤，如腺癌、肺泡细胞癌、卡波西肉瘤、转移瘤。约 40％的真菌性肺炎结节有空洞形成，其中一半可见"空气半月征"。"空气半月征"并非侵袭性曲霉属所特有，但在一定的临床背景下，该征可高度提示真菌病（临床医生认为，"空气半月征"系空洞内肺组织收缩、梗死所致）。

　　虽然曲霉属感染最常见的 CT 图像表现为结节影，但亦可表现为磨玻璃影和实变。其他真菌感染较少见。目前，肺念珠菌病越来越常成为免疫功能低下患者发热的病因，其 CT 图像表现与曲霉病相似。

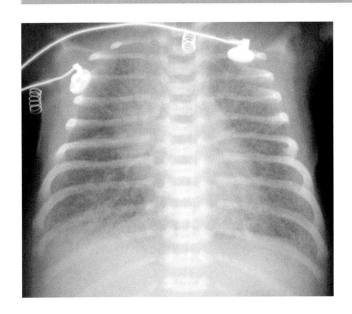

1. 该呼吸窘迫新生儿有哪些影像学表现?
2. 鉴别诊断有哪些?
3. 可能的并发症有哪些?
4. 本病的诱因有哪些?

胸、肺脓肿、肺膨出。

诊断：新生儿肺炎

1. 正位胸部 X 线片示双肺稍过度充气，双肺可见斑片状间质纹理。值得注意的是，可见脐动脉导管尖端位于 T3～T4 椎间隙水平。

2. 上述影像学表现的鉴别诊断包括：表面活性物质缺乏症、新生儿肺炎、新生儿暂时性呼吸急促、胎粪吸入。

3. 新生儿肺炎的并发症有：胸腔积液、脓胸、肺脓肿、肺膨出形成。

4. 新生儿肺炎的易患因素有：延长的胎膜早破、孕母上行性感染、胎盘感染、会阴污染。

参考文献

Swischuk LE: *Imaging of the newborn, infant and young child*, ed 5, Philadelphia, 2004, Lippincott Williams & Wilkins, pp 43-46.

相关参考文献

Blickman JG, Parker BR, Barnes PD: *Pediatric radiology—the requisites*, ed 3, Philadelphia, 2009, Mosby, pp 30-31.

点　评

新生儿肺炎最常为细菌感染（链球菌、金黄色葡萄球菌、大肠埃希菌）所致，但亦可为病毒感染（腺病毒、单纯疱疹病毒、流感病毒、副流感病毒）所致。胸部 X 线片表现无特异性，最常表现为双肺过度充气、弥漫性间质纹理增多增粗。肺门周围纹状高密度影以及弥漫性模糊影提示病毒感染；粗大的斑片状肺实质浸润则提示细菌感染。大片状实变少见于新生儿。细菌性肺炎可能伴有胸腔积液。B 群链球菌感染的影像学表现可类似于表面活性物质缺乏症：双肺粟粒状阴影，可能以双下叶为著。

本病患儿最常于宫内或通过产道时感染，一般于出生后 48h 内出现呼吸窘迫。其易患因素有：延长的胎膜早破、经阴道上行性感染、胎盘感染、清洁准备不佳或孕母粪便导致的会阴污染。新生儿肺炎的远期并发症为慢性肺病。

目前认为，迟发性右侧膈疝也是本病的并发症之一，尤其是 B 群链球菌感染者。其他并发症还有：脓

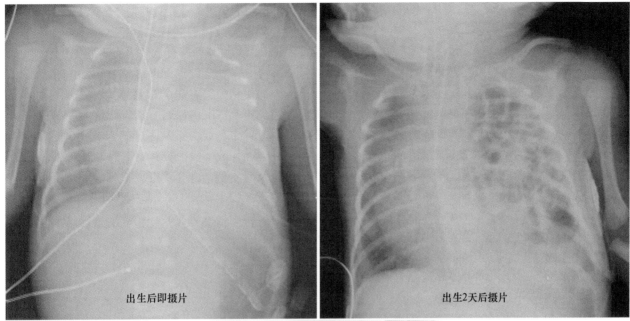

出生后即摄片　　　　　　　　　　　出生2天后摄片

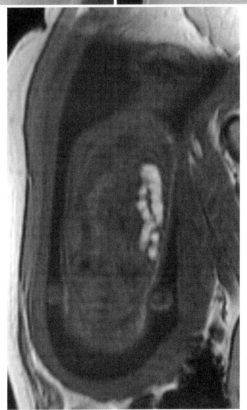

1. 该新生儿有何影像学表现?
2. 您的诊断是什么?
3. 鉴别诊断有哪些?
4. 本病的发病和致死的预后因素有哪些?

诊断：先天性膈疝

1. 出生后即摄胸部 X 线片显示：左半胸腔完全由高密度影替代，纵隔右偏，左半横膈未见显示。出生后第 2 天，胸部 X 线片显示左半胸腔内含气、含液的肠管影。胸腔内肠管影、纵隔移位、横膈未见显示、鼻胃管的位置（有胃疝时），均为有助于诊断的 X 线片征象。该患儿的晚孕期冠状位 T1WI 显示肠管疝入胸腔。肠腔内的 T1 高信号源自胎粪。

2. 先天性膈疝（congenital diaphragmatic hernia, CDH）：胸腹膜裂孔疝（Bochdalek 型）。

3. 先天性囊性腺瘤样畸形、先天性叶性肺气肿、肺炎并坏死性空洞形成。

4. 肺发育不良的程度、肺动脉高压、疝的大小、肝及脾疝入胸腔。

参考文献

Johnson AM: Congenital anomalies of the fetal/neonatal chest, *Semin Roentgenol* 39(2):197-214, 2004.

相关参考文献

Blickman JG, Parker BR, Barnes PD: *Pediatric radiology—the requisites*, ed 3, Philadelphia, 2009, Mosby, pp 21-22.

点　评

先天性膈疝在活婴中的发生率为 1/（2000～3000），占主要先天性畸形的 8％。腹腔内容物疝入胸腔即为膈疝。先天性膈疝可分为 3 个基本类型：①位于横膈后外侧的胸腹膜裂孔疝（Bochdalek 疝，约于孕 6 周发生）；②位于横膈前部的先天性胸骨后膈疝（Morgagni 疝）；③食管裂孔疝。其中，约 85％为左侧的 Bochdalek 疝。Bochdalek 疝常见于左侧（左、右发生比例为 5∶1）。膈疝内容物可有：胃、小肠和（或）大肠、肝、脾。最常见的体征和症状为严重呼吸窘迫。该型疝常于出生时或出生后不久即发病，常于产前影像学检查时被发现。较轻的病例可能发病较晚，或仅于摄片时被意外发现。较大的先天性膈疝会导致肺发育不良和肺动脉高压。本病的预后主要与肺发育不良和肺动脉高压的程度有关。胎儿 MRI 和超声可提供有关肺体积的信息，这些信息对于判断出生后肺容积非常重要。先天性膈疝的总存活率约为 50％。出生前准确的诊断、对肺发育不良和呼吸衰竭的支持治疗、体外膜式氧合（extracorporeal membrane oxygenation, ECMO）的使用使得本病的存活率有所提高。如产前即已通过超声和 MRI 确诊，可考虑宫内手术修复。早期诊断对于确定分娩方式［子宫外产时处理手术，ex utero intrapartum treatment（EXIT）procedure］和产后进行及时支持治疗至为重要。手术的预后仍有变数。多达 1/3 的患儿伴有其他主要畸形。合并的胃肠道畸形有旋转不良或胃扭转，约 50％的患儿患有先天性心脏病。

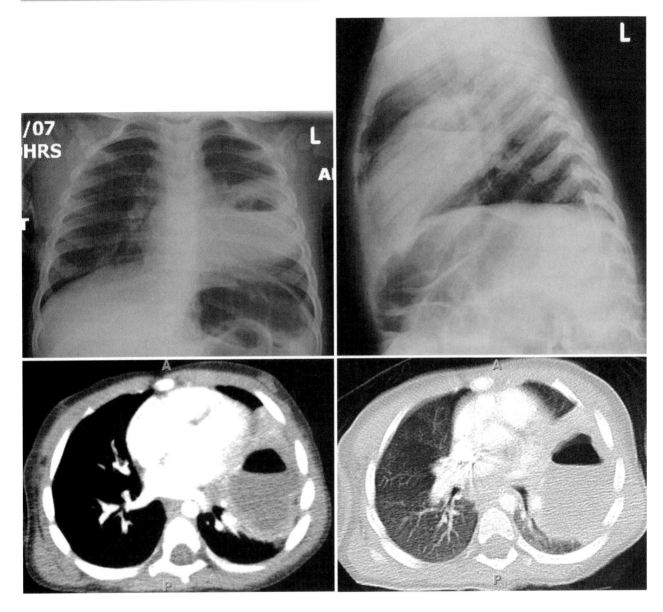

1. 患儿，女，3 岁，持续发热、咳嗽、不适。该患儿有何影像学表现？

2. 您的诊断是什么？

3. 鉴别诊断有哪些？

4. 本病最常见的致病微生物是什么？

诊断：肺脓肿

1. 左肺下叶圆形的较大肿块，其内可见气-液平面，灶周为正常的肺实质。

2. 肺脓肿。

3. 原发性肺脓肿与继发性肺脓肿：继发于先天性病变（如支气管源性囊肿）、先天性囊性腺瘤样畸形、肺隔离症（本例X线片表现还需与膈疝相鉴别，如胃疝入胸腔）。

4. 主要致病微生物常为链球菌和厌氧菌类、金黄色葡萄球菌、克雷伯菌属。

参考文献

Puligandla P, Laberge JM: Respiratory infections: pneumonia, lung abscess and empyema, *Semin Pediatr Surg* 17(1):42-52, 2008.

相关参考文献

Blickman JG, Parker BR, Barnes PD: *Pediatric radiology—the requisites*, ed 3, Philadelphia, 2009, Mosby, pp 32-126.

点　评

感染的肺实质局部坏死、形成空洞，即为肺脓肿。原发性肺脓肿发生于没有肺部异常的健康儿童，而继发性肺脓肿患儿有基础性肺部疾病，这些疾病可为先天性的（如肺囊性病变）或获得性的（如囊性纤维化、免疫缺陷）。误吸也是重要原因，特别是在神经发育迟滞或免疫缺陷患儿。临床上，肺脓肿可于数周内缓慢发生，最常见的症状是呼吸急促、咳嗽、发热。

肺脓肿的影像学检查首选X线检查。超声虽无射线暴露，但在较年长患儿的诊断价值较低，尤其是当脓肿位于深部时。胸部CT有助于检出导致患儿易患肺脓肿的基础疾病，如支气管源性囊肿、先天性囊性腺瘤样畸形、肺隔离症等。

采用静脉注射抗生素，高达90%的肺脓肿患者可得到恰当的治疗。非口服抗感染治疗持续最短5天，最长可达3周。其后，可能还需要口服抗生素。抗生素的选用最终须根据所感染的致病微生物进行调整。有时，可能需要超声或CT引导下细针抽吸进行诊断和治疗。总的说来，小儿肺脓肿的预后相当不错，其死亡率远低于成人患者，死亡者多为继发性肺脓肿患儿或有基础性疾病者。

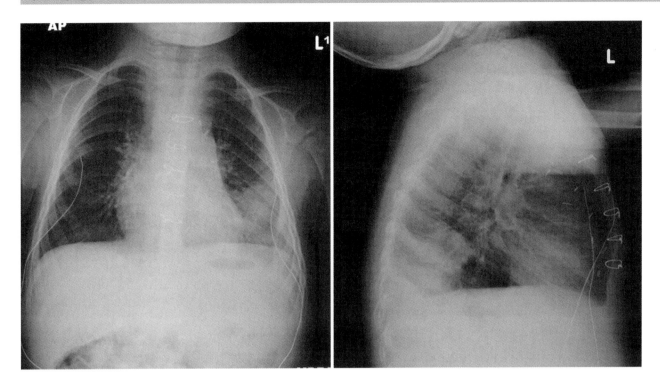

1. 患儿，男，3岁，咳嗽、发热。该患儿有何影像学表现？
2. 您的诊断是什么？
3. 鉴别诊断有哪些？
4. 本病的病因是什么？

诊断：球形肺炎

1. 左肺下叶边界清楚的圆形阴影；心脏术后改变，骨质减少。
2. 球形肺炎。
3. 支气管源性囊肿、神经母细胞瘤、先天性囊性腺瘤样畸形、肺隔离症。
4. 球形肺炎最常见于肺炎链球菌感染。

参考文献

Kim YW, Donnelly LF: Round pneumonia: imaging findings in a large series of children, *Pediatr Radiol* 37 (12):1235-1240, 2007.

相关参考文献

Blickman JG, Parker BR, Barnes PD: *Pediatric radiology—the requisites*, ed 3, Philadelphia, 2009, Mosby, p 32.

点　评

　　球形肺炎系由细菌感染所致，于胸部 X 线片呈边界清楚的圆形阴影，类似肿块。球形肺炎见于 8 岁以下儿童，常见于肺下叶，不跨肺叶。

　　球形肺炎的临床表现为发热、咳嗽、全身不适，可有腹痛。如患儿有肺炎的症状，胸部 X 线片见圆形高密度影，则无需另行影像学检查。8 岁以下小儿肺泡间的侧支或空气环流（Lambert 管和肺泡间孔）尚未发育完全，故细菌感染不易扩散，易形成球形肺炎。

　　球形肺炎于 CT 图像可见支气管气相。本病不必行 MRI 检查。

　　本病采用抗生素进行治疗。球形肺炎是少数在患儿症状消失后还需胸部 X 线片随访以排除胸部肿块的疾病之一。

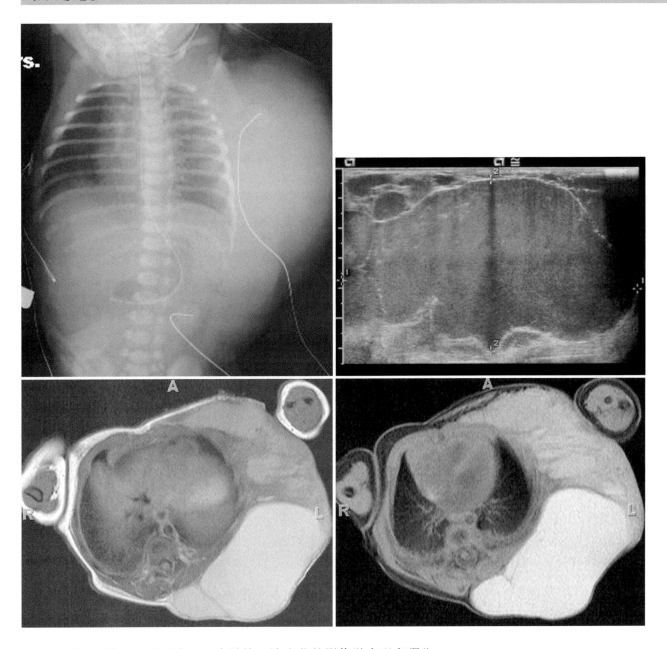

1. 新生儿，侧胸壁、腹壁有一巨大肿块。该患儿的影像学表现有哪些？
2. 您的诊断是什么？
3. 鉴别诊断有哪些？
4. 本病可自行消退吗？

诊断：静脉淋巴管畸形

1. X线片示一巨大皮下软组织肿块，上达上胸部，下达骨盆。超声示一巨大复杂囊性肿块，内有回声。MRI示左侧胸腹壁一巨大分叶状肿块，内有分隔。该肿块后部于T1平扫呈高信号（高蛋白成分或出血所致），肿块前部呈T1低信号，可见明显强化。肿块后部成分为淋巴管囊肿畸形成分，前部为静脉畸形。

2. 静脉淋巴管畸形。

3. 静脉畸形、淋巴管畸形。

4. 不会，血管畸形不会自行消退，且生长速度可较正常机体快。

参考文献

Legiehn GM, Heran MK: Classification, diagnosis, and interventional radiologic management of vascular malformations, *Orthop Clin North Am* 37(3):435-474, vii-viii, 2006.

Mulliken JB, Glowacki J: Hemangiomas and vascular malformations in infants and children: a classification based on endothelial characteristics, *Plast Reconstr Surg* 69(3):412-422, 1982.

相关参考文献

Blickman JG, Parker BR, Barnes PD: *Pediatric radiology—the requisites*, ed 3, Philadelphia, 2009, Mosby, pp 314-315.

点　评

医学诊断学领域内，很少有像血管异常（vascular anomalies）这样充满这么多顽固的错误概念和错误命名的了。1982年，Mulliken和Glowacki发表了一篇里程碑式的文章，提出将血管异常按其生物学和病理学特点分为血管性肿瘤（血管瘤）和血管畸形两大类，后者又包括静脉畸形、淋巴管畸形、毛细血管畸形、混合性静脉淋巴管畸形、动静脉畸形（AVM）、动静脉瘘。两类血管异常的预后和治疗大不相同。

血管畸形于出生时即出现，与患儿身体同步、同比例生长，由内衬正常更新的"成熟"扁平上皮细胞的血管构成。根据血管造影显示的血流速度，血管畸形又分为：低流速的静脉畸形、高流速的AVM，将淋巴管畸形和血管瘤[①]单独分型。血管畸形常见于头颈部，其次是躯干和四肢。

淋巴管畸形原被误称为淋巴管瘤。淋巴管畸形呈多囊性（可为微囊性、大囊性或混合性），囊管和囊腔间有纤维性分隔。囊内可能含有淋巴液或蛋白性物质。血管异常的影像学检查首选超声。淋巴管畸形的超声表现为囊腔、分层堆积的碎屑。囊肿可出血或有炎性改变。淋巴管畸形无血流回声。MRI对于确定病变的范围和进一步了解其特性有很大价值。如内含出血、蛋白成分或有炎性改变，淋巴管畸形可呈T1高信号，于T2WI呈高信号，纤维性分隔周围可能有强化。

血管畸形可为静脉性和淋巴管性混合畸形，如本例。区分淋巴管和静脉成分非常重要，因为用于治疗两者的硬化剂不同。

成功的治疗，需要有丰富经验的多学科团队，使得成员之间有效地沟通，并整合最新的临床、病理、影像诊断和介入技术。

[①]　血管瘤似不应归类于血管畸形，原文似有误。——译者注

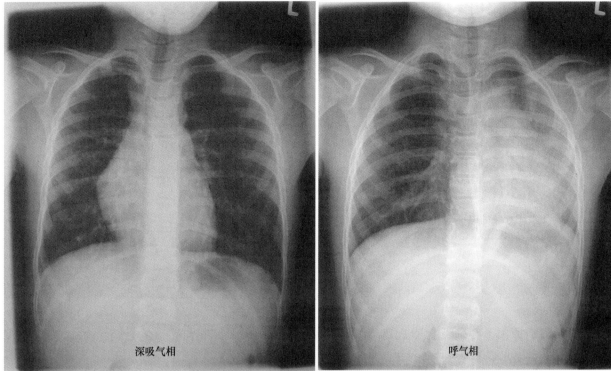

深吸气相   呼气相

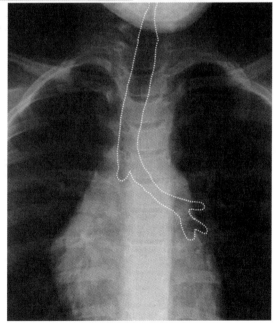

1. 对比呼气相与吸气相，有何主要的影像学表现？
2. 最可能的诊断是什么？
3. 本例是急性发作还是慢性经过？
4. 下一步该做什么？

诊断：右主支气管①胡萝卜误吸

1. 右肺空气潴留。
2. 右主支气管透 X 线异物。
3. 急性发作，因右肺未见感染和（或）积液和（或）慢性肺不张征象。
4. 支气管镜下异物取出。

相关参考文献

Blickman JG, Parker BR, Barnes PD: *Pediatric radiology—the requisites*, ed 3, Philadelphia, 2009, Mosby, p 15.

点 评

小儿突发不明原因的气促、哮鸣，均应疑为异物误吸，除非证明是其他原因。婴幼儿探索周围事物时，将很多物体放入口中，尤其易误吸。较年长儿童和婴儿较常哽于食物，尤其是硬糖和花生。须知，大部分异物为透 X 线异物，X 线片无法直接显示。

通过在不同呼吸相（吸气相和呼气相）摄片，或可间接证明异物的存在并对其定位。根据其阻塞的程度不同，异物远端的肺组织可部分或完全萎陷。然而，球阀效应（ball valve effect）亦可导致远端肺组织随呼吸进行性过度充气。进行性空气潴留可导致危及生命的纵隔移位，压迫对侧肺，妨碍其换气。影像学检查可见空气潴留之肺于吸气相过度充气，于呼气相仍然存在，而对侧肺于呼气相将缩小，纵隔将向健侧移动。

对气管和支气管须仔细观察。上呼吸道内气体可能对异物提供了天然对比。本例患者的右主支气管内气柱在隆突稍远端被截断。

误吸之异物较常见于右支气管，因右支气管比左侧的稍粗，而且与气管之间的夹角较左侧利于异物进入。

如果病史及临床表现高度提示异物误吸，大多数患儿将被紧急送入支气管镜室。否则需行吸气相及呼气相胸部 X 线检查。如果患儿不合作，则可考虑行侧卧位胸部 X 线检查。患侧卧位时空气潴留之肺的体积不会缩小。

另外，勿忘异物有被咳出并被吞入的可能，故胸部 X 线片阴性但临床高度提示异物误吸时，应加摄腹部 X 线片。应检查消化道全程（从口腔至肛门）。

---

① 原文为左主支气管，原文有误。——译者注

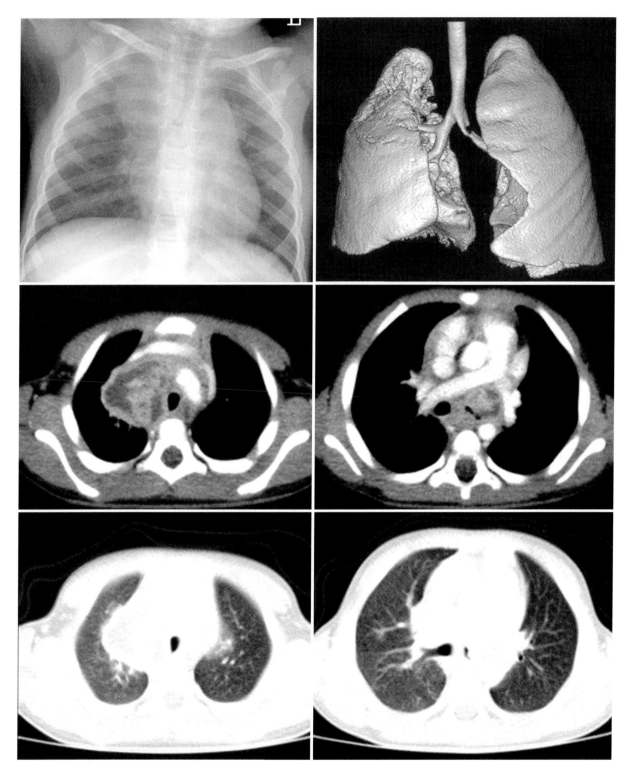

1. 本例 X 线片有何表现?

2. 本例胸部 CT 图像有何表现?

3. 最可能的诊断是什么?

4. 哪类患者较易感染本病?

病例 20

诊断：肺结核

1. 纵隔影增大，可能系淋巴结增大所致。
2. 气管旁淋巴结坏死、右肺上叶变形、左主支气管重度受压。
3. 肺结核。
4. 免疫功能低下患者和幼儿。

参考文献

Santos JF: Tuberculosis in children, *Eur J Radiol* 55:202-208, 2005.

相关参考文献

Blickman JG, Parker BR, Barnes PD: *Pediatric radiology—the requisites*, ed 3, Philadelphia, 2009, Mosby, pp 33-34.

点 评

肺结核系由吸入结核分枝杆菌芽胞所致。原发复合征（或称 Ghon 复合征）系由细支气管或肺泡内的结核分枝杆菌繁殖和宿主的局部急性炎性反应所致。结核分枝杆菌芽胞可由原发灶播散至局部淋巴结，最常累及的是肺门淋巴结，根据原发灶的部位不同，亦可累及气管旁或隆突下淋巴结。原发灶以及邻近的钙化肺门淋巴结合称 Ranke 复合征。原发复合征于 X 线片可能无阳性发现。大部分病例的肺内病灶已痊愈，局部仅见少许瘢痕或纤维影。个别病例，原发灶可持续存在，形成较大的局限性肺炎。在愈合期，受累淋巴结可纤维化或钙化。然而，结核分枝杆菌芽胞可于淋巴结内存活多年。个别病例的淋巴结可明显增大并侵犯或阻塞邻近支气管而导致肺不张。受累的干酪性淋巴结可能最终侵蚀邻近支气管壁，引起支气管内肺结核并形成瘘管。根据部位不同，瘘管可侵入心包或食管。

另外，结核分枝杆菌芽胞可由原发灶通过淋巴或血流播散至全身几乎任何部位，最常见的是肺上叶，其次是肝、脾、脑脊膜、胸膜以及骨。大量结核分枝杆菌芽胞通过淋巴和血液播散，可导致粟粒性或播散性肺结核。幼儿较年长儿童和成人易患粟粒性肺结核。

影像学检查可能难以发现原发复合征。CT 常显示淋巴结增大，伴或不伴淋巴结干酪化和（或）钙化。CT 对于了解支气管阻塞的程度和其他并发症极有价值。不幸的是，目前新发肺结核病例数量又有所增加。如发现可能钙化的增大的淋巴结，鉴别诊断时，应将肺结核考虑在内。

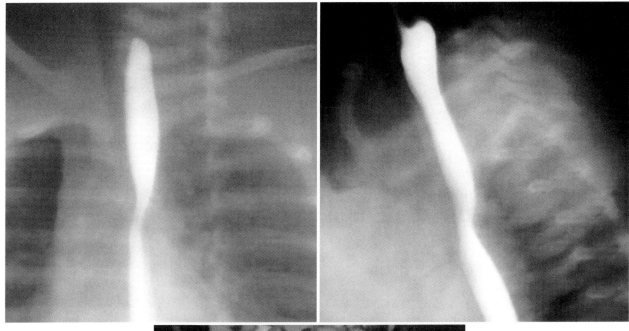

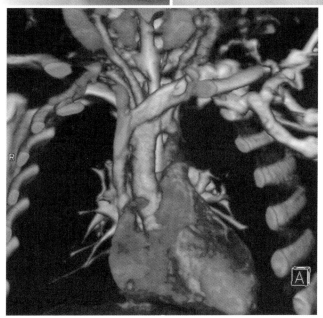

1. 患儿，3个月，喂养困难。该患儿还可能有什么症状？
2. 上消化道检查（第一、二幅图）有何发现？
3. 下一步应做什么检查？
4. 为什么需要做该检查？

诊断：双主动脉弓

1. 喘鸣；开始正常，后来症状逐渐进展；进食固体食物时出现梗阻，但可吞咽液体。
2. 侧位片：食管后部、气管前部受压；前后位片：食管受压，呈"沙漏"状。
3. MRI 或 MR 血管造影无辐射，但如患儿喘鸣严重，镇静时可能会有危险；CT 血管造影（第三幅图）一般无需镇静，但辐射剂量较大。
4. 两支主动脉弓一般一粗一细，外科医生一般选择分离较细的一支。

参考文献

Kirks DR, Griscom NT, editors: *Practical pediatric imaging*, ed 3, Philadelphia, 1998, Lippincott-Raven, pp 14-15 and pp 77-80.

相关参考文献

Blickman JG, Parker BR, Barnes PD: *Pediatric radiology—the requisites*, ed 3, Philadelphia, 2009, Mosby, pp 14-15 and pp 78-79.

点　评

　　虽然本病不是最常见的主动脉弓异常（最常见的是左位主动脉弓并迷走右锁骨下动脉），但却是最常见的血管环。永存的双侧胎儿主动脉弓分别发出各自的锁骨下动脉和颈动脉。升主动脉分为两支主动脉弓，环绕气管和食管，然后在其后方汇合成一支降主动脉。如果血管环压迫较严重，患儿可能于出生后即出现喘鸣，否则，其症状可能随着患儿的生长而缓慢进展。吞咽困难常见于食谱改变、开始进食固体食物之时。右位主动脉弓常较大，位置较高，且较左位主动脉弓走行至更为靠后之处。

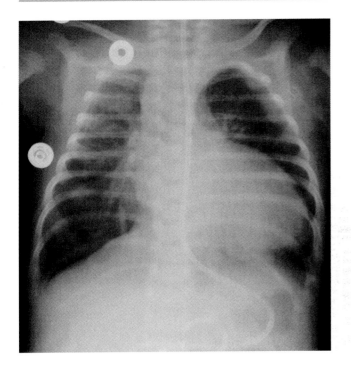

1. 患儿，1 个月，发绀。X 线片有何表现？
2. 该片中，有何表现可能会导致误诊？其原因是什么？
3. 此类患者伴有右位主动脉弓的比例是多少？

诊断：法洛四联症

1. 心影增大、增宽、上翘；右位主动脉弓，肺动脉段凹陷。
2. 肺血流量增多；较大的主-肺动脉侧支取代了发育不良的肺动脉系统。
3. 25％的法洛四联症患者可见右位主动脉弓。

参考文献

Park MK: *Pediatric cardiology for practitioners*, ed 4, St Louis, 2002, Mosby, pp 189-196.

相关参考文献

Blickman JG, Parker BR, Barnes PD: *Pediatric radiology—the requisites*, ed 3, Philadelphia, 2009, Mosby, pp 55-56.

点　评

　　临床医生推测，法洛四联症这一最常见的发绀型先天性心脏病是由单一的宫内异常改变引发的一系列异常。①该异常改变首先引起右心室流出道发育不全。②后者引发膜性和肌性室间隔对位不良，导致室间隔开放（室间隔缺损）。③另外，由于缺乏支持组织，主动脉向内移位，主动脉根部骑跨于室间隔之上。④由于接受通过室间隔缺损传导而来的体循环血流和压力，而且须对部分梗阻的右心室流出道泵血，右心室因而肥厚。约10％的法洛四联症患者伴有房室管畸形，15％～20％合并肺动脉闭锁。

　　以增加肺动脉血流为目的的姑息性分流术（最早的是 Blalock-Taussig 分流术）已为扩大右心室流出道及封闭室间隔缺损的早期确定性手术所取代。确定性手术避免了分流术的并发症：肺血流量过多或不均、肺动脉高压。确定性修复术的并发症包括流出道补片瘤样膨出、流出道再狭窄并肺血流量减少或不对称、肺动脉瓣修复后狭窄。

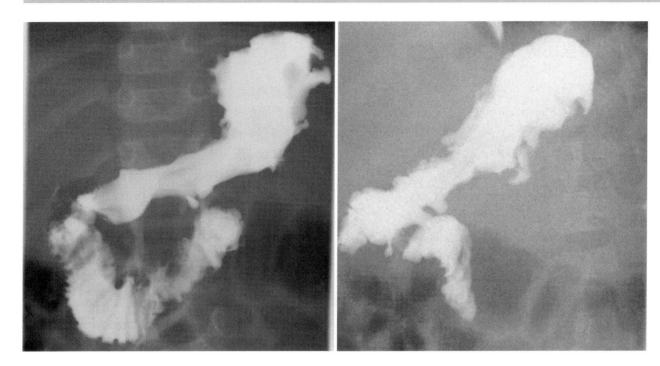

1. 患儿，女，17个月，眶周及足部水肿、喂养困难5天。2张上消化道图片有何表现？
2. 该表现与谁的名字有关？
3. 活检有何发现？
4. 本表现在小儿与成人患者有何不同意义？

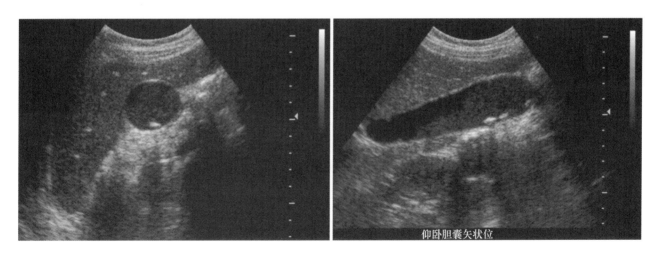

仰卧胆囊矢状位

1. 本例有何影像学表现？最可能的诊断是什么？
2. 试列举一些本病的易患因素。
3. 如疑有胆囊疾患，应做何种影像学检查？
4. 本病有哪些可能的并发症？

病例 23

诊断：梅内特里耶病（巨大肥厚性胃炎）

1. 胃皱襞突出、增厚。
2. 梅内特里耶病（Ménétrier病）——以法国病理学家 Pierre Eugène Ménétrier（1859—1935）的名字命名。
3. 黏膜增生伴嗜酸性和中性粒细胞浸润，偶见细胞内含有巨细胞病毒包含体。
4. 本病在成人为慢性病，患者患胃癌的危险性较高。在小儿，本病常为自限性，多继发于感染（最常见的是巨细胞病毒，幽门弯曲杆菌亦有报道）。

参考文献

Stringer DA, Babyn PS: *Pediatric gastrointestinal imaging and intervention*, ed 2, Hamilton-London, 2000, BC Decker Inc, pp 286-287.

相关参考文献

Blickman JG, Parker BR, Barnes PD: *Pediatric radiology—the requisites*, ed 3, Philadelphia, 2009, Mosby, p 85.

点 评

本病可引起失蛋白性肠病，继而引起低白蛋白血症，而这一点有助于本病与同样能引起胃皱襞增厚的变应性胃炎相鉴别。继发于低白蛋白血症的软组织水肿可能很轻微，但对于鉴别诊断很有意义。另外，本病患儿常有病毒性前驱症状。

病例 24

诊断：胆石症

1. 胆囊超声示胆囊内可活动、伴声影的强回声灶，符合胆石的表现。
2. 肠外营养、镰状细胞病以及其他溶血性贫血、吸收不良综合征（包括短肠综合征）、囊性纤维化。
3. 疑有胆囊疾患者，影像学检查首选超声。如疑为无结石胆囊炎，应行核医学扫描，以了解胆囊功能。MR 胆管胰腺造影术可用于胆囊疾病的进一步评估。
4. 梗阻和感染（胆囊炎、胆管炎、胰腺炎）。

参考文献

Siegel MJ, Coley BD: *Pediatric imaging*, Philadelphia, 2006, Lippincott Williams & Wilkins, pp 172-173.

相关参考文献

Blickman JG, Parker BR, Barnes PD: *Pediatric radiology—the requisites*, ed 3, Philadelphia, 2009, Mosby, pp 107-108.

点 评

小儿胆石较少见，其常见的原因有：呋塞米治疗、吸收不良、全肠外营养、克罗恩病、囊性纤维化、肠切除、溶血性贫血（如镰状细胞病）等。患儿常以右上腹绞痛就诊。影像学检查首选超声，可见胆囊内伴声影的强回声灶，该灶可能会随体位的变化而移动。鉴别诊断包括胆囊息肉和胆固醇性肉芽肿。胆石症的并发症有：胆囊炎、胆总管结石病、胆管炎、胰腺炎。胆泥可能由胆汁淤滞引起，可能进一步进展为胆石。

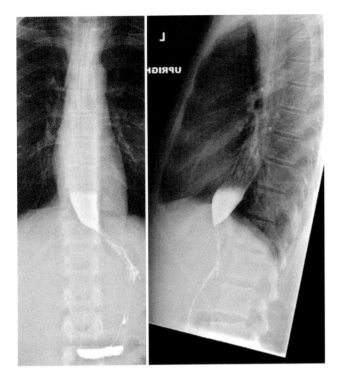

1. 患儿，12岁，吞咽困难。该患儿有何影像学表现？透视下口服造影剂后摄正、侧位胸部X线片。本例的鉴别诊断有哪些？

2. 本病在胸部X线片有何表现？

3. 本病在动态食管造影检查中的典型表现是什么？

4. 本病有哪些可能的并发症？

诊断：（贲门）失弛缓症

1. 正、侧位片示食管中上段扩张，食管下端括约肌区域非梗阻性逐渐狭窄。本例的鉴别诊断包括：（贲门）失弛缓症、食管狭窄、胃食管反流、腐蚀性物质摄入、大疱性表皮松解症等。

2. 食管扩张、含气是（贲门）失弛缓症的典型胸部X线片表现。

3. 食管近端扩张伴远端变尖呈喙状，斜卧位示食管蠕动障碍，排空不能，食管内钡剂往返运动，病程晚期见食管内钡剂潴留。

4. 食管炎、易误吸、易患食管癌。

参考文献

Schlesinger AE, Parker BR: Disorders of the esophago-gastric junction. In Kuhn JP, Slovis TL, Haller JO, editors: *Caffey's pediatric diagnostic imaging*, ed 10, Philadelphia, 2004, Mosby, pp 1575-1579.

相关参考文献

Blickman JG, Parker BR, Barnes PD: *Pediatric radiology—the requisites*, ed 3, Philadelphia, 2009, Mosby, p 82.

点 评

（贲门）失弛缓症是一种食管动力性疾病，患者食管下端括约肌松弛障碍，导致食管无法将食物推送至胃内。本病常见肠肌神经丛（Auerbach 丛）细胞缺乏。本病虽少见于儿童，但患儿表现为吞咽困难、胸痛、呕吐宿食、严重口臭。患儿还可能有长期餐后阵咳。常见体重下降。本病确诊靠食管测压法。本病胸部X线片或可见食管扩张、含气。食管造影的典型表现有：食管近端扩张，远端呈喙状变尖；斜卧位时，食管蠕动减弱，不能将钡剂推送至胃内；食管出现不协调的第三收缩波，继而钡剂在食管内往返运动；病程晚期可见食管内钡剂潴留或淤滞。本病的鉴别诊断有：食管狭窄、胃食管反流、腐蚀性物质摄入、大疱性表皮松解症等。本病的治疗手段有：内镜下食管球囊扩张术、手术修复。

本病的并发症有：与普通人群相比易患食物及上消化道分泌物淤滞所致的食管炎、易误吸、易患食管癌。

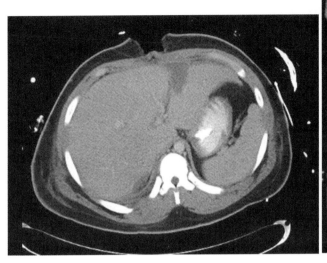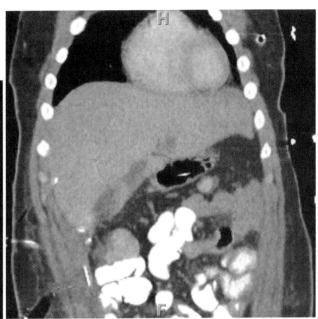

1. 患儿，女，4 岁，车祸伤。该患儿有何影像学表现？
2. 此患儿还会有其他损伤吗？
3. 鉴别诊断有哪些？
4. 致伤原因是什么？

病例 26

诊断：肝创伤

1. 前中腹壁皮下软组织撕裂。肝左叶内见一局灶性低密度影，沿肝右叶下缘向下延伸，伴肝左叶包膜下低密度积液，此二征象代表肝左叶深部裂伤和小的包膜下血肿。胆道系统、肝静脉及门静脉未见损伤。另外，左下胸壁见引流管影，但现有图像未显示气胸。

2. 45%的病例伴有脾损伤，33%伴肋骨骨折，有些病例伴十二指肠血肿或胰腺损伤。

3. 如有外伤史，该影像来自外伤患者。

4. 多为钝伤。穿透伤较少见。

参考文献

Yoon W, Jeong YY, Kim JK, et al: CT in liver trauma, *Radiographics* 25(1):87-104, 2005.

相关参考文献

Blickman JG, Parker BR, Barnes PD: *Pediatric radiology—the requisites*, ed 3, Philadelphia, 2009, Mosby, p 118.

点　评

肝是腹部外伤中最常受损的实质性脏器，肝右叶损伤较左叶常见。约 2/3 的患者伴有腹腔积血。钝伤较穿透伤常见。车祸伤是首要原因，其次是坠落伤和击伤。患者一般表现为右上腹痛、压痛和低血压。男性较女性多见。

肝创伤可能表现为肝实质裂伤、包膜下血肿、肝实质内血肿、活动性出血、肝梗死、门静脉周围水肿、胆道系统损伤。目前最广泛使用的肝钝伤分级系统是由美国创伤外科协会（American Association of Surgery of Trauma，ASST）设立的。该分级系统是根据对腹部脏器损伤情况进行分级的，而后者的准确信息是通过尸检、剖腹术或 CT 图像等获得的。

1 级：包膜下血肿（<10%肝表面积）、肝裂伤（深度<1cm）；2 级：包膜下血肿（10%～50%肝表面积）、肝实质内血肿（直径<10cm）或肝裂伤（深度1～3cm）；3 级：包膜下血肿（>50%肝表面积）、肝实质内血肿（直径>10cm或持续增大）或肝裂伤（深度>3cm）；4 级：实质破裂累及一个肝叶的 75% 以上或累及一个肝叶的 3 个肝段以上；5 级：肝血管撕脱。

超声对于创伤后腹部损伤的筛查极有帮助，但 CT 增强扫描应用得更为广泛，因为 CT 可在极短时间内检查包括骨骼在内的整个腹部和盆腔。

ASST 的分级系统对于描述肝损伤以及决定紧急治疗方法很有帮助。但手术介入最好的指标不是 CT 图像所观察到的损伤的严重程度，而是肝钝伤患者的血流动力学状态不稳定。90%以上的早期血流动力学状态稳定的实质性脏器损伤患儿可通过保守治疗成功治愈。多器官损伤的患儿死亡率较高。肝创伤的并发症有：胆汁瘤、迟发性出血、胆道出血、肝梗死、假性动脉瘤等。

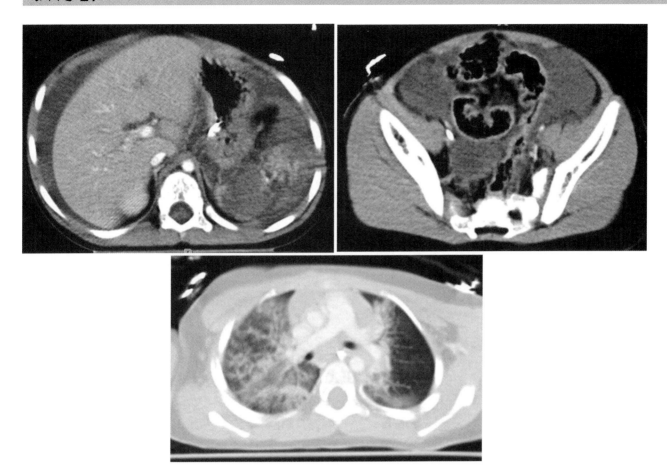

1. 患儿，男，11 岁，车祸伤。该患儿有何影像学表现？
2. 您的诊断是什么？
3. 本病经典的 X 线片三联征是什么？
4. 本病首要的鉴别诊断是什么？

诊断：脾创伤：4～5 级

1. 脾基本呈低密度、无明显强化，仅中下部少量实质有强化。另外，肝周围、陷凹可见积液。双肺内见片絮状高密度影，较少累及外周肺组织，可能为肺挫伤所致，但亦可能为误吸所致，但后者的可能性较小；与门静脉相比，主动脉、下腔静脉较细小，提示低血容量性休克。

2. 脾创伤 4～5 级。

3. 左半横膈抬高、胸腔积液、左肺下叶不张。另外，或可见肋骨骨折及腹膜后血肿的征象（如左肾影、左腰大肌影模糊、降结肠向内侧移位等）。

4. 动脉相早期脾红白髓强化不一致所致的伪影。脾强化不均，呈波纹状。鉴别诊断还应包括：先天性脾裂、脾梗死、脾脓肿等。

参考文献

Cloutier DR, Baird TB, Gormley P, et al: Pediatric splenic injuries with a contrast blush: successful nonoperative management without angiography and embolization, *Pediatr Surg* 39(6):969-971, 2004.

Upadhyaya P, Simpson JS: Splenic trauma in children, *Surg Gynecol Obstet* 126(4):781-790, 1968.

相关参考文献

Blickman JG, Parker BR, Barnes PD: *Pediatric radiology—the requisites*, ed 3, Philadelphia, 2009, Mosby, pp 118-119.

点　评

小儿实质性脏器损伤的治疗已由传统的标准性剖腹探查演化为常规非手术保守治疗。由于保守治疗对于血流动力学状态稳定的脾损伤患儿安全有效，故小儿脾切除病例有所减少。自从 1968 年 Upadhyaya 等发表文章讨论了脾损伤保守治疗的优势后，保守治疗策略已成功地应用于小儿的其他实质性脏器损伤以及成人患者的治疗。

脾创伤是指伴或不伴包膜破裂的脾实质的损伤。

脾钝伤较穿透伤多见。车祸伤是脾损伤的首要原因，其次是自行车手柄造成的损伤。患者一般表现为左上腹疼痛及压痛、低血压、肋骨痛、瘀斑。男性患者较女性多见。

美国创伤外科协会设立了目前使用最为广泛的脾损伤分级系统。

1 级：包膜下血肿（＜10％脾表面积）、脾裂伤（深度＜1cm）；2 级：包膜下血肿（10％～50％脾表面积）、脾实质内血肿（直径＜5cm）或不累及脾小梁血管的脾裂伤（深度 1～3cm）；3 级：包膜下血肿（＞50％脾表面积）、脾实质内血肿（直径＞5cm 或持续增大）、脾裂伤（深度＞3cm）或累及脾小梁血管；4 级：脾裂伤累及脾段或脾门血管，导致较大范围的供血中断，脾实质断裂达脾的 25％以上；5 级：脾碎裂、脾门血管损伤导致整个脾血供中断。

超声对于创伤后腹部损伤的筛查极有帮助，但 CT 应用更为广泛，因为 CT 可在极短时间内检查整个腹部和盆腔。与成人不同，出现动脉性血管外强化（活动性外渗）并不一定是行脾栓塞术的指征。目前，治疗仍首选血流动力学状态监测下的非手术治疗。另外，与成人不同，脾损伤分级系统不能决定患儿的预后。须积极检查有无其他合并损伤，如胰腺损伤、同侧肾损伤、肋骨骨折、肠壁血肿或穿孔等。多器官损伤的患儿死亡率较高。如早期诊断、合理治疗，本病预后极好。

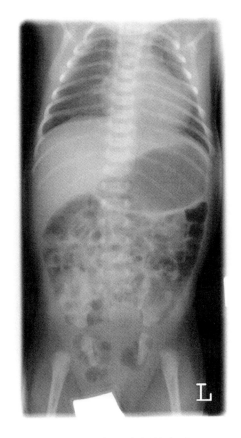

1. 为何该患儿有肠嵌顿的危险?
2. 有何结构尚未闭合?
3. 本病的发生是否有性别倾向?
4. 应采用何种影像学检查方法确诊本病?

诊断：双侧腹股沟疝

1. 双侧腹股沟疝。
2. 鞘状突。
3. 男孩较女孩多见。
4. 超声。

参考文献

Siegel MJ, Coley BD: *Pediatric imaging*, Philadelphia, 2006, Lippincott Williams & Wilkins, pp 226-227.

点　评

腹股沟疝可为腹部 X 线片偶然发现。大部分腹股沟疝并无症状。偶见疝入之肠管嵌顿并形成急腹症。所谓滑动性腹股沟疝的临床表现较为温和，患儿可间断发作轻度肠梗阻。大部分小儿腹股沟疝为斜疝（肠袢通过未闭的鞘状突疝入腹股沟管），肠袢可下达男孩的阴囊或女孩的大阴唇。根据鞘状突的大小不同，一段或多段肠袢以及不等量的大网膜可疝入。疝入的肠袢旁常见少量游离积液。小儿腹股沟直疝或股疝均少见，前者的肠袢于腹壁下动脉内侧疝入腹股沟，后者由肠袢通过股环疝入形成。

超声是检出疝入肠袢最敏感的影像学检查方法。彩色多普勒超声可提供关于肠壁灌注的重要信息，并有助于鉴别腹股沟疝与鞘膜积液或精索静脉曲张。

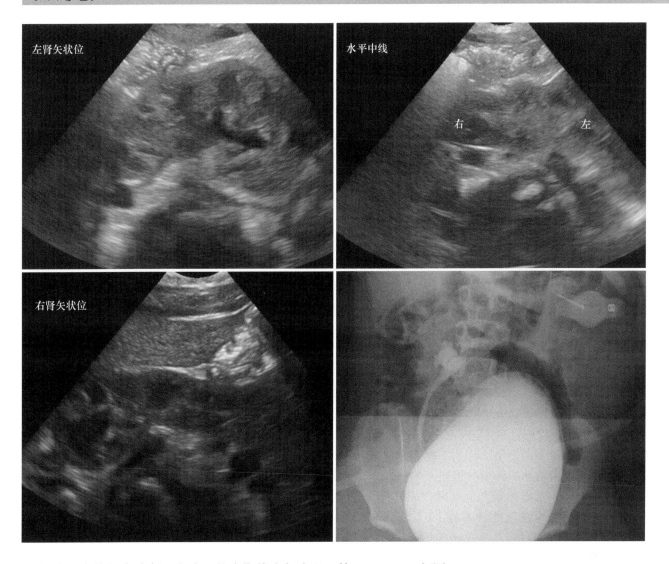

左肾矢状位

水平中线

右 左

右肾矢状位

1. 如非经产前超声诊断，本病于儿童期将有何表现（第一、二、三幅图）？

2. 本病患者患哪些肿瘤的风险增加？

3. 本例患者双侧输尿管是否冗长（第四幅图）？

诊断：马蹄肾

1. 泌尿系感染、尿路结石、创伤。
2. 小儿患肾母细胞瘤（Wilms 瘤），成人患腺癌、移行细胞癌的风险较高。
3. 否，本例双侧输尿管到膀胱的长度正常。

参考文献

Kuhn JP, Slovis TL, Haller JO: *Caffey's pediatric diagnostic imaging*, ed 10, Philadelphia, 2004, Mosby, pp 1764-1768.

相关参考文献

Blickman JG, Parker BR, Barnes PD: *Pediatric radiology—the requisites*, ed 3, Philadelphia, 2009, Mosby, pp 125-129.

点 评

　　本畸形系由原始肾胚芽融合导致双肾移行障碍所致。本病相当常见，尸检的发现率达 1/（500～1000）。双肾向内侧倾斜，双肾下极于主动脉及下腔静脉前方融合。常见数条起于主动脉的肾动脉供血。本病表现多样：可仅有一细小的纤维桥接，也可融合成仅有 1 个共同肾盂的复杂肾；可融合成对称的"V"形，也可形成类似交叉融合性异位肾（crossed fused renal ectopia）的不对称融合。一般而言，肾变形愈严重，就诊愈早。患者较易患肾盂输尿管连接部梗阻、膀胱输尿管反流、尿石症、输尿管重复畸形（但本病患者亦常见肾外型肾盂，勿将其误认为肾积水）。马蹄肾位置较靠前，故易受创伤。本病与 18 三体综合征、肛门闭锁、特纳综合征、孕母糖尿病有关。如无上述异常，患儿的先天性心脏病发病率常较高。

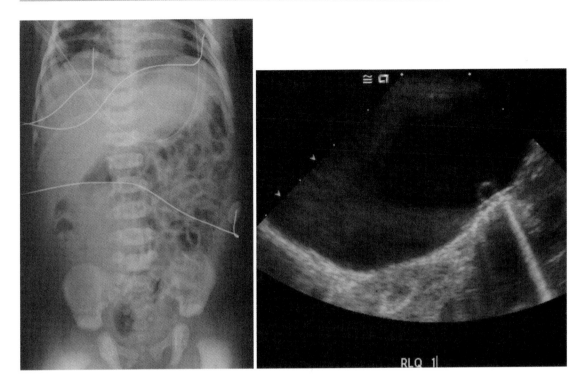

1. 新生女婴，体检发现可触及的腹部肿块。X 线片（第一幅图）有何表现？

2. 本例的鉴别诊断有哪些？

3. 超声（第二幅图）有何表现？

4. 现在，本例的鉴别诊断有哪些？

诊断：无其他并发症的新生儿卵巢囊肿伴次级卵泡

1. 右下腹见大块"空白"区域，未见钙化，边缘呈圆形，肠袢移位。
2. 肠系膜囊肿、回肠重复畸形囊肿、卵巢囊肿、胎粪性（假）囊肿、多囊性肾发育不良、单侧肾积水（如肾盂输尿管连接部梗阻）、胆总管囊肿。
3. 内含清液的巨大单发囊肿伴子囊。
4. 卵巢囊肿、肠系膜囊肿（其他囊肿性病变的液体成分多较复杂或为多房囊肿）。

参考文献

Fotter R, editor: *Pediatric uroradiology*, Berlin-Heidelberg-New York, 2001, Springer, pp 345-347.

相关参考文献

Blickman JG, Parker BR, Barnes PD: *Pediatric radiology—the requisites*, ed 3, Philadelphia, 2009, Mosby, pp 151-153.

点　评

　　孕 26 周后，常规产前超声检查可见小的滤泡囊肿。临床认为，孕妇或胎盘高水平的人绒毛膜促性腺激素可导致较大的囊肿形成。其他因素如妊娠合并糖尿病、孕妇 Rh 因子致敏导致的胎盘增大、胎儿肾上腺生殖综合征亦可能与本病有关。囊肿可非常大，占据腹腔大部，故患侧卵巢较易扭转及自截。囊肿内可有血块、正在溶解的碎屑等出血表现，其表现与出血时间有关。

　　大部分新生儿卵巢囊肿将随母源激素水平下降而消退。但囊肿巨大而影响肠管或呼吸功能者、囊肿已破裂并导致腹水或有此危险者、囊肿伴腹痛提示卵巢扭转者，须行囊肿切除术（保留卵巢）或行囊肿细针抽吸减压术。

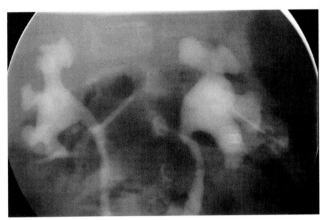
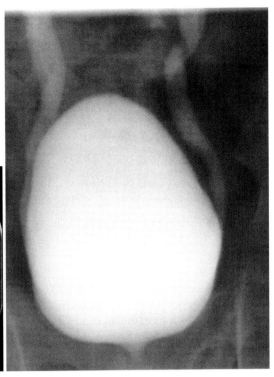

1. 患儿，男，1 岁，已置胃造口管。排泄性膀胱尿道造影（voiding cystourethrogram，VCUG）示上、下尿路。该患儿患有几度膀胱输尿管反流（vesicoureteral reflux，VUR）？

2. 何种因素使得膀胱输尿管反流较易自行消退？

3. 患儿有一位无症状的妹妹。她是否应接受检查？

4. 放射性核素膀胱造影术（radionuclide cystography，RNC）在 VUR 的评估中的作用如何？

诊断：膀胱输尿管反流

1. 右侧 3 度、左侧 4 度。
2. 确诊时年龄较小、不伴相关肾畸形（重复畸形、肾盂输尿管连接部梗阻）和输尿管畸形（重复畸形、异位开口、输尿管囊肿）。
3. 是的。患儿同胞患反流的机会高达 45%。
4. RNC 的辐射剂量远低于 X 线透视下 VCUG，但显示解剖细节的能力较差。故 RNC 最适于已知患者的随访。有的医疗中心将其用于同胞筛查。

参考文献

Chow JS, Lebowitz RL: Vesicoureteral reflux. In Reid J, editor: *Pediatric radiology curriculum*, Cleveland, 2005, Cleveland Clinic Center for Online Medical Education and Training. Available from: https://www. cchs.net/pediatricradiology.

相关参考文献

Blickman JG, Parker BR, Barnes PD: *Pediatric radiology—the requisites*, ed 3, Philadelphia, 2009, Mosby, pp 146-148.

点 评

VUR 较常见于女孩，少见于非裔美国儿童。受感染的尿液反流可导致肾瘢痕化、发育障碍（反流性肾病）、肾盂肾炎。远期后遗症有高血压和肾衰竭。正常情况下，输尿管通过膀胱壁肌层后于黏膜下通向其位于膀胱三角的开口，该结构形成一单向活瓣，可阻止膀胱内尿液反流。如果输尿管壁内段及黏膜下段较短、因输尿管囊肿或膀胱憩室而扭曲或输尿管未开口于膀胱三角，则易患反流。

VCUG 是诊断反流的标准检查方法。检查时，先通过一根较细的导尿管将造影剂注入膀胱直至患儿尿液可经导尿管周围排出，此时输尿管-膀胱连接部（ureterovesical junctions，UVJ）压力已达最大。如患者排尿时膀胱容积较小（常见于婴幼儿），则膀胱内压力可能尚未达到最高。通过同一根导尿管再次或再三充盈造影剂，常能增加膀胱容积。摄斜位片可单独显示一侧的 UVJ。根据造影剂反流的高度、肾盏角的形态、输尿管和收集系统的膨胀和扩张情况，将VUR 分为 5 度：

1 度：造影剂仅限于输尿管内。

2 度：造影剂位于输尿管和收集系统内，但输尿管和收集系统无扩张。

3 度：2 度＋肾盏角变钝。

4 度：2 度＋肾盏角反转＋输尿管轻度扩张。

5 度：收集系统扩张、肾盏呈球形＋输尿管扩张。

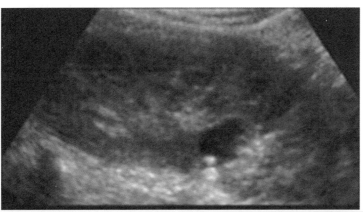

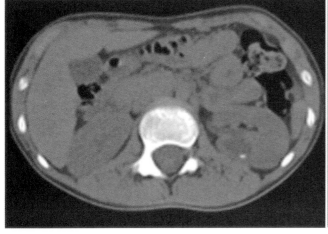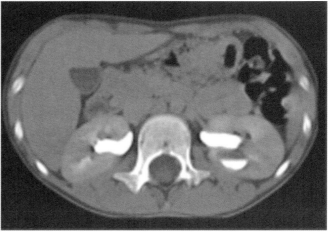

1. 患儿，女，十几岁。有何影像学表现？
2. 本例的诊断是什么？
3. 本畸形有何并发症？哪些见于本例？
4. 本病该如何治疗？

诊断：肾盏憩室

1. 超声示肾内一囊性结构，其内见一小的强回声灶。CT 示一内含结石的囊腔，延迟扫描可见造影剂进入该囊腔。
2. 肾盏憩室。
3. 肾盏憩室可导致尿液潴留，可能较易患反复性或难治性感染或形成结石（如本例）。
4. 该患儿通过经皮手术得以成功治疗。一些病例可能需要通过手术切除憩室。

参考文献

Gearhart JP, Rink RC, Mouriquand PDE: *Pediatric urology*, Philadelphia, 2001, WB Saunders, p 134.

点　评

　　肾盏憩室亦称为先天性肾盏囊肿。超声检查可见病变呈囊性。理论上，肾盏憩室较典型的肾皮质囊肿更靠近中心部位，后者多位于外周。肾盏憩室直径一般不超过 1cm，但也可较大，尤其是在收集系统其余部分均扩大时。肾盏憩室常与收集系统自由沟通，静脉注射肾盂造影或 CT 检查可见其内充盈有造影剂。有时，肾盏憩室与收集系统的交通可能不畅，此时，可能需要延迟摄片或扫描以观察憩室的充盈情况。如憩室与集合系统连接部确实狭窄，即使延迟检查，憩室内亦可能仅见少量的造影剂。

　　此类憩室往往无症状，且无需治疗。本例患儿有反复发作的泌尿系感染及胁腹痛。

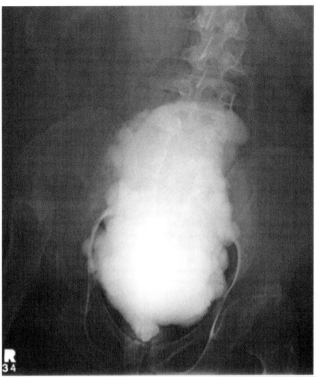

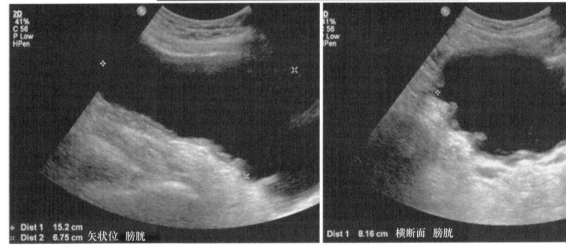

1. 患儿，男，十几岁。有何影像学表现？
2. 可能的病因是什么？
3. 应行何种临床检查进行评估？
4. X线片显示了膀胱病变的何种基础病因？

况允许，患儿可在较小时即行 CIC 治疗。某些情况下，还需要药物和手术治疗。

诊断：神经源性膀胱

1. 膀胱造影示膀胱伸长、肌小梁形成（圣诞树状膀胱），可见憩室形成及前列腺小管反流；超声示膀胱壁增厚、肌小梁形成。
2. 神经源性膀胱。
3. 尿流动力学检查。
4. 下腰椎、骶椎附件缺如，提示脊髓脊膜膨出（另可见右髋关节脱位）。

参考文献

Gearhart JP, Rink RC, Mouriquand PDE: *Pediatric urology*, Philadelphia, 2001, WB Saunders, pp 459-461.

点　评

　　小儿神经源性膀胱最常见的原因是脊髓脊膜膨出及相关疾病（如脊柱隐裂、骶椎发育不全等）。继发于创伤者较少见，但脊髓、神经根或盆腔神经损伤亦可导致神经源性膀胱。继发于脊柱疾病（如肿瘤、感染、横贯性脊髓炎等）则更为少见。

　　根据神经受损的水平（即大脑皮质、脊髓、骶部排尿中枢、远端神经通路等），可将神经源性膀胱分为数型。脊髓脊膜膨出时，常见混合型神经源性膀胱；由于脊髓栓系可能日益严重以及其他因素（如肠功能改变、尿路感染等）的出现，其表现可能随时间推移而有所改变。神经源性膀胱的检查包括尿流动力学基线检查及随访、定期超声检查、排泄性膀胱尿道造影基线检查及随访，可根据需要进行选择。尿流动力学检查由泌尿外科医生完成，该检查可测量膀胱容积、逼尿肌压力，同时观察盆底肌电活动以了解括约肌功能。逼尿肌收缩性可正常、过高或过低；外括约肌活动可协调（正常）、失调（过于活跃）或静止。最常见的是逼尿肌和括约肌超常活跃，导致膀胱伸长、壁增厚、肌小梁及憩室形成（所谓的痉挛性膀胱），正如本例。较少见的是逼尿肌正常而括约肌静止，导致所谓的弛缓性膀胱（膀胱持续排尿）。

　　神经源性膀胱的治疗取决于前述检查的结果。大部分患者主要采用清洁间歇性导尿术（clean intermittent catheterization，CIC）进行治疗。如精神和身体情

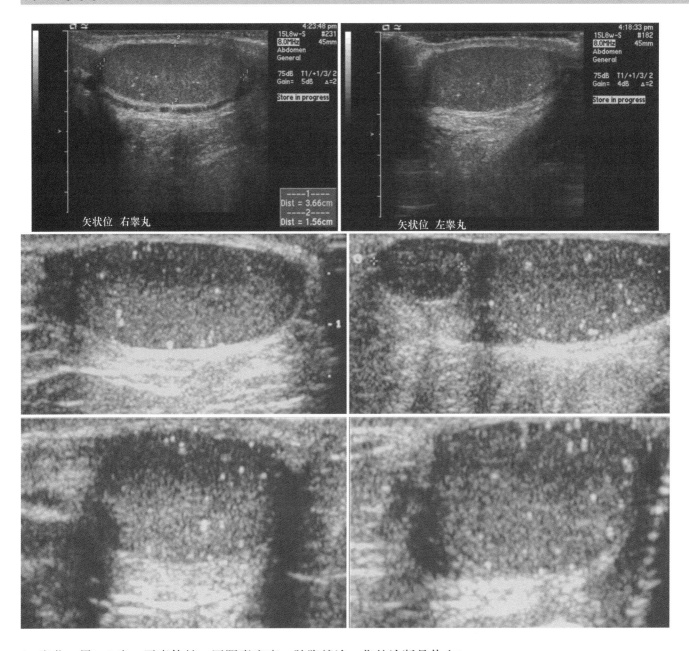

矢状位 右睾丸

矢状位 左睾丸

1. 患儿，男，9岁，平素体健。因阴囊疼痛、肿胀就诊。您的诊断是什么？

2. 本病应如何处理？

3. 本病的预后如何？

4. 本病的易患因素或并存因素有哪些？

诊断：睾丸微石症

1. 双侧睾丸内多发小的高回声病灶，符合睾丸微石症。

2. 睾丸微石症的唯一推荐处理方法是密切随访。

3. 本病患儿患睾丸肿瘤（特别是生殖细胞瘤）的风险较普通人高 13～21 倍。

4. 文献报道，本病可与许多良、恶性疾病共存，包括隐睾、唐氏综合征、不育症。最重要的伴发疾患是睾丸肿瘤，特别是生殖细胞瘤。

参考文献

Cohen HL, Haller JO: Abnormalities of the male genital tract. In Kuhn JP, Slovis TL, Haller JO, editors: *Caffey's pediatric diagnostic imaging*, ed 10, Philadelphia, 2004, Mosby, p 1935.

Cast JEI, Nelson WM, Early AS, et al: Testicular microlithiasis: prevalence and tumor risk in a population referred for scrotal sonography, *AJR Am J Roentgenol* 175:1703-1706, 2000.

点 评

睾丸微石症是指生精小管腔内出现钙化。本病少见，多为超声偶然发现。有文献报道，本病患者患睾丸肿瘤（特别是生殖细胞瘤）的风险较普通人高 13～21 倍，因此，须对患者行超声密切随访。然而，影像学表现并无特异性。

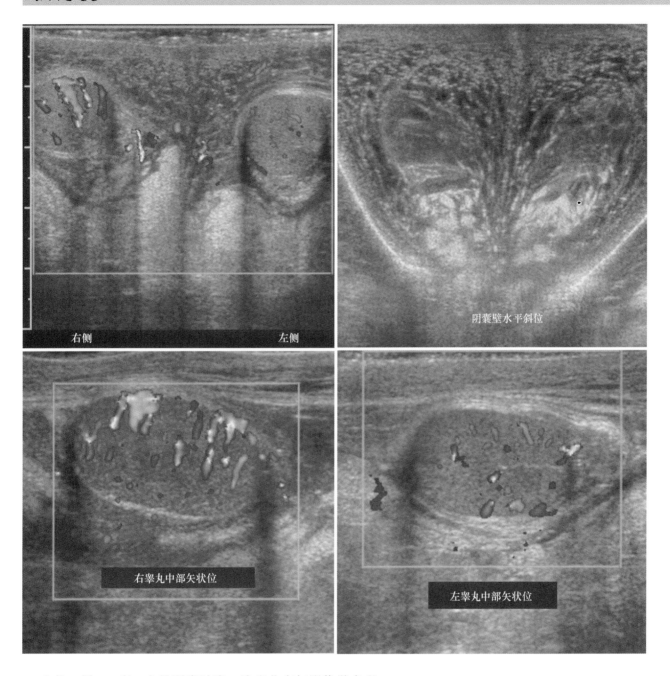

右侧　　　　　　　　　　左侧

阴囊壁水平斜位

右睾丸中部矢状位

左睾丸中部矢状位

1. 患儿，男，6 岁，急性阴囊肿胀。该患儿有何影像学表现？
2. 您的诊断是什么？
3. 本病的临床表现是什么？
4. 本病主要与哪种疾病相鉴别？

病例 35

诊断：特发性急性阴囊水肿

1. 双侧阴囊壁弥漫性严重水肿（水平斜位显示较佳），睾丸正常，未见鞘膜积液。
2. 急性阴囊水肿。
3. 急性发作的阴囊肿胀、红斑，伴阴囊不适。
4. 主要与须立即手术的引起阴囊肿胀的疾病（如睾丸扭转、嵌顿疝）及须立即药物治疗的急性阴囊疾病（如睾丸附睾炎）相鉴别。

参考文献

Lee A, Park SJ, Lee HK: Acute idiopathic scrotal edema: ultrasonographic findings at an emergency unit, *Eur Radiol* 19(8):2075-2080, 2009.

相关参考文献

Blickman JG, Parker BR, Barnes PD: *Pediatric radiology— the requisites*, ed 3, Philadelphia, 2009, Mosby, pp 154-155.

点　评

弥漫性阴囊肿胀急性发作的鉴别诊断范围较广，包括：睾丸扭转、睾丸附睾炎、阴囊创伤、嵌顿性腹股沟疝、睾丸肿瘤内出血、富尼埃坏疽（Fournier 坏疽）等。特发性和继发于系统性疾病的阴囊肿胀均较少见，此两种疾病可采用药物治疗而无需手术治疗，须与前述疾患相鉴别。患者常急性发作弥漫性阴囊肿胀，伴红斑或疼痛。特发性患儿之红斑总是与阴囊肿胀相伴发。

采用线阵探头行彩色多普勒高频超声检查是目前阴囊疾病的首选影像学检查方法。阴囊壁皮下脂肪弥漫性水肿性肿胀、双侧睾丸形态及血流正常、无鞘膜积液等征象提示特发性或继发于系统性疾病的弥漫性阴囊水肿。特发性阴囊水肿可为单侧或双侧发病（多为双侧）。

本例患儿有狼疮性肾炎病史，实验室检查提示肾病综合征。其弥漫性阴囊水肿可能是因为阴囊位置较低和结缔组织结构疏松，故由于重力作用，导致结缔组织的间隔小腔内水肿。治疗系统性基础疾病有助于阴囊水肿的消退。特发性阴囊水肿是一种自限性疾病，可自行消退。特发性阴囊水肿的处理包括：安抚患者、限制活动、阴囊托带、阴囊降温、密切观察。必要时，可行药物镇痛。对于诸如类固醇类和抗组胺类制剂的使用，仍存争议。推荐超声密切随访以排除远期并发症。

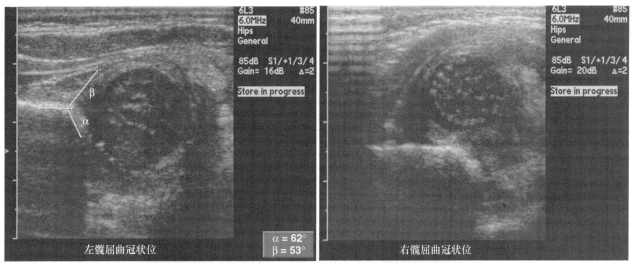

左髋屈曲冠状位　α = 62°　β = 53°　　右髋屈曲冠状位

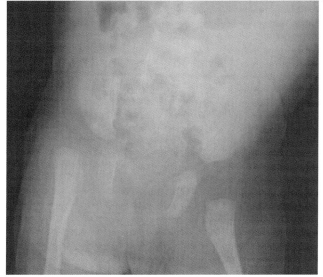

1. 婴幼儿检查本病的最佳时机是何时?

2. 什么病史可增加或减少您对本病的怀疑?

3. 应在何种情况下对本病采取何种影像学检查方法进行评估?

病例 36

诊断：发育性髋关节发育不良

1. 由于新生儿体内残存的母源性激素可导致关节松弛，故首次检查应推迟至出生后 2～4 周。

2. 先天性发育性髋关节发育不良（developmental dysplasia of the hip，DDH）多见于女孩（男、女比为 1∶8）、多胎妊娠、臀先露患儿。家族史阳性者亦易患本病。一些亚裔美国人和美国原住民部落有将小儿腿包裹呈伸直内收体位的习惯，其 DDH 的发病率较高；非裔美国婴儿的发病率则较低。

3. 超声检查：婴幼儿；X 线检查：较大儿童；CT 检查：术后评估；MRI 检查：检出并发症。

参考文献

Reid J: Developmental dysplasia of the hips. In Reid J, editor: *Pediatric radiology curriculum*, Cleveland, 2005, Cleveland Clinic Center for Online Medical Education and Training. Available from: https://www.cchs.net/pediatricradiology.

相关参考文献

Blickman JG, Parker BR, Barnes PD: *Pediatric radiology—the requisites*, ed 3, Philadelphia, 2009, Mosby, pp 202-203.

点 评

　　婴幼儿髋关节最宜用超声检查，既可静态也可动态观察。股骨取自然体位，先采用一高频线阵探头（7～10MHz）沿髂骨行冠状位扫描。以髂骨水平线为参照，测量髋臼角：髋臼髂骨部夹角（α）应在 60°左右，髋臼软骨部夹角（β）应小于 70°（第一幅图）。髋臼髂骨部应至少覆盖股骨头面积的 50%，可通过股骨头中心应不高于髂骨水平延长线来解释。第二幅图为发育不良的半脱位髋关节之冠状位图像。旋转股骨，取内收及外展位时，股骨头仍应于关节内保持稳定。股骨屈曲时，可经髋臼后缘行水平位超声扫描。行 Barlow 试验（活塞式手法推动膝部），股骨头应仍保持稳定，不应向上超过髋臼缘。

　　本病的早期治疗策略为：利用支具，将股骨保持于屈曲外展位，从而促进髋臼与股骨头的发育及对合。支具治疗期间，可用超声对髋关节的发育情况进行随访。髋关节内纤维脂肪垫位置或数量异常可影响髋关节复位，这些异常易为超声检出。

　　进行性 DDH 可见于因神经系统疾病导致下肢痉挛性内收以及未经历正常运动发育阶段的年长儿童。骨盆前后位 X 线片可见髋臼角＞25°，如第三幅图。连接双侧髋臼"Y"形软骨内角的水平连线（Hilgenreiner 线）与髋臼上下缘连线之间的夹角即为髋臼角。

　　髋关节发育不良进展缓慢。如利用支具或手术治疗过急，则易引发相关不良反应，如股骨头缺血性坏死。如疑有股骨头缺血性坏死，可能需要行 MRI 扫描。髋关节造影常用于开放式复位以确定解剖位置。髋关节低剂量 CT 常用于小儿髋关节"人"字形石膏置入术后评估。

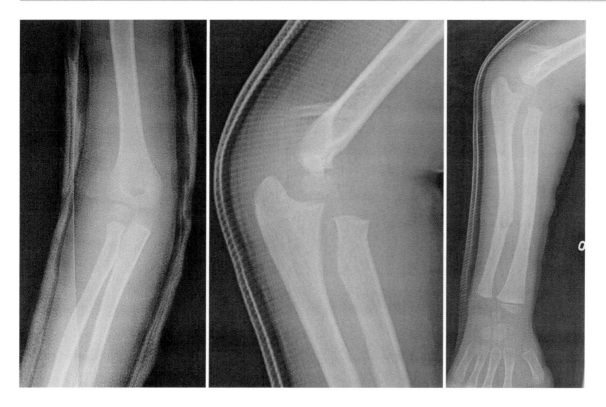

1. 患儿，男，5岁，跌倒时手臂外伸，肘痛。就诊时，已行夹板固定（第一、二幅图）。肘关节前后位片有何表现？
2. 肘关节侧位片有何价值？
3. 下一步该如何操作？为什么？
4. 本病以谁的名字命名？

诊断：Monteggia 骨折

1. 肘关节前后位片看起来正常。
2. 桡骨头前脱位仅见于侧位片。
3. 加照前臂片（第三幅图），因为桡骨头脱位与尺骨骨折有关。
4. Giovanni Battista Monteggia（意大利内、外科医生，1762—1815）于 1814 年描述了此型骨折。

参考文献

Johnson KJ, Bache E: *Imaging in pediatric skeletal trauma*, Berlin-Heidelberg-New York, 2008, Springer, pp 270-272.

相关参考文献

Blickman JG, Parker BR, Barnes PD: *Pediatric radiology— the requisites*, ed 3, Philadelphia, 2009, Mosby, pp 194-196.

点　评

　　Monteggia 骨折最常见于 5～7 岁儿童，70％表现为尺骨骨折并桡骨头前脱位；其次为尺骨骨折并桡骨头外脱位，并桡骨头后脱位者罕见。尺、桡骨双骨折并桡骨头前脱位者亦少见。由于前臂骨折更为明显，可能会因此忽视桡骨头脱位。如不治疗，桡骨头脱位可引起关节活动性丧失。

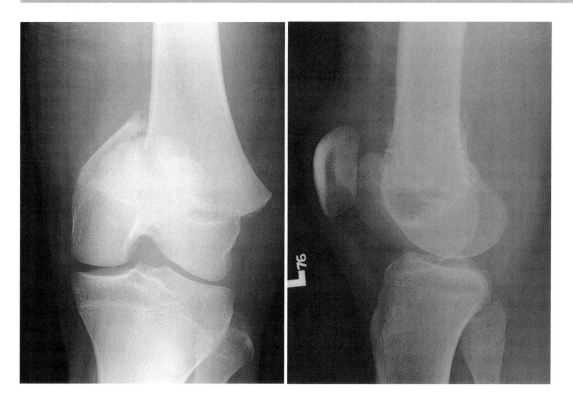

1. 此青少年患儿患何种骨折?
2. 生长板骨折还有哪些其他类型?
3. 本型骨折最重要的并发症是什么?
4. 评估该并发症的最佳影像学检查方法是什么?

诊断：Salter-Harris 骨折

1. Salter-Harris Ⅱ型骨折。
2. 生长板骨折均累及长骨生长部，但也可累及干骺端（如本例）和（或）骨骺。
3. 本型骨折的并发症与生长障碍有关。
4. X 线片或可提示或诊断生长板过早闭合；MRI 更为敏感并可提供更多信息。

参考文献

Roger LF, Poznanski AK: Imaging of epiphyseal injuries, *Radiology* 191(2):297-308, 1994.

相关参考文献

Blickman JG, Parker BR, Barnes PD: *Pediatric radiology—the requisites*, ed 3, Philadelphia, 2009, Mosby, pp 193-197.

点 评

Salter-Harris 骨折有以下类型：

Salter-Harris Ⅰ型骨折：骨折完全穿过长骨生长部，伴或不伴移位。

Salter-Harris Ⅱ型骨折：骨折累及长骨生长部和干骺端。

Salter-Harris Ⅲ型骨折：骨折累及长骨生长部和骨骺。

Salter-Harris Ⅳ型骨折：骨折累及长骨生长部、干骺端和骨骺。

Salter-Harris Ⅴ型骨折：轴向受力导致长骨生长部挤压伤。

Salter-Harris Ⅱ型骨折最为常见，约占 Salter-Harris 骨折的 75%。Salter-Harris 骨折可通过 X 线片诊断。CT 图像常用于显示多平面复杂骨折，特别是累及关节面的 Salter-Harris Ⅲ型和Ⅳ型骨折。

Salter-Harris Ⅱ型骨折很少导致骨骼生长障碍。骨折越严重，骨骼生长障碍越常见，特别是在少见的 Salter-Harris Ⅴ型骨折。无论哪一型 Salter-Harris 骨折，如发生于下肢，其预后均不佳。一般而言，干骺端和骨骺的血供来源不同，因此，长骨生长部骨折不会导致干骺端和骨骺的血供中断。但这一规律有 2 个例外：股骨近端和桡骨远端次级骨化中心的供血动脉均穿过长骨生长部。此二处骨折时，股骨近端和桡骨远端次级骨化中心的血供中断，其预后取决于动脉中断的程度。动脉受压可导致部分性或完全性生长板过早闭合。部分性生长板过早闭合（即仅累及生长板的一部分）可导致关节面倾斜。完全性生长板过早闭合可导致双侧肢体不齐。X 线片可用于检测骨折的愈合情况并易发现骨骼生长异常。如随访片示生长恢复线并不与骨骺平行，则提示骨骼生长障碍。MRI 是评估生长板的这一并发症的理想方法。

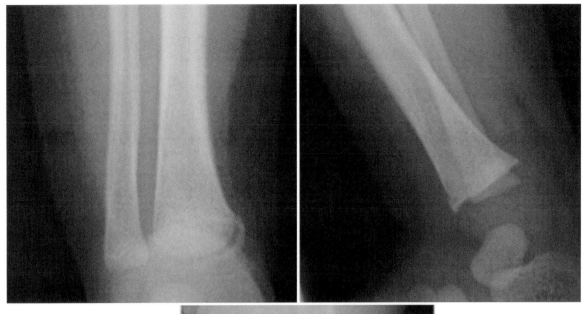

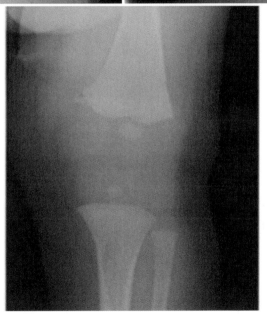

1. 该 4 个月大的患儿有何影像学表现?
2. 除所见 X 线片外,该患儿还需做哪些检查?
3. 所见之影像学表现是否对某病有高度特异性?
4. 随访片是否有帮助?

诊断：虐童

1. 干骺端骨折。
2. 全身骨骼摄片、头部 CT 和 MRI 检查、眼科检查。
3. 非意外创伤。
4. 如临床高度怀疑和（或）最初骨骼 X 线片无明显发现，2 周后复查可能会有助于诊断。

参考文献

Kleinman PK, Marks SC Jr: A regional approach to classic metaphyseal lesions in abused infants: the distal tibia, *AJR Am J Roentgenol* 166(5):1207-1212, 1996.

相关参考文献

Blickman JG, Parker BR, Barnes PD: *Pediatric radiology—the requisites*, ed 3, Philadelphia, 2009, Mosby, pp 200-202.

点　评

　　该患儿最初被检出的骨折是胫骨远段桶柄状骨折。其他骨折未出现明显临床症状（常见于干骺端骨折）。任何类型的骨折均可见于虐童，但干骺端骨折（亦称为典型干骺端病变）对虐童有高度的特异性。干骺端骨折常见于 1 岁以内的婴儿，偶见于年长儿童。干骺端骨折常为摇晃婴儿所致，可伴有致命性或严重的神经损伤。该机制有助于解释为何被虐患儿常见双侧对称的长骨干骺端骨折。骨折线长度不一，位于长骨干骺端初级松质骨或相当于干骺端的部位内。骨折可能仅累及骨骼一"角"，较严重者可能呈"桶柄"状。骨折于愈合期可能更为明显，但由于愈合时无明显的骨痂形成，故常不能判断骨折发生的时间。随着时间推移，骨折逐渐愈合，干骺端的骨折片与邻近骨融合，逐渐不那么明显；最后，患骨外观与正常骨无异。

　　除干骺端骨折外，后肋骨骨折对虐童亦有高度特异性。后肋骨骨折的典型机制是施虐者紧握患儿胸部以摇晃患儿，患儿胸壁被固定，后肋骨以胸椎横突为支点做杠杆运动。此类骨折几乎从未见于意外创伤。肋骨其他部位亦可骨折，但其对虐童的诊断特异性较低。虐童骨折的其他机制还有直接击打、扭曲肢体等。

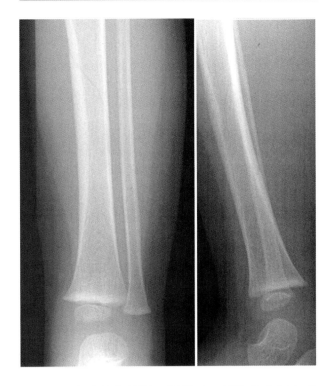

1. 此 18 个月患儿的胫、腓骨正、侧位片有何表现?
2. 本病最常见的征象是什么?
3. 本病的机制是什么?
4. 此类骨折的常见部位还有哪些?

诊断：幼儿骨折

1. 胫骨骨干中段无移位的螺旋骨折（即幼儿骨折）。
2. 以前能正常行走的患儿出现拒绝承重或跛行。
3. 膝部稳定而足部旋转。
4. 胫骨骨干中段、两侧干骺端、骰骨（靠近跟骨头的部分）、跟骨（近骨突处或沿基底部）。

参考文献

Swischuk LE: *Imaging of the newborn, infant and young child*, ed 5, Philadelphia, 2004, Lippincott Williams & Wilkins, pp 775-779.

相关参考文献

Blickman JG, Parker BR, Barnes PD: *Pediatric radiology—the requisites*, ed 3, Philadelphia, 2009, Mosby, p 197.

点　评

　　幼儿骨折最初是指由小腿扭转所致的胫骨远端螺旋骨折。后来，此概念被扩大，包括了具有类似临床表现（即拒绝承重或跛行）的其他骨折。本病的典型表现为 9 个月～3 岁小儿胫骨远端无移位的轻微斜行骨折。另外，本病的表现还有胫、腓骨远端桶柄状骨折。第 1 跖骨基底部骨折、骰骨嵌入骨折、跟骨嵌入骨折亦属于幼儿骨折，一般为直接压迫患骨所致。X 线片常极难发现本病，可能须于 10～14 天后，待骨膜反应和骨痂形成之时随访，方可发现骨折。本病常迅速愈合，不遗留畸形。如本骨折见于尚不会行走的幼儿，则须除外非意外创伤。

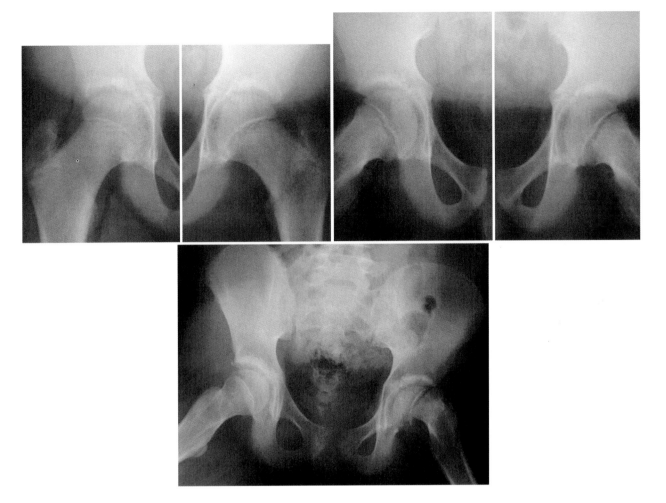

1. 该 12 岁男性患儿的诊断是什么？该骨折属于哪一型 Salter 骨折？
2. 本病累及双侧者的概率有多少？
3. 髋关节 X 线片正常能否排除本病？
4. 本病的鉴别诊断有哪些？

诊断：股骨头骨骺滑脱

1. 股骨头骨骺滑脱（slipped capital femoral epiphysis，SCFE），属于 Salter-Harris Ⅰ 型骨折，系由承重的反复应力损伤所致。
2. 约 20% 的 SCFE 患者就诊时呈双侧损伤。
3. 髋关节 X 线片正常不能排除本病。
4. 本病的鉴别诊断包括：Legg-Calvé-Perthes 病（较年幼者）和炎性疾病。

参考文献

Harcke HT, Mandell GA, Maxfield BA: Trauma to the growing skeleton. In Kuhn JP, Slovis TL, Haller JO, editors: *Caffey's pediatric diagnostic imaging*, ed 10, Philadelphia, 2004, Mosby, pp 2277-2279.

相关参考文献

Blickman JG, Parker BR, Barnes PD: *Pediatric radiology—the requisites*, ed 3, Philadelphia, 2009, Mosby, p 196.

点　评

　　SCFE 是一种股骨头骨骺的 Salter-Harris Ⅰ 型骨折，其股骨头骨骺相对干骺端向后内滑脱，接近或低于 Klein 线（沿股骨颈上缘向髋臼做连线，该线常切割一小部分股骨头骨骺）。本病于蛙式位显示最佳。本病最常见的表现是髋痛，男孩（10～17 岁）较女孩（8～15 岁）多见。非裔美国人较多见。大部分患者超重。SCFE 是青少年最常见的髋关节疾患。其 X 线片表现为：长骨生长部增宽、骨骺相对干骺端向后内移位、干骺端不规则。本病的手术治疗包括钢钉固定以防止骨骺进一步滑脱及长骨生长部早期闭合。本病的并发症有缺血性坏死。

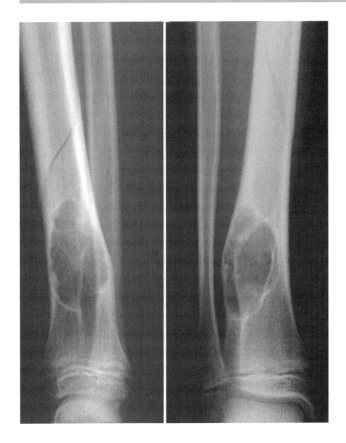

1. 患儿，男，12 岁，外伤后腿痛。该患儿有何影像学表现？
2. 该患儿的诊断是什么？
3. 本病的典型预后如何？
4. 什么是 Jaffe-Campanacci 综合征？

诊断：非骨化性纤维瘤

1. 胫、腓骨正、侧位片示胫骨远端干骺端一卵圆形偏心性透亮区，内有多个分隔，局部皮质膨胀、变薄。病理性螺旋骨折线自胫骨骨干中段向下穿过该病灶。
2. 非骨化性纤维瘤（nonossifying fibroma，NOF）并病理性骨折。
3. 非骨化性纤维瘤一般可自行消退。
4. Jaffe-Campanacci 综合征是指多发性非骨化性纤维瘤伴骨外先天性异常（咖啡牛奶色斑、精神发育迟滞、性腺发育不全或隐睾、眼部异常、心血管畸形）。

参考文献

Fletcher BD: Benign and malignant bone tumors. In Kuhn JP, Slovis TL, Haller JO, editors: *Caffey's pediatric diagnostic imaging*, ed 10, Philadelphia, 2004, Mosby, pp 2383-2385.

相关参考文献

Blickman JG, Parker BR, Barnes PD: *Pediatric radiology—the requisites*, ed 3, Philadelphia, 2009, Mosby, p 189.

点　评

　　非骨化性纤维瘤（亦称为纤维黄瘤）与纤维性骨皮质缺损均为非侵袭性的发育性缺损，一般位于处于发育阶段的小儿管状长骨干骺端，最常见于膝关节周围、近长骨生长部处。

　　非骨化性纤维瘤一般见于儿童和青少年，70％的患儿为青少年。据报道，本病年龄范围为 3～42 岁。

　　非骨化性纤维瘤于 X 线片常表现为一圆形或卵圆形偏心性透亮区，直径 1～3cm，局部骨皮质膨隆、变薄。病灶最常位于股骨远端干骺端后内侧。局部无软组织肿块。本病一般无症状，但患者易骨折，尤其是病灶较大者，故疼痛为就诊患者最常见的症状。本病常自行骨化、痊愈。

　　本病的鉴别诊断包括：单房性骨囊肿、纤维性结构不良、软骨黏液样纤维瘤。多发性非骨化性纤维瘤合并骨外先天性异常（咖啡牛奶色斑、精神发育迟滞、性腺发育不全或隐睾、眼部异常、心血管畸形）构成的临床和影像学谱，称为 Jaffe-Campanacci 综合征。

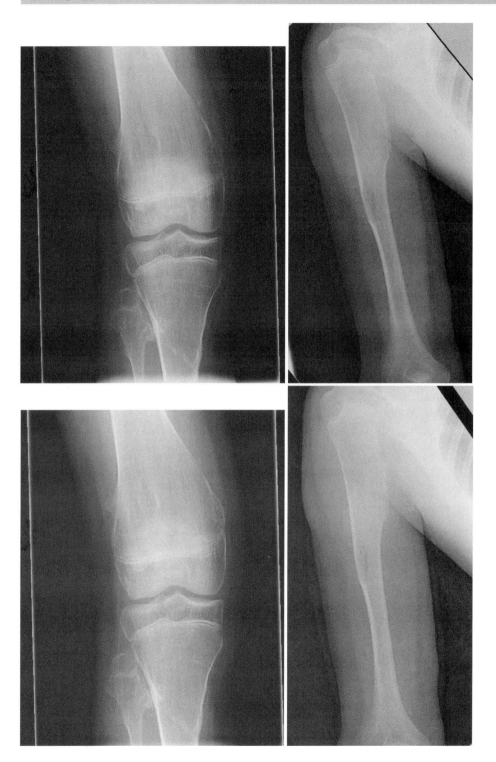

1. 本例的诊断是什么？
2. 遗传性多发性外生骨疣的并发症有哪些？
3. 本病可累及哪些骨？
4. 本病的病因是什么？

病例 43

诊断：遗传性多发性外生骨疣

1. 遗传性多发性外生骨疣（hereditary multiple exostosis，HME），亦称为骨干续连症。
2. 骨软骨瘤的并发症包括：骨折、骨性畸形、神经及血管损伤、滑囊形成、恶变。
3. 骨软骨瘤可累及任何由软骨形成的骨骼，最常累及正在生长的长骨端。
4. 本病可为自发性或继发于创伤。

参考文献

Helms CA: Miscellaneous bone lesions. In Brant WE, Helms CA, editors: *Fundamentals of diagnostic radiology*, ed 3, Philadelphia, 2007, Lippincott Williams & Wilkins, pp 1186-1187.

相关参考文献

Blickman JG, Parker BR, Barnes PD: *Pediatric radiology—the requisites*, ed 3, Philadelphia, 2009, Mosby, pp 168-169.

点 评

遗传性多发性外生骨疣，亦称为骨干续连症，是一种常染色体显性遗传病，其特点为多发性骨软骨瘤或有软骨帽的外生骨疣，病灶起于干骺端，背向邻近关节生长。骨软骨瘤是小儿最常见的骨肿瘤，可单发或多发，可为自发性或继发于创伤。如为多发性，由于膝、踝生长不对称，可伴有身材矮小、骨骼变形。本病的恶变率为 1%～20%。

遗传性多发性外生骨疣之骨软骨瘤位于干骺端附近，可无蒂或有蒂。病灶皮质与载瘤骨的皮质相连续。本病大部分病灶位于快速生长的长骨干骺端，但亦常见于肩胛骨内侧缘、肋骨、髂嵴。本病的 X 线片表现常非常典型，可据此确诊。如行 MRI 检查，则可见典型的软骨帽。

骨软骨瘤的并发症包括：骨折、骨性畸形、神经及血管损伤、滑囊形成、恶变。病变位于中轴骨者较位于外周骨者易恶变。本病的发病率无性别差异，常见于 2～10 岁儿童，最常见于 4 岁儿童。

本病须与内生软骨瘤病（Ollier 病）相鉴别。Ollier 病无遗传性，其特点为多发性内生软骨瘤，常单侧发病，病灶可相当大，引起局部变形。内生软骨瘤为软骨的良性肿瘤，常单发，位于骨髓内。X 线片示膨胀性溶骨性病变，其内可见软骨性钙化。单发性内生软骨瘤好发于手足的小骨。Ollier 病的病灶大都位于长骨。

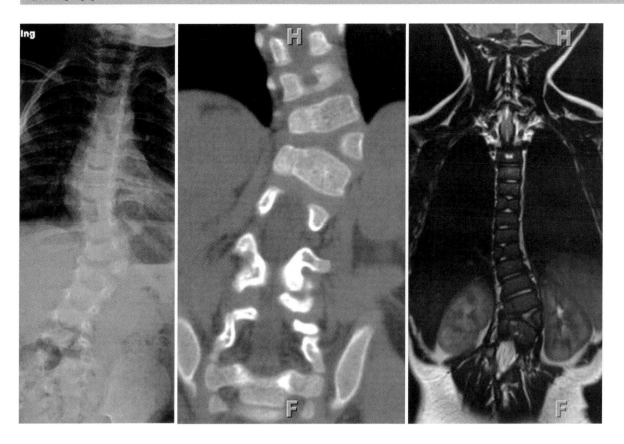

1. 本例患者有何影像学表现？

2. 您的诊断是什么？

3. 本病如何分型？

4. 本病的骨组织学表现如何？

诊断：脊椎形成与分节异常

1. 前后位 X 线片示脊柱以近端腰椎为中心向左侧侧凸。L1 仅余左侧半脊椎（脊椎形成异常）致脊柱左凸。CT 冠状位重建更清楚地显示 L1 半脊椎。冠状位 T2WI 示 L1 仅余左侧半脊椎、T12～L2 右侧椎间隙缺如（分节异常）。另外，MRI 图像还显示 X 线片未能清楚显示的 T6、T9 蝴蝶椎。

2. 分节完全性半脊椎畸形以及融合性半脊椎畸形。

3. 脊椎形成异常可分为部分性和完全性，脊椎分节异常可根据椎间盘的发育情况分为完全分节型、部分分节型、未分节型。

4. 本病患者的骨组织学表现完全正常，除非患者还同时患有代谢异常。

参考文献

Grimme JD, Castillo M: Congenital anomalies of the spine, *Neuroimaging Clin N Am* 17(1):1-16, 2007.

点 评

一般将脊椎形成异常与分节异常置于分节异常下进行讨论，事实上，两者的胚胎学异常是不同的。脊椎形成分为 3 个步骤：骨膜形成、软骨形成、骨化。脊椎形成异常可为部分性（楔形椎）或完全性（椎骨发育不全、半脊椎畸形）。异常脊椎可为额外性的，亦可取代正常椎体。脊椎形成异常的影像学表现包括：椎体一侧形成障碍（常见）导致的典型半脊椎畸形、椎体前部形成障碍（常见）导致的呈锐角的脊柱后凸、椎体后部形成障碍（少见）导致的脊柱前凸。脊椎分节和融合异常是由脊椎形成异常导致的。

本病最常见于胸腰段脊椎。一侧的软骨化中心相对的发育不良导致椎体两侧高度不等，从而形成楔形椎（半脊椎畸形是指椎体的一半形成障碍）。本病可累及单个或多个椎体，可导致先天性脊柱侧凸、脊柱后凸、旋转异常等。半脊椎畸形是否完全分节或不分节可根据上下椎体之间的椎间隙大小以及是否融合来判断。大部分病例无症状或于检查脊柱侧凸时被发现。

先天性脊柱侧凸常伴有其他器官和系统异常，如见于 VACTERL 综合征（脊椎畸形，vertebral anomalies；肛门直肠闭锁，anorectal atresia；心脏缺陷，cardiac defects；气管食管瘘，tracheoesophageal fistula；肾畸形，renal anomalies；肢体缺陷，limb defects）。先天性脊柱侧凸可能伴有脊柱裂。脊椎形成与分节异常可伴有泌尿生殖系畸形（如泄殖腔外翻）和脊髓畸形（如脊髓纵裂）。

X 线片常用于对脊柱侧凸进行分型及监测其进展。脊柱 CT 二维冠状位及矢状位重建图像可对其解剖做更精细的评估。MRI 与 CT 图像的显示效果相当，但 MRI 无电离辐射。而且，MRI 图像可提供关于脊髓和神经根的详细信息。脊髓栓系是内固定器械置入的禁忌证。

本病须与遗传性脊柱发育不良（如黏多糖贮积症、软骨发育不全）、脊椎骨折（病理性或创伤性）相鉴别。椎弓根计数对于本病鉴别诊断有帮助；遗传性脊柱发育不良或骨折时，椎弓根计数正常。

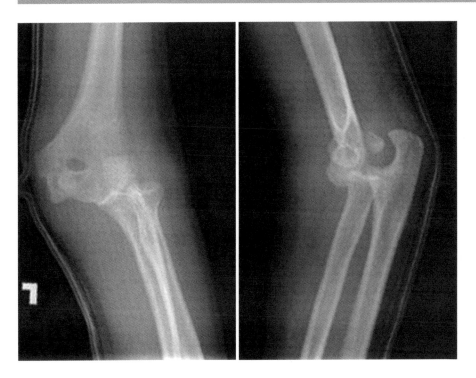

1. 本例有何影像学表现?
2. 您的诊断是什么?
3. 需要进行手术治疗吗?
4. 诊断本病需行 CT 和 MRI 检查吗?

病例 45

诊断：肘关节后内侧脱位[①]伴肱骨内上髁撕脱骨折

1. 肘关节向内侧脱位、肱骨内上髁向后下[②]移位，提示肱骨内上髁撕脱骨折。
2. 肘关节后内侧脱位伴肱骨内上髁撕脱骨折。
3. 大部分病例无需手术即可复位，除非合并可能需手术介入的其他骨折。
4. 对于绝大部分病例，X 线片已足够肘关节复位前、后的评估。MRI 仅用于了解复位后关节失稳患者的韧带是否完整，以便对异常韧带进行修复。

参考文献

Kuhn MA, Ross G: Acute elbow dislocations, *Orthop Clin North Am* 39(2):155-161, 2008.

相关参考文献

Blickman JG, Parker BR, Barnes PD: *Pediatric radiology—the requisites*, ed 3, Philadelphia, 2009, Mosby, pp 194-196.

点 评

肘关节是小儿最易脱位的大关节，最常见于 5～10 岁小儿。肘关节的稳定性很高，主要依靠骨性结构而非韧带维持其稳定性，这就解释了为何小儿易发生肘关节脱位。肘关节脱位占全部肘关节损伤的 10%～25%，男性多见（男、女比为 2:1），其中 40% 为运动损伤。肘关节脱位的机制据认为是过伸运动所致，常见摔倒时肘伸直着地。

传统上，根据尺、桡骨相对肱骨远端的位置对肘关节脱位进行描述。该分类法将肘关节脱位分为前脱位、后脱位以及侧脱位，其中，肘关节后脱位占 90% 以上。50% 的肘关节后脱位患儿伴有其他损伤。由于长骨生长部尚未闭合，肱骨内上髁撕脱骨折成为最常伴发的损伤。撕脱之骨折碎片可嵌顿于肘关节内。虽然复位前、后 X 线片可发现 12%～60% 的关节周围骨折，但几乎 100% 的急性肘关节脱位手术病例可发现

X 线片未能检出的骨软骨损伤。肘关节前脱位常由肘关节于屈曲状态下受到来自后部的直接作用力所致。鹰嘴骨折常伴发于肘关节前脱位。肘关节脱位时，在做任何手法复位之前，必须检查神经血管情况。神经血管损伤虽然少见，但可很严重，已有多个肘关节后脱位合并肱动脉损伤的病例报道。

肘关节正、侧位 X 线片是本病的首选检查方法。复位后应摄 X 线片；而复位前、后均应记录患肢的神经血管情况。复位后，桡骨-肱骨小头对线在各个投照位置均应恢复正常。

脱位后，在肌肉痉挛和水肿发生之前应尽量及时行无创复位，否则，可能需要进行清醒性镇静或全身麻醉以松弛肌肉。如患者抱怨患肢持续疼痛且肘关节活动受限，应考虑行肘关节 MR 关节造影检查。有时，在配备专门的肌肉骨骼超声医师的情况下，高分辨率超声可有助于排除关节积液和（或）骨软骨损伤。

---

① 图示似应为肘关节后外侧脱位。——译者注
② 似应为向上。——译者注

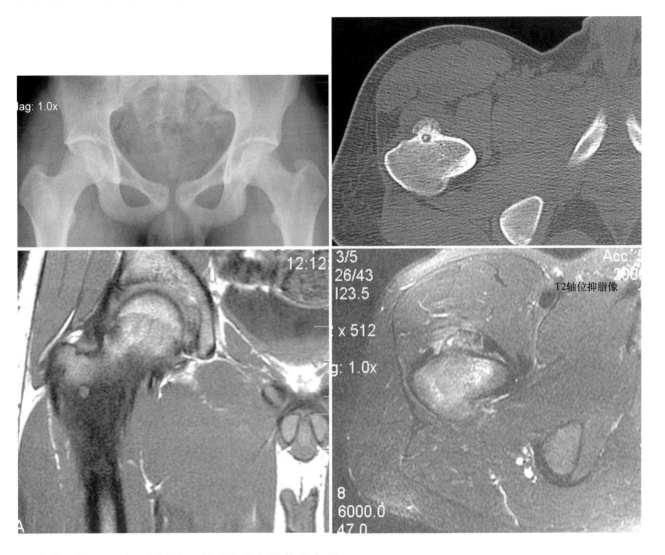

1. 患儿，男，13 岁，诉疼痛。该患儿有何影像学表现？
2. 您的诊断是什么？
3. 有何鉴别诊断？
4. 一般认为的本病变直径的上限是多少？

诊断：骨样骨瘤

1. X 线片示骨皮质内一伴硬化边缘的直径＜1.5cm 的透亮区。CT 图像显示瘤巢更加清楚。瘤巢于 T1WI 呈高信号，T2WI 示瘤巢周围骨髓水肿。
2. 骨样骨瘤。
3. Brodie 脓肿、应力骨折、成骨细胞瘤、骨瘤。
4. 一般认为骨样骨瘤的直径上限为 1.5～2.0cm。据此数据可与成骨细胞瘤相鉴别。

参考文献

Gangi A, Alizadeh H, Wong L, et al: Osteoid osteoma: percutaneous laser ablation and follow-up in 114 patients, *Radiology* 242(1):293-301, 2007.

相关参考文献

Blickman JG, Parker BR, Barnes PD: *Pediatric radiology—the requisites*, ed 3, Philadelphia, 2009, Mosby, p 189.

点　评

骨样骨瘤是一种累及骨皮质的良性成骨性肿瘤，好发年龄为 10～20 岁。大部分患者有典型的症状：骨痛夜间发作，可被水杨酸制剂迅速缓解。骨样骨瘤好发于男性，男、女比例至少为 2∶1。本病的最好发部位为下肢长骨皮质，其中又以股骨近端最为常见，其次为胫骨。事实上，本病可累及几乎任何骨。常累及干骺端和骨干。有时，肿瘤可位于关节内，可因关节疼痛、积液就诊。

本病首选 X 线片进行初步检查。CT 和 MRI 对本病的诊断效果相当。MRI 增强扫描可见病灶于动脉相早期强化，然后造影剂迅速廓清。瘤巢周围可见水肿，而后者有时会影响瘤巢的显示。^{99m}Tc-亚甲基二磷酸盐骨闪烁显像示病灶摄取增加，该现象可用于病灶的定位。

骨样骨瘤不会进行性生长或恶变，有时可自行消退。传统的采用镇痛剂进行的保守治疗已为手术切除瘤巢所取代。如不选择开放式手术切除治疗，可选择的另外一种有效的疗法是影像引导下的热消融、射频消融或激光消融术，因可减少诸如骨折等并发症的风险，该疗法目前比开放式手术更为常用。

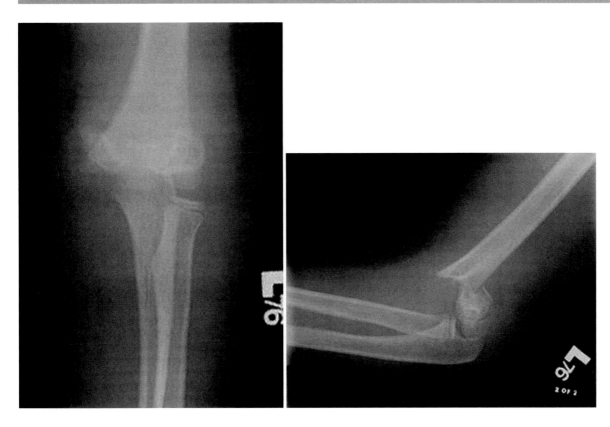

1. 导致本型骨折最常见的应力是何种类型?
2. 请按发生频率降序说出肘关节骨折中常受累及的骨骼。
3. 试述肘关节骨折的分型。
4. CRITOE 代表什么?

病例 47

诊断：肱骨髁上骨折

1. 外翻或内翻应力导致的过伸-旋转损伤是小儿肱骨髁上骨折最常见的原因。

2. 肱骨髁上（80%）、肱骨外上髁、肱骨内上髁、桡骨、尺骨。

3. 根据骨折移位的方向和程度，可将肘关节伸展型骨折分为以下类型：Gartland Ⅰ型骨折，轻度移位；Gartland Ⅱ型骨折，骨折有移位，后缘骨皮质完整；Gartland Ⅲ型骨折，骨折有移位，骨皮质完全中断。

4. CRITOE 代表肘关节的骨化中心：肱骨小头（capitellum），桡骨（radius），肱骨内上髁 [internal (medial) epicondyle]，肱骨滑车（trochlea），尺骨鹰嘴（olecranon），肱骨外上髁 [external (lateral) epicondyle]。了解肘关节各骨骺出现的年龄对于诊断肘关节骨折非常重要：肱骨小头，1 岁；桡骨头，5 岁；肱骨内上髁，7 岁；肱骨滑车，10 岁；尺骨鹰嘴，10 岁；肱骨外上髁，11 岁。女孩的各骨化中心较男孩早出现 1～2 年。

参考文献

Omid R, Choi PD, Skaggs DL: Supracondylar humeral fractures in children, *J Bone Joint Surg Am* 90 (5):1121-1132, 2008.

相关参考文献

Blickman JG, Parker BR, Barnes PD: *Pediatric radiology—the requisites*, ed 3, Philadelphia, 2009, Mosby, pp 194-196.

点　评

肱骨髁上骨折是小儿肘关节最常见的骨折，占小儿肘关节骨折的 60%～80%。该骨折常见于骨骼尚未成熟的 10 岁以下小儿，其并发症的发生率较高，合并神经损伤者据报道为 6%～16%，常见因对线不良导致肘内（外）翻。肱骨髁上骨折多为伸展型骨折，折端向后移位，如本例所示。屈曲型骨折较少见，由肘关节于屈曲状态下受到来自后部的直接作用力所致，常为不稳定型骨折。

肘关节摄片须取两个标准位：①肘关节充分伸展、前臂旋后（掌心向上），摄前后位片；②肘关节屈曲 90°，前臂取自然体位，摄侧位片。

有许多放射学界标和线条用于帮助描述和诊断肘关节骨折。肱骨前线是指侧位片所见之沿肱骨前缘皮质纵向走行之直线，其向下延长线应通过肱骨小头之中 1/3。桡骨-肱骨小头对线是指侧位片所见之沿桡骨中心走行之直线，其延长线应穿过肱骨小头。肘关节面位于关节囊内。关节囊内有 3 个脂肪垫：①前脂肪垫覆盖冠突窝；②后脂肪垫覆盖鹰嘴窝；③第 3 个脂肪垫覆盖旋后肌，包绕桡骨走行。骨折、血肿、关节积液均可导致完整的关节囊膨胀，使上述脂肪垫易于显示，从而发现隐性骨折。急性创伤时，如可见后脂肪垫，则提示异常，特别是桡骨头骨折或无移位的肱骨髁上骨折。正常情况下可见前脂肪垫，但如脂肪垫向前移位，则应视为异常。

区分屈曲型和伸展型肱骨髁上骨折非常重要，因屈曲型骨折常需手术固定以及切开复位。

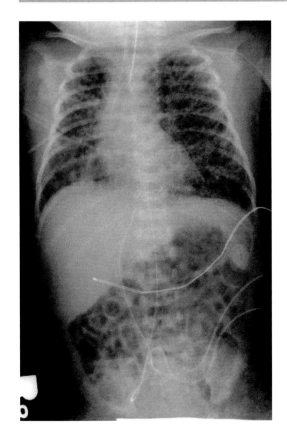

1. 脐动脉导管（umbilical arterial catheter，UAC）插入位置是否合适？

2. 脐静脉导管（umbilical venous catheter，UVC）插入位置是否合适？

3. 您认为是否应将外周置入的中央导管（peripherally inserted central catheter，PICC）继续前置？

4. 伸展颈部时，气管内导管（endotracheal tube，ET）会向头侧还是尾侧移动？

病例 48

诊断：新生儿生命支持装置

1. 脐动脉导管由脐部插入，于脐静脉导管左侧呈弧线状走行，向下达髂动脉，然后转折向上，进入主动脉，止于 T9 水平，位于腹主动脉主要分支上方。该高位脐动脉导管位置良好。

2. 脐静脉导管位于脐动脉导管右侧，终端紧邻右心房底。该脐静脉导管位置良好。

3. 否。左侧的外周置入的中央导管位于上腔静脉中、远部，该部位已属于中央静脉，该导管位置良好。另外，该早产儿双肺过度充气，肺间质纹理增粗，可见局限性圆形透亮区由肺门延至外周，提示间质性肺气肿。

4. 屈曲颈部使得气管内导管向尾侧移动，伸展颈部使得气管内导管向头侧移动。判断气管内导管位置是否良好时，应注意观察颏部：如颏部位置较低，气管内导管位置亦较低。

参考文献

Lobo L: The neonatal chest, *Eur J Radiol* 60(2): 152-158, 2006.

点　评

　　血管导管、气管内导管、肠道导管对于支持新生儿患者的呼吸、循环和消化系统极为重要。X 线片对于确保上述导管位于正确的位置必不可少。

　　脐静脉导管常用于 1 周以内的新生儿。该导管经脐带残端插入，沿脐静脉、左门静脉、静脉导管、肝中静脉或肝左静脉、下腔静脉走行，最后达右心房。脐静脉导管常作为早产儿的通用静脉通路，可用于全肠外营养、换血疗法、中央静脉压监测等。其末端的最佳位置位于紧邻横膈之上，一般相当于 T8～T9 水平。

　　脐动脉导管用于频繁采血、持续性动脉压检测以及经动脉给药。高位脐动脉导管应置于 T6～T10 之间以避开腹主动脉之主要分支，低位脐动脉导管应置于 L3 水平以下。脐动脉导管经脐带残端插入，沿脐动脉、髂总动脉走行，止于主动脉，向上反折是其特征。

　　脐动脉导管、脐静脉导管的并发症包括：位置异常、血栓、沿导管尖端或门静脉血栓形成、假性动脉瘤（常见于动脉）、脓肿形成。脐静脉导管位置过高（位于右心房内）可导致肌纤维震颤（心房颤动）。X 线片对于确定导管位置是否正常很有帮助。多普勒超声对于血栓和脓肿形成的评估极有帮助。

　　气管内导管用于新生儿期提供呼吸支持以及给予表面活性物质。气管内导管由上呼吸道插入，其末端不应低于气管中段。通过观察透亮的含气气管和隆突，可判断导管位置是否正常。如气道本身显示欠佳，则可通过导管与胸椎的关系进行判断。隆突一般位于 T4～T5 椎间隙水平，导管须位于隆突以上。气管内导管的并发症有导管进入主支气管导致对侧肺不张、同侧肺过度充气。误将气管内导管置于食管内可能导致食管或胃穿孔。

　　肠道导管可止于胃或十二指肠，可经鼻或经口插入。误将其插于气道可能导致气胸和支气管胸膜瘘、低通气性窒息、液体误注入肺。

提高篇

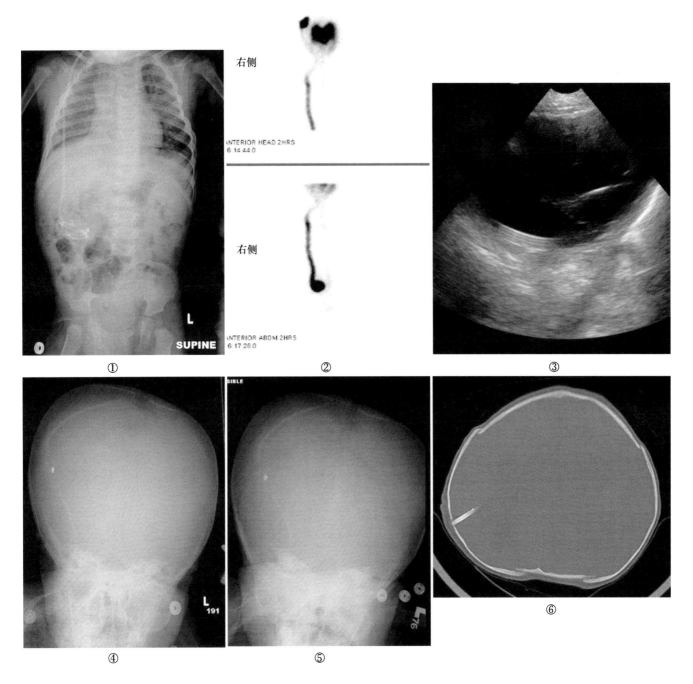

右侧

右侧

① ② ③

④ ⑤ ⑥

1. 患儿 A：男，2 岁，因出血后脑积水行脑室腹腔分流术后出现呕吐。胸腹部 X 线片（第一幅图）示分流管表现如何？第二幅图是何种检查之图像？有何表现？

2. 患儿 B：男，2 岁，行脑室腹腔分流术后出现胃食管反流，曾因喂养不耐受入院。第四幅图为一颅骨旧片，观察分流管情况。现患儿再次出现呕吐，再次摄颅骨片（第五幅图）。与第四幅图相比，有何变化？第三幅图有何表现？

3. 患儿 C：该女婴于出生后即因 Dandy-Walker 畸形行分流术。患儿 5 个月时之头部 CT 检查（第六幅图）有何表现？该表现可引起何种并发症？

病例 49

诊断：脑室腹腔分流术并发症

1. 第一幅图示脑室腹腔分流管于右上腹缠结、未能进入腹膜。第二幅图为[111]铟-二乙烯三胺五乙酸扫描图像，该检查是将放射性核素注入分流管内。30min 后摄片，示脑脊液聚集于导管尖端附近，未能游离引流进入腹腔。
2. 第五幅图之颅缝较第四幅图的增宽。超声图像（第三幅图）示分流管腹腔端周围积液。
3. 该片示过度引流导致颅缝重叠。为防颅缝早闭，已调整引流压以轻度复张脑室系统。

相关参考文献

Kuhn JP, Slovis TL, Haller JO: *Caffey's pediatric diagnostic imaging*, ed 10, Philadelphia, 2004, Mosby, pp 633-636.

Aldana PR, James HE, Postlethwait RA: Ventriculogallbladder shunts in pediatric patients, *J Neurosurg Pediatr* 1(4):284-287, 2008.

点　评

随着医疗水平的提高，出血后脑积水早产儿、闭合性头颅创伤患儿、脑肿瘤患儿的存活率越来越高，中枢神经系统脑室分流术患儿也越来越多。约 40% 的分流管最终将因感染或机械性功能障碍而失效。脑室分流一般首先进行脑室腹腔分流。对于早产儿，可用一临时性贮器将脑脊液引流至帽状腱膜下腔；待患儿身高和皮肤厚度足够时再行腹腔分流。随着患儿生长，感染及纤维化反应可导致腹腔不适宜分流。神经外科医生可尝试行胸腔、右心房及上腔静脉甚至胆囊引流术。

过度引流的并发症包括硬膜下出血（脑收缩导致桥静脉断裂）和颅缝早闭，须行扩颅手术。

如带有分流管的患儿出现内科情况，应首先考虑分流管引发的并发症，除非能证明是其他原因。因此，患儿一般先行头部 CT 检查，以观察脑室大小以及分流管在颅内的位置；然后行 X 线片检查，观察导管颅外段的走行。无论是 CT 还是 X 线片，与旧片对照都至关重要。脑室扩大在此类患儿可能为正常表现，患儿脑室压力处于平衡状态；而脑室较小者可能有过度引流。如分流管阀门可透 X 线，则可能很难发现其远端的导管中断，此时阀门两端导管间距加大可能是唯一的线索。分流管破损最常见于颈根部，因此处受到的屈曲应力最大。两次检查对比应发现导管远端于腹腔内游移。如其位置固定，则可能为纤维组织包绕，可能会形成高压积液。但分流管远端位置固定者也可见于脑室胆囊分流术者，该术于近期得到完善，此时可见分流管卷曲于右上腹，因此，临床信息对于鉴别脑室胆囊分流与引流管位置固定十分重要。随着患儿身体渐长，分流管远端将由腹膜缩至皮下，并可能阻塞。还应检查患儿胸部及腹部，了解有无肺炎、肠炎及其他能引起症状的内科情况。

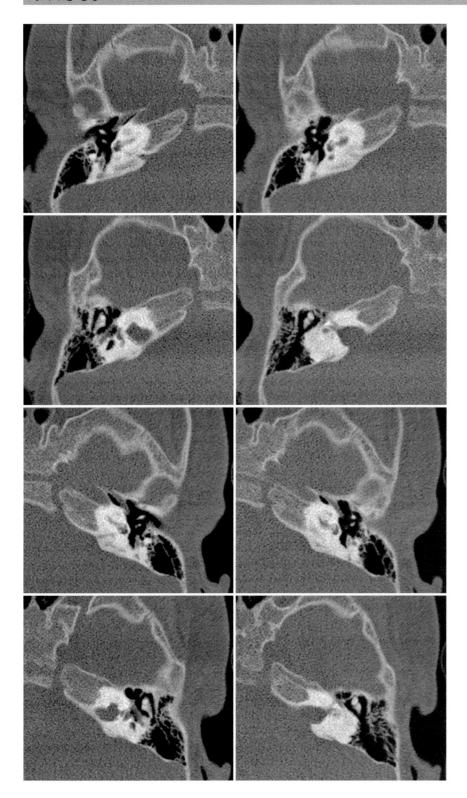

1. 患儿，女，9 个月。该患儿有何 CT 表现？
2. 有何结构受累？
3. 您的诊断是什么？
4. 本病最可能的病因是什么？

诊断：骨化性迷路炎

1. 耳蜗、前庭、半规管密度增高。
2. 膜迷路。
3. 骨化性迷路炎并膜迷路骨性闭塞。
4. 急性肺炎链球菌或流感嗜血杆菌性脑膜炎后继发膜迷路骨化。

参考文献

Aferzon M, Reams CL: Labyrinthitis ossificans, *Ear Nose Throat J* 80:700-701, 2001.

点　评

膜迷路炎伴膜迷路继发性骨化是小儿获得性双侧感音神经性听觉丧失（sensorineural hearing loss, SNHL）最常见的原因。膜迷路骨化常由感染或创伤引起。小儿感音神经性听觉丧失常发生于急性脑膜炎后2～18个月，最常见的致病菌是肺炎链球菌和流感嗜血杆菌。耳囊腔内骨化是对破坏性及炎症过程的反应。本病最常累及的内耳结构是耳蜗底层的鼓阶。临床上可能会出现近全聋和前庭功能障碍。临床医生认为，细菌性脑膜炎可经蜗水管或内耳道蔓延入内耳结构。细菌性脑膜炎后，5%～20%的病例可见耳聋。不幸的是，严重的迷路骨化预后极差。

结合颞骨岩部高分辨率CT图像表现与细菌性脑膜炎病史，或可诊断本病。CT图像或可见耳蜗和前庭密度增高。疾病早期或轻症病例，其纤维化和骨样组织沉积可能为CT漏诊。MRI对于排除其他原因所致的急性耳聋特别有帮助。个别病例于急性期MRI检查可见膜迷路强化。由于耳蜗移植的出现，使得本病的预后大为改善。

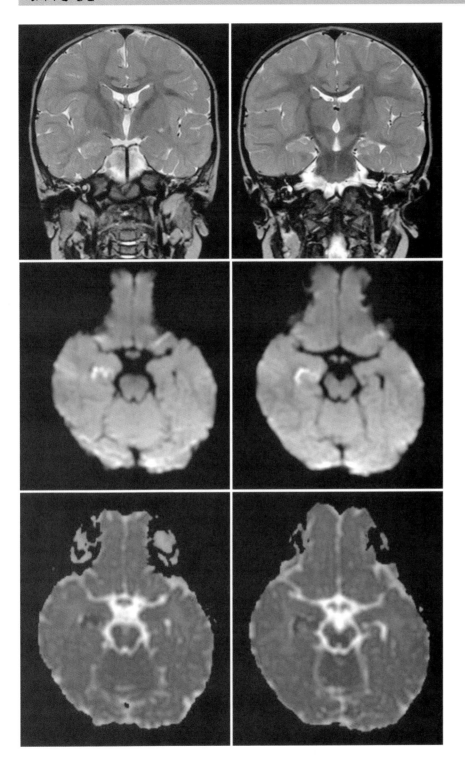

1. 患儿，女，16 个月，患呼吸道感染、长时间热性癫痫发作。其 MRI 的 T2WI 有何表现？
2. 弥散加权成像有什么额外的脑功能方面的信息？
3. 本例最可能的诊断是什么？
4. 随访检查中，该患儿最易患何种疾病？

诊断：热性癫痫发作后急性海马损伤

1. 右侧杏仁体、海马可见 MRI 的 T2 高信号肿胀。
2. 右侧海马内见弥散受限及细胞毒性水肿。
3. 长时间热性癫痫发作导致右侧海马缺血性损伤。
4. 颞叶内侧硬化（mesial temporal sclerosis）伴难治性癫痫。

参考文献

Provenzale JM, Barboriak DP, VanLandingham K, et al: Hippocampal MRI signal hyperintensity after febrile status epilepticus is predictive of subsequent mesial temporal sclerosis, *AJR Am J Roentgenol* 190:976-983, 2008.

点　评

　　幼儿长时间或复杂性热性癫痫发作可导致海马缺血性损伤，继而导致颞叶内侧硬化，而后者与颞叶癫痫有关。热性癫痫持续状态是指发热情况下，癫痫持续30min 以上或发作间期未能恢复的一系列癫痫发作持续超过 30min。动物实验表明，癫痫相关性损伤最易发生于梨状皮质和杏仁体，亦可累及海马。于急性期行 MRI 检查观察海马结构，最初可显示表观扩散系数下降，提示细胞毒性水肿，随后可出现 T2 高信号。组织学上，神经元坏死、组织碎裂紧随水肿发生。Provenzale 等发现急性期海马信号异常的程度与随后出现的海马损伤（颞叶内侧硬化）高度相关。Provenzale 等推断，如患儿长时间热性癫痫发作后发现明显的异常信号，提示临床上未来可能应给予神经保护剂。

　　本病的鉴别诊断包括：低度神经节瘤、星形细胞瘤、胚胎发育不良性神经上皮瘤。高分辨率颞叶成像常能鉴别急性癫痫发作后海马肿胀与肿瘤或畸形。

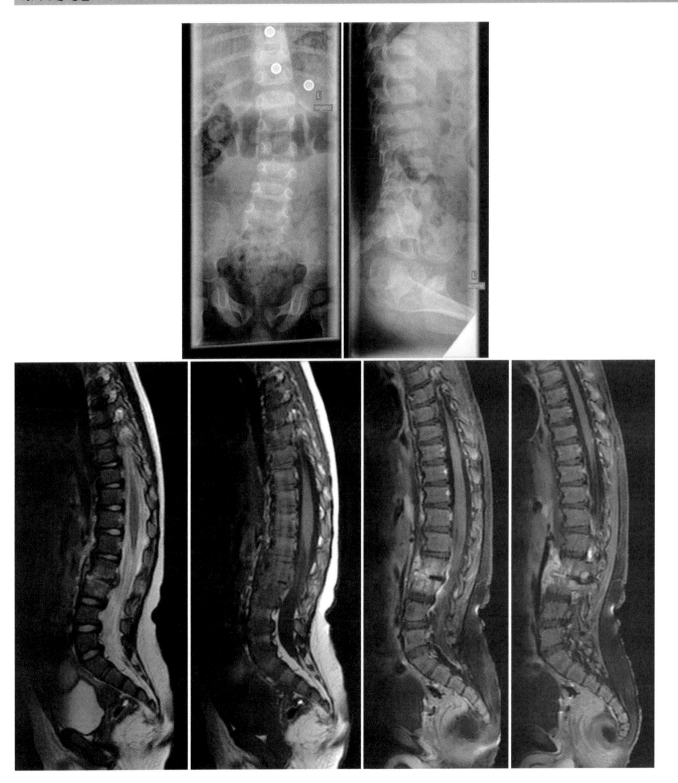

1. 患儿，男，14 个月，左髋痛。该患儿有何影像学表现？
2. MRI 增强扫描有何表现？
3. 本例的最终诊断是什么？
4. 本病最常见的致病微生物是什么？

诊断：椎间盘炎

1. 左侧脊柱侧凸，L2～L3 椎间隙狭窄，L2、L3 终板欠光整。
2. L2～L3 椎间隙狭窄，邻近骨髓水肿、强化，硬脊膜外少许强化。
3. 椎间盘炎。
4. 金黄色葡萄球菌。

参考文献

Kayser R, Mahlfeld K, Greulich M, et al: Spondylodiscitis in childhood: results of a long-term study, *Spine* 30:318-323, 2005.

相关参考文献

Blickman JG, Parker BR, Barnes PD: *Pediatric radiology—the requisites*, ed 3, Philadelphia, 2009, Mosby, pp 290-291.

点　评

　　小儿椎间盘炎少见，其确切的发病率不明。椎间盘炎时，椎间盘及邻近椎体均受感染，成人少见仅有椎间盘感染者。儿童脊柱的血供与成人不同，故单独椎间盘感染者较成人常见。本病的临床表现常无特异性，可有：拒走或拒坐、背痛、腰椎屈曲受限、脊柱侧凸、腰椎生理曲度消失等。另外，小儿还可能会有髋痛。实验室检查常显示无特异性的感染征象，白细胞计数轻到中度升高。血培养常为阴性。本病的最初影像学检查常为髋关节超声结合骨盆及脊柱 X 线检查。急性期，脊柱 X 线片表现常为阴性，因为本病的典型影像学表现常于症状出现 2～3 周后才出现，因此，诊断常被延迟做出。本病的 X 线片表现有椎间隙变窄、椎体终板欠光整、脊柱侧凸，可能会有椎旁软组织线增宽或腰大肌轮廓模糊。病灶内出现气体影提示脓肿形成。MRI 是本病的首选影像学检查。椎间盘常变扁，可能有明显强化。另可见邻近椎体骨髓的 T2 高信号水肿。邻近软组织可能强化，此时，须排除炎症蔓延进入椎管并形成硬脊膜外脓肿之可能。另外，本病的一个典型的并发症是椎旁软组织（包括腰大肌）内脓肿形成。

　　小儿椎间盘炎的病因尚不明确，多考虑为全身感染并脓毒症所致。创伤、注射、穿刺等亦是可能的病因。非结核性椎间盘炎最常见的致病菌是金黄色葡萄球菌。肺炎球菌、沙门菌、大肠埃希菌所致者较少见。结核性椎间盘炎的发病率又有所上升，故鉴别诊断时总是应考虑结核。本病疗效较好。对非结核性椎间盘炎，常推荐抗生素和制动疗法。如有硬脊膜外或椎旁脓肿形成，则推荐行脓肿引流。急性感染消退后，受累脊柱节段局部常见纤维化或骨性关节强直。

　　背痛的可能的原因还有脊椎滑脱、脊椎前移、创伤、椎间盘退行性变和椎间盘疝、Scheuermann 病[①]、肿瘤（原发性、继发性以及血源性）、其他疾病（如代谢性疾病、镰状细胞病、骨质疏松症）等。

　　一般而言，如遇小儿拒走、夜间醒来啼哭、背痛，则临床医生应考虑椎间盘炎的可能性。

---

　　① 脊椎骨骺骨软骨病。——译者注

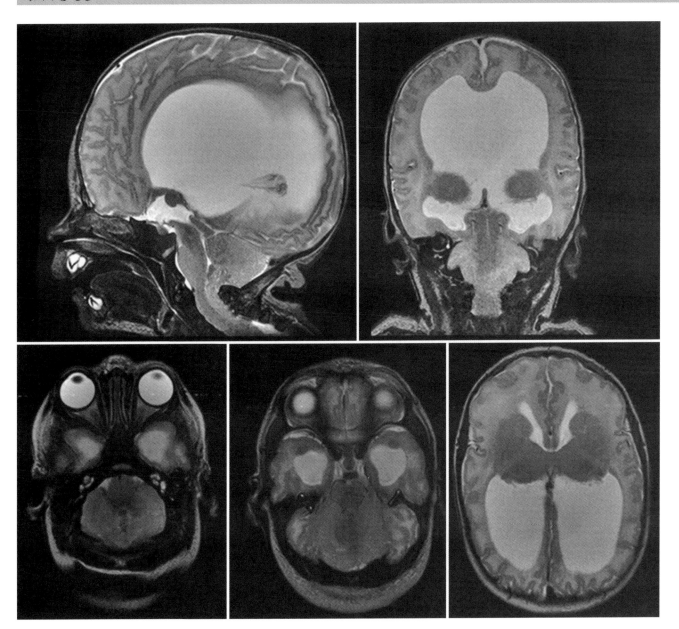

1. 试述本例患儿的影像学表现。
2. 本例的诊断是什么？
3. 本病常伴有哪些异常？
4. 哪些水果被用来形容本病的产前超声表现？

诊断：阿诺德-基亚里（Arnold-Chiari）Ⅱ型畸形

1. 后颅窝窄小、脑干被包绕、顶盖呈鸟嘴状、小脑扁桃体疝、脊髓颈段扭结、脑干受压、侧脑室枕角扩大（colpocephaly）、大脑镰发育不良、胼胝体发育不全或缺如、丘脑间黏合（中间块）增大、枕叶窄小脑回（stenogyria）。
2. Arnold-Chiari Ⅱ型畸形。
3. 开放性（无皮肤覆盖的）脊髓脊膜膨出。
4. 颅盖呈柠檬状、小脑呈香蕉状。

参考文献

Barkovich AJ: *Pediatric neuroradiology, diagnostic imaging*, Salt Lake City, 2007, Amirsys Inc, pp Ⅲ 16-Ⅲ 19.

相关参考文献

Blickman JG, Parker BR, Barnes PD: *Pediatric radiology— the requisites*, ed 3, Philadelphia, 2009, Mosby, pp 272-274.

点 评

Arnold-Chiari Ⅱ型畸形是以 Julius Arnold 博士和 Hans Chiari 博士的名字命名的。该复杂畸形主要累及后颅窝，患者的后颅窝过于窄小。本病患者可见广泛而复杂的幕上、幕下联合畸形。Arnold-Chiari Ⅱ型畸形可见于所有的开放性、无皮肤覆盖的脊髓脊膜膨出患者。临床认为，Arnold-Chiari Ⅱ型畸形（至少部分）是因为神经管闭合不全引起的脑脊液外漏所致，后者可能导致菱脑泡不能充分地扩展，故患者后颅窝窄小。大部分患儿可于产前获得诊断，其功能预后取决于脑积水及大脑和小脑相关畸形的严重程度。MRI 是本病的最佳影像学检查方法。本病的影像学表现包括：后颅窝窄小、小脑与脑干受压（继而导致脑干受压于斜坡之上）、小脑扁桃体疝入上颈段椎管伴局部脊髓扭结、小脑半球包绕脑干、顶盖呈鸟嘴状变形、小脑上部通过小脑幕上疝、幕上脑积水伴侧脑室枕角扩大（colpocephaly）、胼胝体变薄和（或）发育不良、丘脑间黏合增大、大脑镰中空状发育不良并双侧大脑半球内侧脑回经大脑镰孔呈指状交叉。枕叶皮质可能

呈多小脑回样变形，Barkovich 称之为枕叶窄小脑回（stenogyria）。

50%～70%的 Arnold-Chiari Ⅱ型畸形患儿可伴有脊髓空洞积水症（syringohydromyelia）。本病患者脊柱纵裂的发病率也较高。

本病常于产前筛查被发现。如甲胎蛋白水平升高，则高度提示合并开放性脊髓脊膜膨出。产前超声检查可见小脑变扁、延长、向下移位，形似香蕉；而额骨凹陷，形似柠檬。

大部分患儿须行脑室腹腔分流术以缓解脑积水。本病预后各异，取决于脑积水及相关畸形的严重程度。

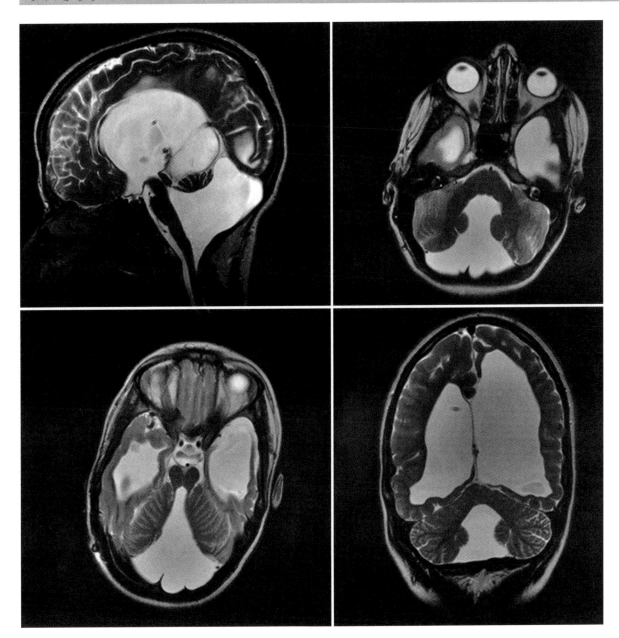

1. 本例有何影像学表现?
2. 您的诊断是什么?
3. 后颅窝囊性病变有哪些鉴别诊断?
4. 本综合征还可合并哪些病变?

诊断：Dandy-Walker 畸形

1. 第四脑室囊状扩张，小脑蚓上部发育不良、上移、旋转，后颅窝增大，脑积水，第四脑室呈钥匙孔状。
2. Dandy-Walker 畸形（Dandy-Walker malformation，DWM）。
3. Blake 囊（Blake pouch）囊肿、小脑后部蛛网膜囊肿、小脑延髓池大。
4. 脑积水、胼胝体发育不良、神经元移行障碍（灰质异位、多小脑回、脑裂畸形）、枕部脑膨出、颈髓积水。

参考文献

Patel S, Barkovich AJ: Analysis and classification of cerebellar malformations, *AJNR Am J Neuroradiol* 23:1074-1087, 2002.

相关参考文献

Blickman JG, Parker BR, Barnes PD: *Pediatric radiology—the requisites*, ed 3, Philadelphia, 2009, Mosby, pp 212-214.

点　评

　　Dandy-Walker 畸形是以神经外科医生 Walter E. Dandy 和神经病学家 Arthur E. Walker 的名字命名的。Dandy-Walker 畸形的特点为前后髓帆发育不良导致第四脑室呈囊状扩张。小脑蚓部发育不良或完全缺如。根据畸形的严重程度不同，Dandy-Walker 畸形病谱有不同的命名。畸形广泛者称为经典型 Dandy-Walker 畸形或 Dandy-Walker 变异畸形；畸形较轻者称为 Blake 囊囊肿或小脑延髓池大。应牢记，并非所有的后颅窝囊性病变都是 Dandy-Walker 畸形。本病须与小脑后部囊肿相鉴别。另外，本病还须与小脑发育不良或脑干畸形、小脑梗死相鉴别。经典型 Dandy-Walker 畸形的特点是第四脑室囊状扩张，常伴脉络丛缺如、小脑蚓部发育不良并向上旋转、后颅窝扩大、窦汇及直窦上抬。小脑幕可能会发育不良。常见幕上脑积水。脑积水不一定于出生后即出现。60％的患者可见合并畸形：脑积水、胼胝体发育不良、神经元移行障碍（灰质异位、多小脑回、脑裂畸形）、枕部脑膨出、颈髓积水。患儿的神经认知发育水平取决于相关畸形情况；大部分患儿精神发育迟滞。另据报道，Dandy-Walker 畸形可合并心脏畸形和多指（趾）畸形。MRI 可轻易诊断本病。多平面 MRI 扫描可发现前述所有畸形。本病与 Blake 囊囊肿或小脑延髓池大的鉴别可能会遇到困难。鉴别的关键在于找到完整的小脑蚓部。另外，本病还须与小脑及小脑蚓部的获得性损伤相鉴别。本病患者预后各异。本病常于产前超声检查被发现，第四脑室可能呈典型的钥匙孔状。

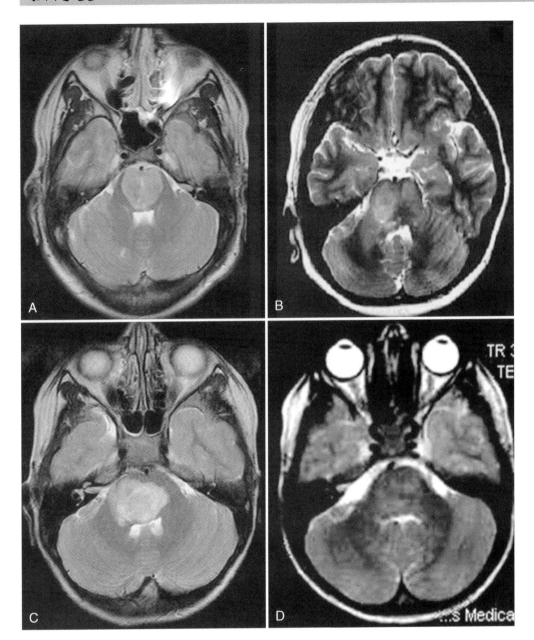

1. 这 4 名患儿患有哪 4 种不同类型的疾病?

2. 这 4 人分别患有何病?

3. 试将此 4 名患儿按其预后由好至坏排序。

4. 哪名或哪些患儿最可能患有脑部的其他病变?

诊断：各种脑干病变

1. 缺血、感染、肿瘤、斑痣性错构瘤病。
2. 急性脑干缺血、急性播散性脑脊髓炎（acute disseminated encephalomyelitis，ADEM）、弥漫性浸润性脑干神经胶质瘤、神经纤维瘤病之未确定之高信号影（unidentified bright objects，UBOs）。
3. D、B、C、A。
4. 患儿 B（基底节、丘脑病变）、患儿 D（神经纤维瘤病相关病变）。

相关参考文献

Blickman JG, Parker BR, Barnes PD: *Pediatric radiology—the requisites*, ed 3, Philadelphia, 2009, Mosby, pp 264-265.

点　评

小儿的很多疾病可有与原发性脑肿瘤相似的表现。弥漫性浸润性脑干神经胶质瘤可能有很长的良性经过，仅有轻微的临床症状，因而大大地延误了诊断。另外，很多其他原因也可能引起症状。弥漫性浸润性脑干神经胶质瘤生长速度非常缓慢，在长时间内不累及神经功能中心。脑积水常见于病程晚期。

急性脑干梗死少见于儿童，表现为急性发作的严重的神经功能障碍，包括各颅神经麻痹、常见的呼吸失调、通气不足、体温调节障碍。本病预后不良，大部分患儿死于急性期或进展至闭锁综合征。弥散加权成像可见扩散受限，常呈不对称分布。应排除基底动脉血栓形成。由于反应性水肿，可能会出现轻度占位效应。

急性播散性脑脊髓炎是一种针对既往感染（常为上呼吸道感染）的自身免疫反应性炎症。病变常为多灶性，累及脑干、基底节、丘脑。本病可能急性发作并广泛累及。MRI 检查示病灶呈 T2 高信号，边界不清，有轻度占位效应。病灶于弥散加权成像常见弥散增加，符合血管源性水肿改变。如早期及时治疗，症状及病灶可能会完全消退。

UBOs 见于神经纤维瘤病，目前尚未被完全阐明。该病变为良性，常无任何与其部位、范围及大小相关的临床症状。病变边界不清，呈 T2 高信号，可能有轻度占位效应，强化不常见。病变可随时间而变化或完全消失。诊断 UBOs 须结合神经纤维瘤病病史。脑内可能有其他多发病灶。

影像学与临床表现相结合对于发现或排除其他病变非常重要。须充分利用现有的影像学手段以及功能性序列鉴别肿瘤与其他各种肿瘤样病变。

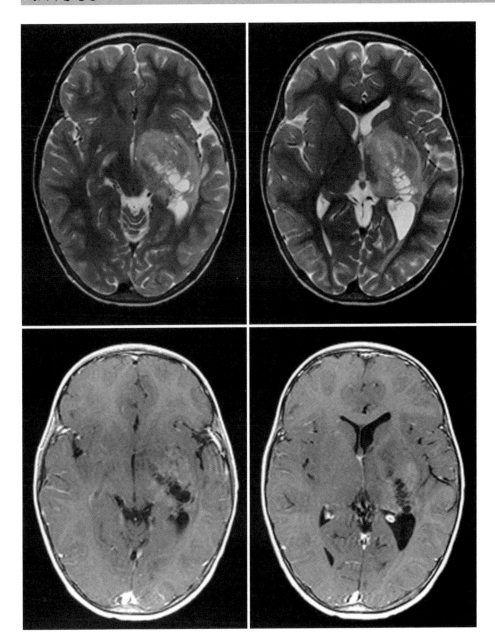

1. 患儿，女，12 岁，肌张力障碍。该患儿有何影像学表现？

2. 该患儿的诊断是什么？

3. 该病例最可能的组织学诊断与分级是什么？

4. 该病例病灶内最可能的质子磁共振波谱（proton magnetic resonance spectrography，^{1}H-MRS）表现是什么？

诊断：大脑星形细胞瘤

1. 左侧丘脑、内囊、基底节区边界不清的 T2 高信号肿块，增强扫描呈轻度强化，内见多个小囊，灶周少许水肿，左侧侧脑室轻度梗阻。
2. 大脑星形细胞瘤。
3. 低级别纤维型星形细胞瘤。
4. 胆碱浓度增高而 N-乙酰天冬氨酸浓度减低。

相关参考文献

Blickman JG, Parker BR, Barnes PD: *Pediatric radiology— the requisites*, ed 3, Philadelphia, 2009, Mosby, p 252.

点 评

大脑星形细胞瘤是小儿最常见的幕上肿瘤，占小儿幕上肿瘤的 30% 以上。大部分大脑星形细胞瘤为纤维型星形细胞瘤，其恶性程度不一，但大部分为低级别星形细胞瘤。除位于下丘脑-视交叉区域外，毛细胞型星形细胞瘤少见于幕上。肿瘤可为实性、实性并坏死或多囊实性。肿瘤常位于大脑深部，累及丘脑或基底节，还可能延至中脑。MRI 检查可见低级别纤维型星形细胞瘤一般呈 T2 高信号，轻度强化或无强化。由于肿瘤弥漫性浸润邻近脑组织，肿瘤边界常不清。占位效应可轻微或显著，可由于邻近脑室受压而导致梗阻性脑积水。高级别的恶性肿瘤，尤其是 IV 级星形细胞瘤或多形性胶质母细胞瘤，典型表现为广泛强化伴瘤内大片囊变及瘤周广泛的血管源性水肿，可能会被误认为脑脓肿。弥散加权成像对于鉴别脑脓肿与肿瘤坏死尤其有帮助，因为脓肿的特点为弥散受限，而肿瘤坏死囊变则弥散增加。患者的症状取决于肿瘤的部位，可有癫痫、局灶性神经功能损害、由于肿瘤或肿瘤并发之梗阻性脑积水所致的颅内高压相关症状。目前，包括弥散加权成像、弥散张量成像、灌注加权成像以及 ^{1}H-MRS 等在内的功能成像手段可能会对肿瘤定性和判断肿瘤的恶性程度有所帮助，但还不可能据此作出最终的组织学诊断。肿瘤活检仍然是诊断的金标准。肿瘤的治疗取决于其部位、患者年龄、临床症状。肿瘤位于深部或中央者往往不能被手术切除；位于大脑半球者较易被切除或至少行肿瘤细胞减灭术，然后进行化疗和（或）放疗。

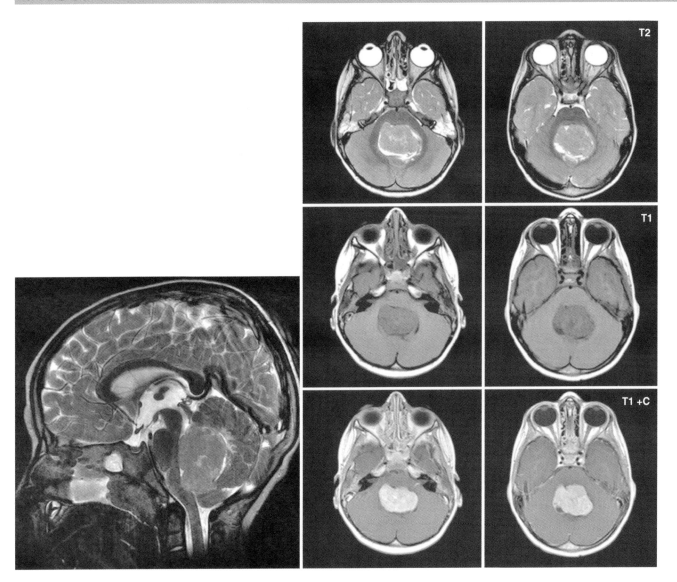

1. 患儿，男，15 个月。该患儿有何影像学表现?

2. 本例最可能的诊断是什么?

3. 小儿后颅窝最常见哪 4 种肿瘤?

4. 影响本病长期生存最重要的预后因素是什么?

诊断：髓母细胞瘤

1. 于第四脑室后方见一巨大、强化的实性肿瘤；肿瘤后缘不清，小脑蚓部可见水肿；因瘤内细胞含量高，故呈 T2 低信号。
2. 起源于小脑蚓部、位于第四脑室后方的髓母细胞瘤。
3. 毛细胞型星形细胞瘤、髓母细胞瘤、脑干神经胶质瘤、室管膜瘤。
4. 神经外科手术切除后的残余瘤体积。

相关参考文献

Blickman JG, Parker BR, Barnes PD: *Pediatric radiology—the requisites*, ed 3, Philadelphia, 2009, Mosby, p 243.

点　评

　　髓母细胞瘤是后颅窝最常见的原发性肿瘤之一。本病尤好发于 10 岁以下男孩。髓母细胞瘤的比例（25%）紧随毛细胞型星形细胞瘤（35%）之后，居小儿后颅窝肿瘤的第二位；脑干神经胶质瘤（25%）和室管膜瘤（12%）分列第三、四位。这四种肿瘤合计占全部小儿后颅窝肿瘤的 97%。髓母细胞瘤最常起于第四脑室后方，可位于中线（小脑蚓部，75%～90%）或中线侧方（10%～15%，亦称为侧方型髓母细胞瘤）。因此，第四脑室受压前移并构成肿瘤前缘。第四脑室受压可能导致梗阻性脑积水。患者可能会有与脑积水或肿瘤局部浸润相关的共济失调、步态异常、恶心、呕吐、头痛等症状。髓母细胞瘤的细胞含量较高，因而于 CT 图像呈高密度。髓母细胞瘤于 MRI 图像可与室管膜瘤相鉴别，后者一般位于第四脑室内（髓母细胞瘤主要位于第四脑室后方）。髓母细胞瘤常由于浸润邻近的小脑蚓部或小脑半球而后缘不清。肿瘤呈 T1 低信号至等信号、T2 等信号或高信号。肿瘤可能明显强化，但偶可无强化。肿瘤侵入第四脑室可能会引起脑脊液转移。肿瘤可转移至第三脑室和侧脑室内或沿脊髓转移。本病的术前检查应包括整个脊柱轴。本病的预后取决于手术切除后的残余瘤体积。残余瘤越小，预后越好。残余瘤成分对于预后的影响甚至超过肿瘤的术前大小对预后的影响。另外，肿瘤的组织学类型、免疫组化结果、神经学检查结果等都对预后有影响。辅助治疗方案的选择须综合分析影像学、免疫组化、神经学分析结果以及残余瘤体积等信息。近 10 年来，本病的预后已大为改善，大部分患者远期预后良好。

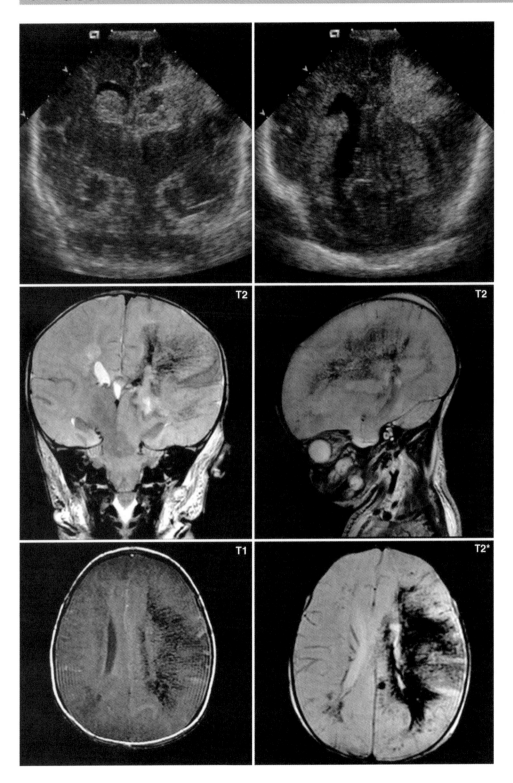

1. 该早产儿有何头部超声表现?

2. 本例的诊断及分级是什么?

3. 本例有何 MRI 表现?

4. T2 及 T2* 低信号线条与病变有何种解剖学相关性?

诊断：生发基质出血并静脉性脑梗死

1. 双侧生发基质出血、轻度脑积水、左侧侧脑室旁白质局限性扇形高回声影。
2. 双侧生发基质出血（germinal matrix hemorrhage，GMH）。分级：右侧Ⅲ级；左侧Ⅳ级。
3. 左侧大脑半球白质内见广泛的 T2 及 T2* 低信号融合成片及轻度弥漫性脑水肿。
4. 由于室管膜下静脉受阻导致髓内静脉血栓形成。

相关参考文献

Blickman JG, Parker BR, Barnes PD: *Pediatric radiology—the requisites*, ed 3, Philadelphia, 2009, Mosby, p 235.

点 评

生发基质是沿脑室分布的细胞层，其血供非常丰富，大脑皮质之神经元即由生发基质生发并移行而来。生发基质的特点是代谢活跃，局部易出血，早产儿尤甚。生发基质在生长发育的过程中逐渐退化，最终完全消失。因此，随着胎龄的增加，患生发基质出血的风险逐渐下降。

GMH 可分为四级。Ⅰ级是指出血仅限于生发基质内；Ⅱ级指出血破入脑室内，脑室无扩张；Ⅲ级者脑室扩张，此种脑积水据认为是由于沿脑室内（尤其是中脑导水管和第四脑室出口）的局灶性粘连以及蛛网膜粒闭塞所致；Ⅳ级以往的定义为除生发基质出血外，血肿还进入邻近大脑半球白质内〔现认为，Ⅳ级 GMH 是由于出血压迫和（或）室管膜下深部静脉系统血栓形成而引起脑室旁白质静脉性缺血〕。GMH 还可能转变为并发的继发性出血。临床上，Ⅰ、Ⅱ级 GMH 可能未被发现或仅导致局灶性癫痫发作。Ⅲ级 GMH 因患儿头围增大或神经功能失稳而比较明显。GMH 的主要并发症是脑积水。梗阻性脑积水可能需要经常进行脑脊液穿刺引流或甚至行脑室腹腔分流术。GMH 常由经囟门超声诊断。Ⅰ级 GMH 的特点为沿脑室分布的室管膜下局灶性高回声影（最常位于尾状丘脑沟）。Ⅱ级 GMH 可见较多出血，可能覆盖脉络丛，可在脑室低垂部位形成脑脊液-血液沉积平面或呈内衬于脑室壁的高回声影。Ⅲ级 GMH 的特点是脑室扩大，易于辨认。Ⅳ级 GMH 可见脑室旁白质内强回声影（常沿白质内静脉向深部静脉引流的方向呈扇形分布）。局部出血灶表现为缺血的白质内的团块状强回声影。MRI 有助于更好地显示及评估白质损伤的情况及程度。功能性序列可能会提供功能性结局和预后方面的信息。常采用序列床边头部超声对患儿进行随访。彩色多普勒超声及光谱分析估测的血流阻力指数可能会提供关于颅内压及脑水肿程度的重要的间接信息。常规序列头部超声检查对于因例如心力衰竭而行体外膜式氧合等而镇静或放松的患儿尤其有帮助。

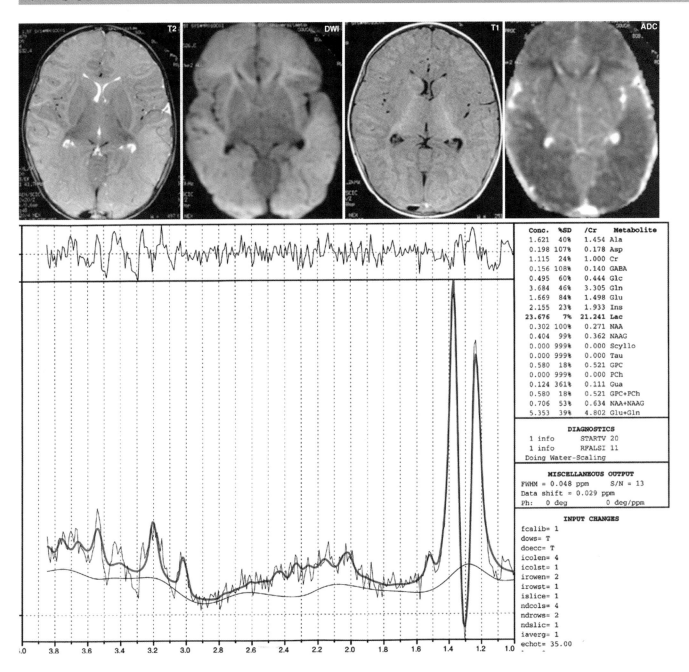

1. 此 3 岁患儿有何影像学表现？
2. 本例的诊断是什么？可能的病因是什么？
3. 弥散加权成像对本病的诊断有何额外价值？
4. 本例预后如何？

病例 59

诊断：缺氧-缺血性脑损伤

1. 大脑皮质呈 T2 高信号肿胀；脑白质广泛水肿，弥散加权成像及表观扩散系数图示细胞毒性水肿；基底节、丘脑、岛叶皮质未受累及。

2. 缺氧-缺血性脑损伤〔hypoxic-ischemic injury（HIE）of the brain〕；可能的病因是淹溺或心脏停搏。

3. 弥散加权成像可鉴别细胞毒性水肿和血管性水肿；细胞毒性水肿与不可逆性细胞损伤有关。

4. 预后不良。大脑皮质和白质广泛损伤，这些损伤可能为不可逆性。

相关参考文献

Blickman JG, Parker BR, Barnes PD: *Pediatric radiology—the requisites*, ed 3, Philadelphia, 2009, Mosby, pp 233-234.

点 评

HIE 是一种由于换气不足与脑缺血（由于例如心脏停搏等导致的低灌注）这一极为不幸的组合导致的缺氧性脑损伤。HIE 可发生于宫内、产程中、出生后。HIE 还可发生于婴儿临近突然死亡综合征（near sudden infant death syndrome）、淹溺、先天性心脏病并心脏停搏的患儿。根据患儿出生时的胎龄（早产与足月产）、缺氧缺血的程度、时间长短不同，脑损伤的分布和严重程度也各异。早产儿围生期 HIE 可引起脑室周围白质损伤，可导致脑室周围白质软化（periventricular leucomalacia，PVL）；足月产患儿的典型表现为基底节与丘脑梗死。根据缺氧、缺血的严重程度与时间长短不同，各种脑损伤组合之间可能会有重叠。早产儿还可能合并生发基质出血。据认为，经囟门超声检查对 HIE 的早期诊断价值有限，但高端的彩色多普勒超声及光谱分析或可通过测量血流阻力指数发现脑水肿。超声还可能排除引起患儿神经疾病的其他原因。严重 HIE 的新生儿可能表现为松软无力、昏睡、低 Apgar 评分，也可能出现癫痫发作。年龄较大的 HIE 患儿可能会出现意识下降、换气不足、低体温、局灶性神经功能损害等。MRI，包括弥散加权成像及定量[1]H-MRS 可提供关于脑损伤严重程度的重要功能信息。弥散加权成像可早于常规 MRI（T1、T2 加权成像）序列图像发现缺血性脑损伤。^{1}H-MRS 可能显示脑内乳酸盐浓度增高（提示无氧代谢）、N-乙酰天冬氨酸和肌酸浓度减低（提示神经元损伤及能量代谢衰竭）。常规 MRI 图像上最突出的表现为皮质和延髓交界模糊、白质呈 T2 高信号水肿。视损伤发生的机制不同，基底节和（或）丘脑也可能出现肿胀。新生儿内囊后肢（posterior limb of the internal capsula，PLIC）的有髓鞘白质纤维束的高 T1、低 T2 信号有判断预后的价值。如该 PLIC 信号缺失，则预后较差。另外，中央区皮质内点状 T1 高信号提示 HIE 伴皮质内点状出血。由于静脉压增高或血栓形成，髓内静脉可能会明显显示。功能性 MRI 对于 HIE 尤为有用，因其可于常规 MRI 显示病变前提供有价值的早期信息，因而可更早、更有选择性地进行神经保护治疗。

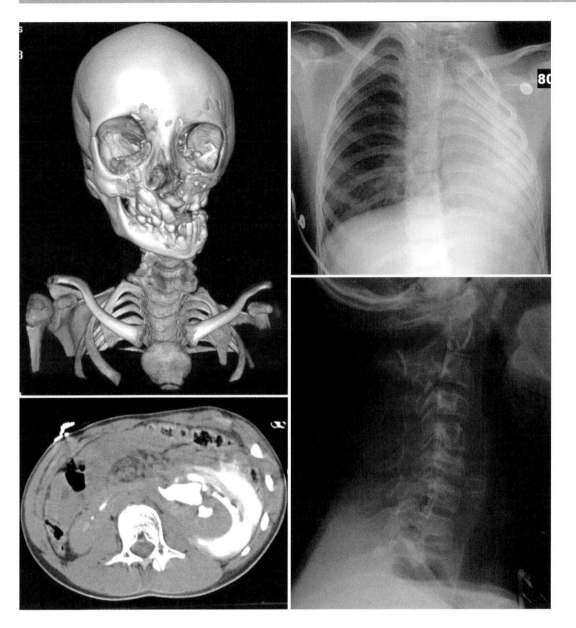

1. 图示患同一疾病的 A、B 两名患者的不同表现方面。患者 A（第一、二幅图）有何影像学表现？

2. 患者 B 为车祸伤患者，诉腹痛、颈痛，行腹部 CT 及颈椎 X 线片检查（第三、四幅图）。该患者有何与本病有关的导致其尤易受伤的表现？

3. 本病还可累及哪些系统？

4. 本病的部分表现在胚胎学上如何解释？

诊断：Goldenhar 综合征（Goldenhar-Gorlin 综合征、面-耳-脊椎序列征）

1. 左半侧面部较小（左耳道亦发育不良）；左肺发育不良伴左侧第 1、2 肋融合。
2. 马蹄肾（马蹄肾呈横位、位置较低，使其易受压于腰椎）；肾裂伤、造影剂外渗；C4、C5 融合（颈椎柔韧性下降，融合椎体上下的节段更易受损）。
3. 心血管系统、中枢神经系统、四肢。
4. 单侧第 1、2 鳃弓衍化物形成时受损。

参考文献

Taybi H, Lachman RS: *Radiology of syndromes, metabolic disorders and skeletal dysplasias*, ed 4, Baltimore, 1996, Mosby, pp 356-358.

相关参考文献

Blickman JG, Parker BR, Barnes PD: *Pediatric radiology—the requisites*, ed 3, Philadelphia, 2009, Mosby, p 305.

点　评

　　本综合征患者常由于明显的面、眼、耳部畸形而引起临床注意并于儿童期获诊。然而，其他系统的相关畸形可能较不明显，故未经仔细检查而被漏诊。这些畸形多种多样，并无一定模式。超声心动描记术、正位胸部 X 线摄片、肾超声、头部 CT 及 MRI、体检等筛查手段可显示疾患的全面情况。

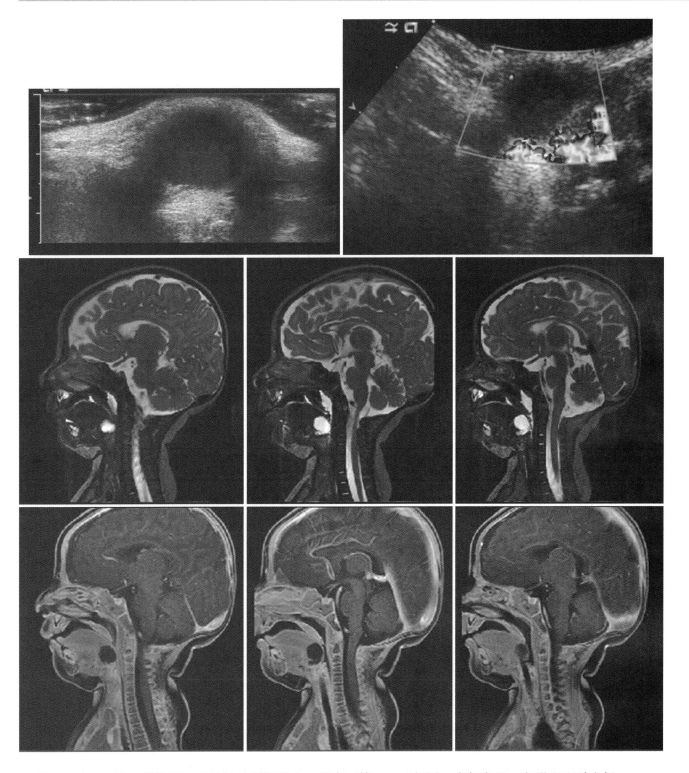

1. 患儿,女,9岁,颈前区中线处肿块近期增大。超声(第一、二幅图)有何表现?有哪些鉴别诊断?
2. 整形外科医生欲切除该病变。术前应做什么?
3. 患儿,女,1个月,喂养困难。该患儿有何 MRI 表现(第三~八幅图)?
4. 该患儿的最终诊断是什么?

诊断：甲状舌管囊肿

1. 直径约1cm的球形囊性实性皮下肿块，其内无血流影。鉴别诊断考虑皮样囊肿、甲状舌管囊肿（尤其是曾感染者）、甲状腺残余、鳃弓残余囊肿。
2. 术前应行甲状腺超声以确定患儿有正常甲状腺。
3. 舌底囊性肿块，由该囊肿至甲状腺水平见索带状结构。
4. 永存甲状舌管并囊肿，囊肿位于舌内，紧邻盲孔下方。

参考文献

Moore KM: *The developing human*, ed 2, Philadelphia, 1977, Saunders, pp 160-180.

Barkovich AJ, Moore KR, Jones BV, et al, editors: *Diagnostic imaging: neuroradiology*, Salt Lake City, 2007, Amirsys, II 4:18-21.

相关参考文献

Blickman JG, Parker BR, Barnes PD: *Pediatric radiology—the requisites*, ed 3, Philadelphia, 2009, Mosby, pp 309-311.

点 评

甲状腺的发育始于胚胎第4周，是位于舌底的、舌近端1/3（源于第3鳃弓）与远端2/3（源于第1鳃弓）交界处的一个陷凹。随着胎儿的长大，该陷凹逐渐加深，形成位于中线的甲状舌管，发育中的甲状腺位于该管的远端。最后，甲状舌管向下通过舌底，然后向前走行，再经过舌骨的上方及前面，最后达甲状软骨及环状软骨前方。迅速增大的双叶甲状腺在第7周末于下颈部就位；此时，其上方之甲状舌管常已消失，仅在舌部永存一凹状遗迹——盲孔，偶可表现为自甲状腺峡部向上突出的甲状腺锥状叶。然而甲状舌管残余可永存为位于其走行路径中任何位置的囊肿。类似地，甲状腺残余亦可表现为实性肿块。

甲状舌管走行路径复杂，使得难以对其进行影像学检查。超声易于检查位于颈前部的甲状舌管囊肿，但可能不易检查位于舌底的囊肿或肿块，此时，可能需要行CT或MRI检查。有些病例，其整个甲状腺在下降过程中均被阻滞，其颈部肿块可能实际上为其全部甲状腺组织。因此，手术前必须行超声检查以确定甲状腺的形态正常。如甲状腺组织不在其正常位置，则须行核医学甲状腺扫描以确定其存在及部位。

由于甲状舌管跨第2、3、4鳃弓区域，故舌底或颈前区肿块的鉴别诊断应包括上述结构的囊性残余。这些结构一般都偏离中线，且更靠近侧方。

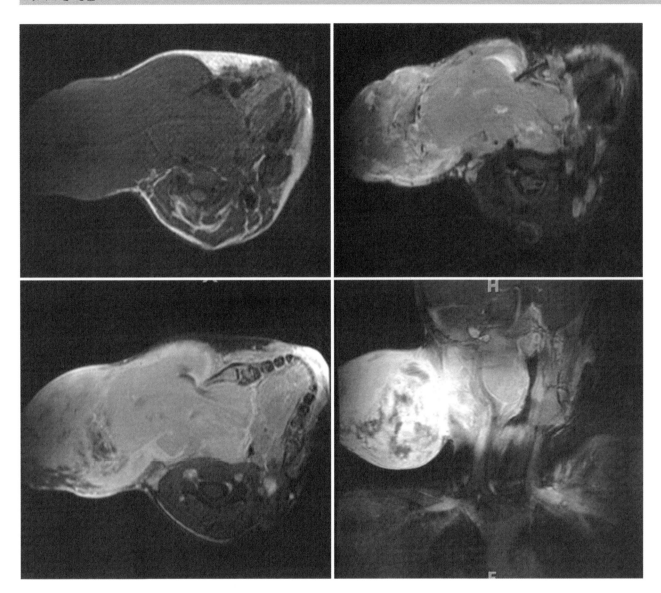

1. 患儿，男，8 岁，有何 MRI 表现？
2. 有何鉴别诊断？
3. 横纹肌肉瘤有哪些细胞类型？
4. 本病预后如何？

诊断：横纹肌肉瘤

1. 右颈部一巨大的外生性肿块、左颈部淋巴结增大。

2. 原发性肿瘤如横纹肌肉瘤、尤因肉瘤、外周神经外胚层肿瘤或其他少见的肉瘤（淋巴瘤可能性不大）。

3. 胚胎型、葡萄簇状型（胚胎型的变异型）、小泡型、未分化型。

4. 根据其部位、细胞类型以及分期的不同，横纹肌肉瘤的预后差异很大。通过化疗、手术和放疗等联合治疗，病灶局限的横纹肌肉瘤患者的 5 年存活率达 85%。

参考文献

Arndt CAS, Crist WM: Common musculoskeletal tumor of childhood and adolescence, *N Engl J Med* 341:342-352, 1999.

相关参考文献

Blickman JG, Parker BR, Barnes PD: *Pediatric radiology— the requisites*, ed 3, Philadelphia, 2009, Moby, pp 325-338.

点　评

横纹肌肉瘤是小儿最常见的软组织肉瘤。本病的命名（rhabdomyosarcoma）源于希腊语"rhabdo"和"myo"，分别意为"杆状的"及"肌肉"。肿瘤起于原始肌细胞，肿瘤细胞内常有结蛋白、波形蛋白、肌红蛋白、肌动蛋白、转录因子 myoD 以及已分化的肌细胞成分。本病在美国的发病率为每 100 万 15 岁以下的儿童中有 4~7 名儿童患病（每年约 250 例）。2/3 的患儿不到 10 岁，男、女患儿比例为 1.2：(1~1.4)，大部分病例为散发，病因不明。然而，有的患儿有家族癌症史，如骨肉瘤和横纹肌肉瘤可见于 Li-Fraumeni 综合征患儿，其一级亲属中有人于 45 岁前患有肾上腺皮质癌、乳腺癌或其他肿瘤。该综合征与抑癌基因 p53 突变有关。

原发性横纹肌肉瘤可发生于任何部位，但不会发生于骨。最常见的部位是头颈部（28%）、四肢（24%）、泌尿生殖道（18%）。还有躯干（11%）、眼眶（7%）、腹膜后（6%）、其他部位（<3%）。葡萄簇状型（胚胎型的变异型）横纹肌肉瘤起于被覆黏膜的空腔结构，如膀胱、阴道、鼻咽、中耳等。位于四肢者多为小泡型。肿瘤主要转移至肺、骨髓、骨、淋巴结、乳腺、脑。

本例患者为一名不幸的男孩，本次 MRI 检查前 3 个月被发现其颈部一鸡蛋大小的肿块，抗生素治疗无效，1 个月后活检证实为胚胎型横纹肌肉瘤。该肿块生长迅速。其家人为他寻求了数种疗法，最初是用草药治疗。该患儿未经任何常规治疗，于 MRI 检查 8 个月后在家中死亡。

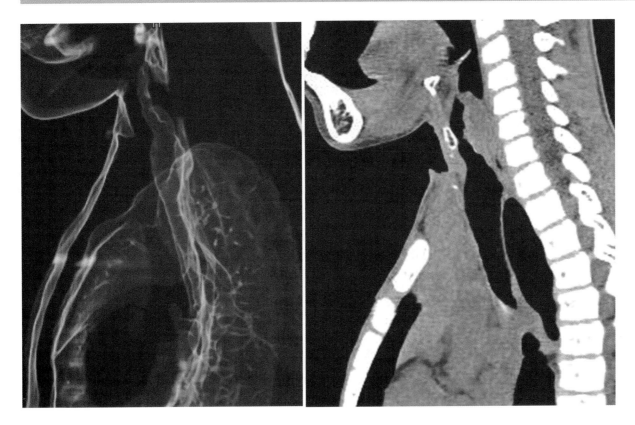

1. 患儿，男，11 岁，喘鸣，有长期气管造口史。该患儿有何影像学表现？
2. 本例的诊断是什么？
3. 为什么与成人相比，气道梗阻对小儿的危害更大？
4. 最常见的喉部畸形是什么？

诊断：声门下狭窄

1. 由轴位薄层 CT 平扫图像重建而来的三维模拟支气管镜图像显示声门下气道狭窄、轮廓不规则。相同部位二维矢状位重建图像显示软组织密度增高，可能为肉芽组织，该病灶引起声门下气管狭窄。
2. 本例的诊断是声门下狭窄。
3. 小儿的腺样体、舌扁桃体、腭扁桃体均相对较大，故小儿的喉及气管明显小于成人，对于梗阻几无余地。声门水肿宽 1mm，气道即受阻 35%。声门下水肿宽 1mm，则气道受阻达 44%。另外，气流阻力与气道半径的 4 次方呈反比。因此，新生儿气管（半径约 2mm）向心性水肿 1mm，气流阻力增加 16 倍，导致明显的气道功能损害。
4. 喉软化、声带麻痹、先天性声门下狭窄是最常见的喉部畸形。

参考文献

Tekes A, Flax-Goldenberg R: Diagnostic imaging of the pediatric airway. Operative techniques in otolaryngology, *Head Neck Surg* 18(2):115-120, 2007.

相关参考文献

Blickman JG, Parker BR, Barnes PD: *Pediatric radiology—the requisites*, ed 3, Philadelphia, 2009, Mosby, pp 13-15.

点　评

声门下狭窄是婴儿和儿童气道梗阻最常见的病因之一，是婴幼儿喘鸣的第二常见病因，也是 1 岁以下婴幼儿最常见的需行气管造口术的喉气管畸形，还是新生儿气管内插管最常见的严重远期并发症。声门下狭窄可分为先天性和获得性。正常声门下腔直径在足月儿为 4.5～5.5mm，在早产儿约为 3.5mm。足月儿声门下腔直径≤4mm、早产儿≤3mm 可考虑为狭窄，符合声门下狭窄之诊断。如无其他明显的导致狭窄的原因，则考虑为先天性狭窄。先天性声门下狭窄是指患儿出生时喉腔即狭窄，与插管损伤或其他原因无关。如已行插管，则很难判断狭窄是先天性的还是获得性的。喉部先天畸形可导致呼吸窘迫，后者可能需

行插管治疗。尽管采用大小合适的导管进行气管内插管，局部还是可能会有炎症和瘢痕形成。因此，先天性声门下狭窄的真实发病率很难估计。大部分声门下狭窄均为获得性的，大多与气管内插管以及其他因素（如咽喉反流、感染以及相关的炎症反应）有关。气管内插管可能会压迫声门而引起损伤，而气管切开套管可能会引起气管或声门下的严重的吻合口狭窄。

X 线片或许是本病的首选检查方法；然而，薄层 CT 可更好地显示局部的解剖细节并可进行喉和气道的三维重建。CT 的扫描时间短，患儿无需插管或镇静即可完成检查，故 CT 较 MRI 更适于本病的检查。

获得性声门下狭窄可能会于气管内插管后数年才出现。手术矫正声门下狭窄的目标是在充分扩大管腔的同时保留音质以及保护气道。术前全面评估并根据病变的严重程度和部位做相应的修复是成功治疗的保证。

本病的鉴别诊断很广泛，包括（但不仅限于）：气管软化、喉软化、喉裂、血管压迫、畸胎瘤、血管畸形（如血管瘤、淋巴管畸形）、复发性呼吸系乳头状瘤病。

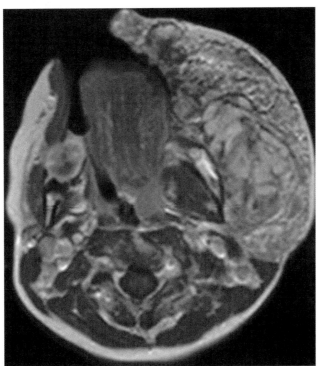

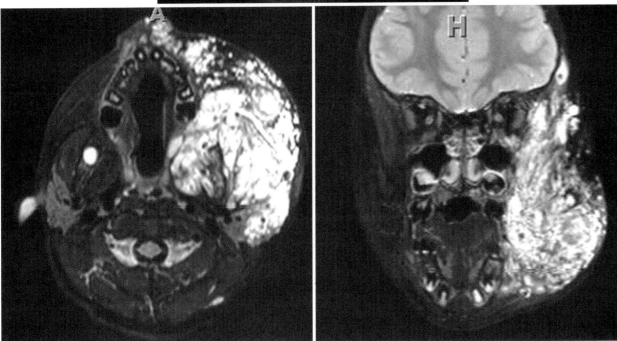

1. 本例有何影像学表现?

2. 本例的诊断是什么?

3. Mulliken 和 Glowacki 于 1982 年对血管异常设立了一套分型系统。国际脉管性疾病研究学会（International Society for the Study of Vascular Anomalies，ISSVA）是何时采纳此分型系统的?

4. 本例的鉴别诊断有哪些?

病例 64

诊断：静脉畸形

1. 左面部一巨大肿块，内见 T2 高信号、有强化的、蔓行管状影，该肿块累及皮下脂肪，进入咀嚼肌间隙及左颞颌关节间隙内。
2. 静脉畸形。
3. 1996 年于意大利罗马召开的 ISSVA 第 11 次会议。
4. 本例的鉴别诊断有血管瘤和淋巴管畸形。血管瘤为软组织肿块，其实质内可见动脉血流，而静脉畸形无任何动脉血流。静脉畸形的典型表现为管状蔓行 T2 高信号影，明显强化；而淋巴管畸形一般为囊性病变，虽亦为 T2 高信号，但除囊壁或分隔外，其余均无强化。

参考文献

Mulliken JB, Fishman SJ, Burrows PE: Vascular anomalies, *Curr Probl Surg* 37(8):517-584, 2000.

相关参考文献

Blickman JG, Parker BR, Barnes PD: *Pediatric radiology—the requisites*, ed 3, Philadelphia, 2009, Mosby, pp 314-315.

点　评

静脉畸形属于血管畸形，而血管畸形是血管的先天畸形而非真性肿瘤。

1982 年，Mulliken 和 Glowacki 在其里程碑式的论文中提出了根据生物学和病理学特征对血管异常进行分型的方法。该分型澄清了过去 200 年对血管异常的误解和误称。该分型将血管异常分为两大类：血管瘤（真性血管性肿瘤）和血管畸形（包括静脉畸形、淋巴管畸形、毛细血管畸形、混合性静脉淋巴管畸形、动静脉畸形、动静脉瘘）。

静脉畸形是小静脉和大静脉的发育异常，一般可表现为痛性软组织肿块，有时呈淡蓝色。静脉畸形可能会出血，导致外观受损。静脉畸形常于出生时即获诊，但亦可于任何年龄才比较明显。畸形的静脉可能会由于出血或在激素的作用下而突然扩张。

本病于 X 线片可能会表现为软组织肿块。本病一般不采用 CT 检查。超声图像可显示混杂回声病灶，内见低回声管状结构缠结。彩色多普勒超声检查无动脉血流显示。静脉畸形于 MRI 图像呈管状蔓行 T2 高信号病灶。增强扫描时，病灶明显强化；如病灶内有钙化灶，可表现为无信号影（静脉石）。静脉畸形呈浸润性生长，跨多个软组织平面，累及皮下脂肪、骨、神经血管束甚至内脏。监测本病首选 MRI，而超声一般用于排除治疗后深部静脉血栓形成。

本病的鉴别诊断包括血管瘤和淋巴管畸形。血管瘤为软组织肿块，实质内可见动脉血流，而静脉畸形内不含任何动脉血流。静脉畸形一般呈管状蔓行 T2 高信号影，为有显著强化的肿块，而淋巴管畸形一般为囊性病变，虽呈 T2 高信号影，但除囊壁或分隔外，其余均无强化。

阿司匹林或可用于预防血栓形成。推荐患儿着弹力紧身服。本病的主要治疗手段是经皮硬化治疗，如全身麻醉下在 X 线透视或超声引导下向病灶内直接注射乙醇或其他硬化剂。血管畸形经皮治疗可能的并发症有皮肤坏死、神经损伤、肢体肿胀、肌肉萎缩、深静脉血栓形成。本病常为终生性疾患，其治疗目标为减轻症状而非消除病变。多学科合作有助于对本病病例的合理诊断、处理以及治疗。

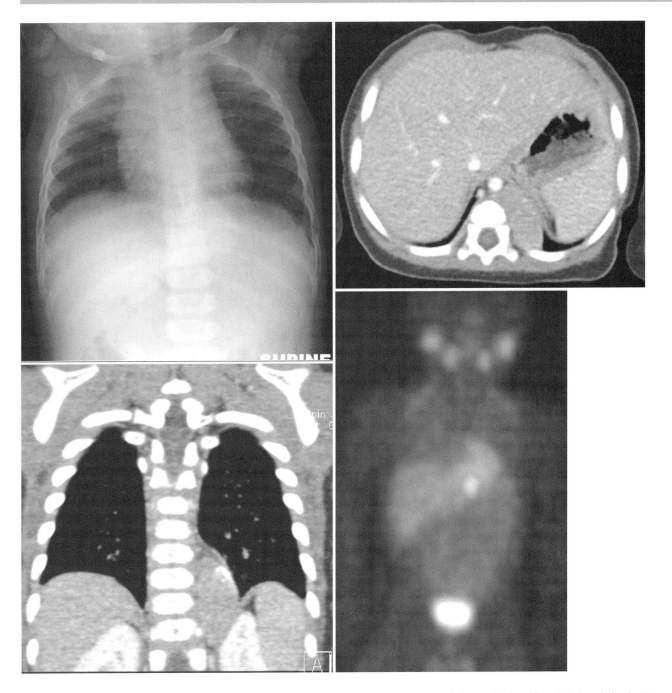

1. 患儿，7个月，以难治性腹泻到急诊科就诊，摄胸部及腹部X线片。胸部X线片（第一幅图）有何表现？

2. 在本年龄段，该胸部X线片表现的鉴别诊断有哪些？

3. CT图像（第二、三幅图）有何表现？

4. 间碘苯甲胍（metaiodobenzylguanidine，MIBG）扫描（第四幅图）有何表现？

诊断：脊柱旁后纵隔神经母细胞瘤

1. 左脊柱旁线外移。
2. 感染、神经管原肠囊肿、脑脊膜膨出、肺隔离症、神经源性肿瘤（神经纤维瘤、神经母细胞瘤、神经节瘤）或左肾上腺肿瘤（腺瘤、神经母细胞瘤）。（腹泻可能是由循环内高浓度的儿茶酚胺所致，故该患儿患神经母细胞瘤的可能性较大。）
3. 横膈上脊柱旁实性肿块，可见钙化，未累及肾上腺。
4. 左脊柱旁区域摄取增加，而该处本应无生理性摄取。

参考文献

Kuhn JP, Slovis TL, Haller JO: *Caffey's pediatric diagnostic imaging*, ed 10, Philadelphia, 2004, Mosby, pp 1210-1215.

相关参考文献

Blickman JG, Parker BR, Barnes PD: *Pediatric radiology— the requisites*, ed 3, Philadelphia, 2009, Mosby, pp 43-45, 143-144.

点　评

　　神经母细胞瘤可位于沿副交感神经链的任何部位。16％的神经母细胞瘤位于胸部（几乎全部位于后纵隔），其中40％可见钙化。侵及硬膜外者达20％，其中包括部分无症状的患者。肿瘤可能会沿脊柱向两端蔓延并穿过膈脚后间隙。然而，与腹部神经母细胞瘤相比，胸部神经母细胞瘤患儿常较小且处于较早期，故预后也较好。

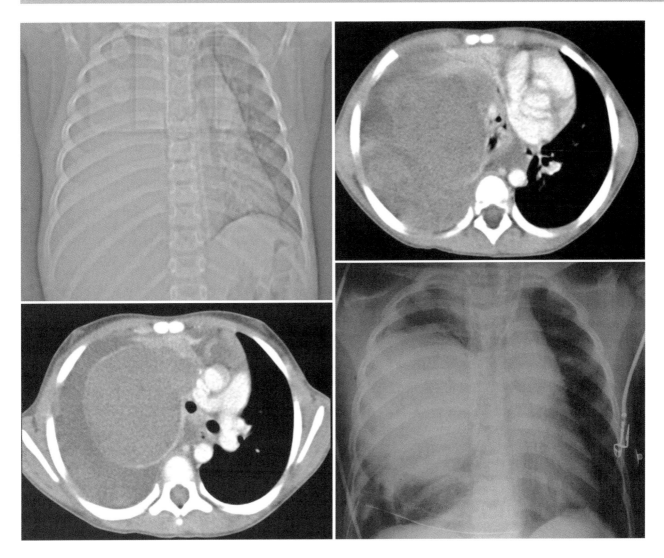

1. 患儿，女，3 岁半，劳力性呼吸困难 1 周。第一～三幅图有何表现？

2. 于插入胸部导管后摄片（第四幅图）。现在表现如何？

3. 本例有哪些鉴别诊断？

诊断：胸膜肺母细胞瘤

1. 一囊实性肿瘤将正常的右肺向内侧挤压并使之移位。
2. 胸腔积液已排出，右肺一巨大的圆形肿块。
3. 囊性腺瘤样畸形、肺脓肿、错构瘤、恶性间叶组织肿瘤、肺实质内支气管源性囊肿。

参考文献

Kuhn JP, Slovis TL, Haller JO: *Caffey's pediatric diagnostic imaging*, ed 10, Philadelphia, 2004, Mosby, pp 1134-1137.

Priest JR, McDermott MB, Bhatia S, et al: Pleuropulmonary blastoma: a clinicopathologic study of 50 cases, *Cancer* 80(1):147-161, 1997.

相关参考文献

Blickman JG, Parker BR, Barnes PD: *Pediatric radiology—the requisites*, ed 3, Philadelphia, 2009, Mosby, p 38.

点 评

胚胎的多能中胚层生发软骨、骨骼与平滑肌、纤维组织。但如其永存于成熟婴儿，则是恶性肿瘤之源。这些恶性肿瘤是根据其主要的组织学成分命名的，但其放射学表现却相似。间叶组织可见于其他部位均为良性的发育性囊肿（如支气管源性囊肿、囊性腺瘤样畸形、先天性肺囊肿、囊性错构瘤）。临床认为，一些病例的囊肿恶变即由这些间叶组织所致。胸膜肺母细胞瘤是该类肿瘤中最常见的代表性肿瘤。与成人的同名肿瘤不同，小儿胸膜肺母细胞瘤的上皮成分为良性，其恶性成分具有肉瘤和胚细胞瘤的特征。

本病可分为 3 个亚型。Ⅰ型完全为囊性，见于小婴儿。Ⅱ型（囊实性）、Ⅲ型（完全实性）发病年龄较晚，但几乎全在 5 岁以下。Ⅰ型预后稍好。

本病可以被认为是与肾母细胞瘤（Wilms 瘤）、神经母细胞瘤、肝母细胞瘤相似但发育不良的肿瘤。

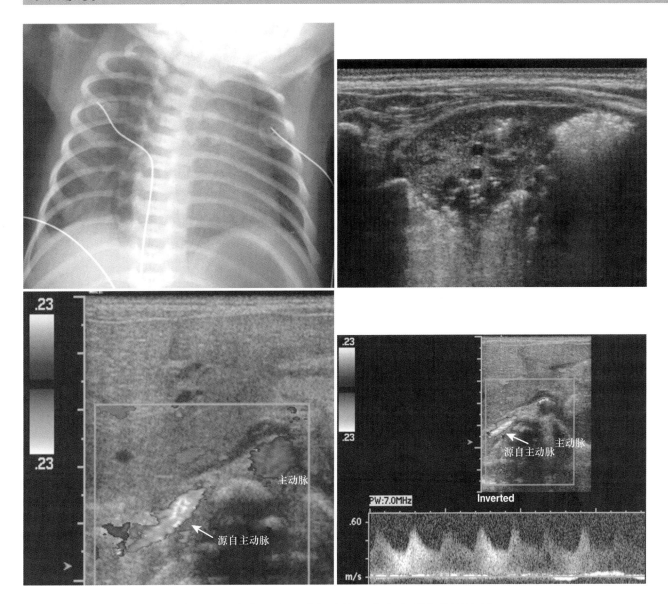

1. 根据此胸部 X 线片，如该患儿于宫内即发现肺部肿块，应考虑哪些鉴别诊断？
2. 病变的部位对于鉴别诊断有无帮助？
3. 请说出本病的两个主要类型。
4. 本例病灶之静脉似回流至下腔静脉。本例属于哪一型？

诊断：肺隔离症

1. 肺隔离症、先天性囊性腺瘤样畸形（congenital cystic adenomatoid malformation，CCAM）、支气管源性囊肿。
2. 是的，肺隔离症常发生于肺下叶。
3. 叶内型、叶外型。
4. 叶外型。超声见病变内小囊影提示本例可能有CCAM成分。

参考文献

Patterson A: Imaging evaluation of congenital lung abnormalities in infants and children, *Radiol Clin North Am* 43(2):303-323, 2005.

相关参考文献

Blickman JG, Parker BR, Barnes PD: *Pediatric radiology—the requisites*, ed 3, Philadelphia, 2009, Mosby, pp 25-26.

点　评

　　肺隔离症常于影像学检查表现为一无症状的肿块或于产前为胎儿超声所发现（如本例）。肿块常位于肺下叶，左侧较多见。少数病变位于横膈下者，称为肺外型肺隔离症。病变常为实性，无含气肺泡，不与支气管相通。

　　综合胸部 X 线片、超声图像、CT 图像或 MRI 图像，常可诊断本病。诊断本病的关键是确定病变部位的血供。

　　肺隔离症有其特征性的血供和胸膜被覆。一粗大的体循环动脉（常起于主动脉）为病变部位供血，其静脉可回流至肺静脉系统（叶内型，占 75%）或体静脉系统（叶外型，占 25%）。本病的静脉回流可有些变异。叶外型肺隔离症有单独的胸膜被覆；该型较常伴有其他畸形，如膈疝、心脏病、CCAM 等。叶内型肺隔离症据认为更易受感染，因为病灶可能与邻近肺组织（通过 Kohn 孔）、邻近支气管或前肠相通。有人可能会赞成对部分病例进行观察随访，但在美国，大部分肺隔离症均因其有感染的风险（或曾感染）而被切除肿块。

　　本例患儿之肿块被择期切除后，发现其内含有CCAM 成分以及异常的动静脉血供及引流。这种肺隔离症合并 CCAM 的情况并不少见。

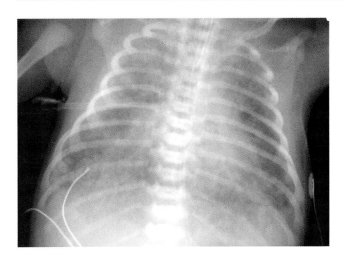

1. 根据该新生儿胸部 X 线片，有哪些鉴别诊断？

2. 该患儿是否可能患有肺泡表面活性物质缺乏症？为什么？

3. 根据本病的早期表现，您会如何报告患儿的病理生理状态？

4. 本病的结局如何？

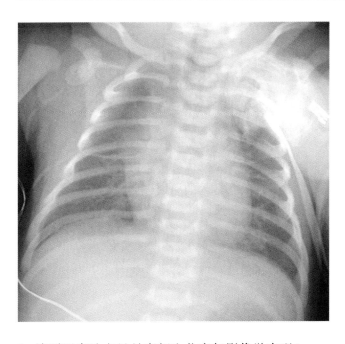

1. 该呼吸窘迫之足月产新生儿有何影像学表现？

2. 有哪些鉴别诊断？

3. 如出生后第 2 天之胸部 X 线片正常，最可能的诊断是什么？

4. 本病的自然史如何？

病例 68

诊断：胎粪吸入综合征

1. 胎粪吸入综合征、B群链球菌性肺炎（不太可能）。
2. 是的。与早产儿不同，该患儿缺乏表面活性物质是因为胎粪可耗尽足月产患儿或过期产患儿的表面活性物质。
3. 气道被颗粒物（胎粪）部分和（或）完全性阻塞。
4. 大部分患儿不会遗留严重的后遗症；但患儿在以后的儿童期内患反应性气道病的比例高于对照组。

参考文献

Taussig LM, Landau LI: *Pediatric respiratory medicine*, ed 2, Philadelphia, 2008, Mosby.

相关参考文献

Blickman JG, Parker BR, Barnes PD: *Pediatric radiology—the requisites*, ed 3, Philadelphia, 2009, Mosby, pp 30-31.

点 评

胎粪吸入综合征是足月或过期产患儿呼吸窘迫最常见的原因，是由产前、产程中或于产后立即吸入胎粪所致。对于新生儿学医生而言，诊断本病可能很容易，但对于放射科医生而言，当临床资料不全时，还须考虑其他原因。胎粪吸入最开始引起的是肺不张合并肺过度充气的矛盾表现，两者均为不同程度的支气管及细支气管阻塞的表现。表面活性物质被胎粪成分（尤其是游离脂肪酸）耗尽，亦导致肺不张。上述机制导致了本病典型的放射学表现：双肺膨胀伴弥漫性斑片影（肺不张）。本病较晚期的放射学表现更多反映的是化学性肺炎和持续性肺动脉高压。气体逸入纵隔、胸膜腔或心包可能会继发于气压性损伤以及胎粪颗粒吸入本身导致的气道梗阻。本病常采用一般性的呼吸支持以及给予表面活性物质的疗法。不推荐常规使用抗生素，但如继发细菌性肺炎，则可能需要使用。最严重的患儿有时需行体外膜式氧合治疗。

病例 69

诊断：新生儿暂时性呼吸急促

1. 轻度充气过度、间质影明显、叶间裂积液、右侧胸腔可能有少量积液。
2. 新生儿暂时性呼吸急促（transient tachypnea of the newborn，TTN）、少许胎粪吸入、新生儿肺炎。
3. TTN。
4. 患儿可能需要吸氧，但一般于1～2天内恢复正常。

参考文献

Kuhn JP, Slovis TL, Haller JO: *Caffey's pediatric diagnostic imaging*, ed 10, Philadelphia, 2004, Mosby, pp 72-73.

相关参考文献

Blickman JG, Parker BR, Barnes PD: *Pediatric radiology—the requisites*, ed 3, Philadelphia, 2009, Mosby, p 30.

点 评

TTN是由于出生后胎儿肺液仍然潴留于肺内所致。本病亦称为湿肺综合征，其临床表现为呼吸急促，不需或仅需少量吸氧。患儿常有产程过长、剖宫产（25%）、孕母妊娠哮喘或糖尿病史。正常情况下，肺液通过毛细血管、淋巴管吸收以及经气管排出。有的病例，肺液吸收延迟的原因很明显。患儿及其孕母可能有β肾上腺能反应性下降的遗传倾向。随访4～5年后发现，TTN患儿的哮喘和特应性变态反应的发生率较高。

本病的放射学表现有轻度充气过度，肺泡、间质腔和（或）胸腔积液。

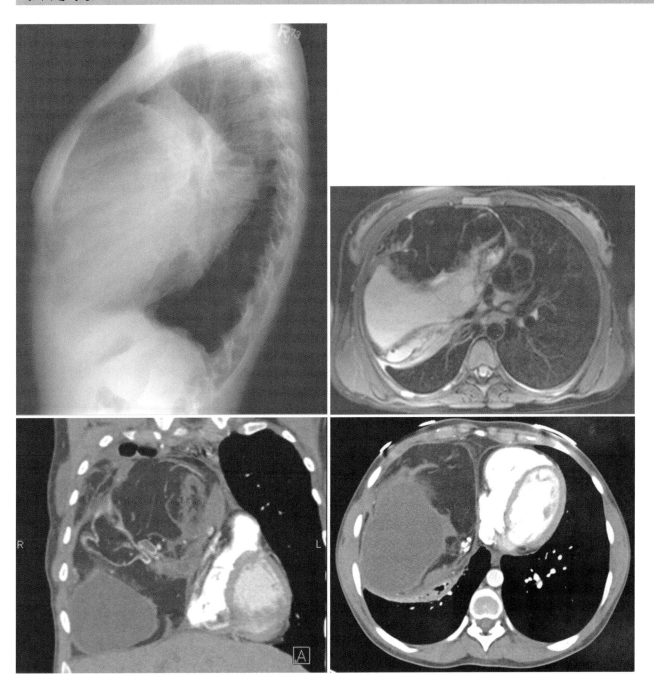

1. 该青少年患儿有何影像学表现?

2. 鉴别诊断有哪些?

3. 本肿瘤有恶性的吗?

4. 本病应如何治疗?

诊断：纵隔畸胎瘤

1. CT、MRI 图像示前纵隔一巨大肿块，内含钙化、脂肪及囊性成分。
2. 前述肿块成分使得畸胎瘤（一种生殖细胞肿瘤）成为本例唯一的诊断。前纵隔的其他肿块有：淋巴瘤、胸腺瘤、异位甲状腺。
3. 有。
4. 如为良性，单纯切除即可。

参考文献

Sellke FW, editor: *Sabiston and Spencer surgery of the chest*, Philadelphia, 2005, Saunders.

相关参考文献

Blickman JG, Parker BR, Barnes PD: *Pediatric radiology—the requisites*, ed 3, Philadelphia, 2009, Mosby, p 40.

点　评

确定纵隔肿瘤的发生部位可帮助临床上缩小鉴别诊断的范围。纵隔可分为三部分：前纵隔、中纵隔以及后纵隔。前纵隔最常见的肿块有畸胎瘤、其他类型的生殖细胞肿瘤、淋巴瘤、胸腺瘤、胸骨下甲状腺。纵隔是性腺外生殖细胞肿瘤最好发的部位。生殖细胞肿瘤可为良性或恶性。含有由至少两种原生殖细胞层（共三种）生发而来的组织的良性肿瘤称为畸胎瘤。畸胎瘤的发生机制有多种学说。有的认为畸胎瘤起于第三鳃裂或鳃囊区域的细胞；有的认为起于全潜能细胞；还有的认为起于胚胎发育过程中，沿尿生殖嵴分布的、未能移行至性腺的生殖细胞巢。

纵隔畸胎瘤可生长至极为巨大；在年长儿童和成人可无症状。在较小的患者中，较常见由于占位效应（尤其是压迫气管和支气管）所致的症状。

畸胎瘤可分为三型：成熟型、不成熟型、恶性畸胎瘤。成熟型为良性，占全部畸胎瘤的 85%，本例即为成熟型。不成熟型含有成熟的上皮和结缔组织以及不成熟的神经外胚层和间充质成分。该型可为含有钙化、毛发、皮脂成分的囊性畸胎瘤。临床上将恶性畸胎瘤按其恶性成分进行分类，分为非精原细胞瘤性生殖细胞型、腺癌或鳞状细胞癌型、间充质型或肉瘤型（或两者混合型）。

目前尚无影像学方法对区分三型畸胎瘤有绝对把握。恶性畸胎瘤往往边界不清，侵犯邻近结构。血清标记物（如甲胎蛋白、β-人绒毛膜促性腺激素、乳酸脱氢酶）浓度可能会升高。监测这些标记物可用于监测肿瘤对治疗的反应。对后两型畸胎瘤的治疗常联合采用手术、化疗、放疗。

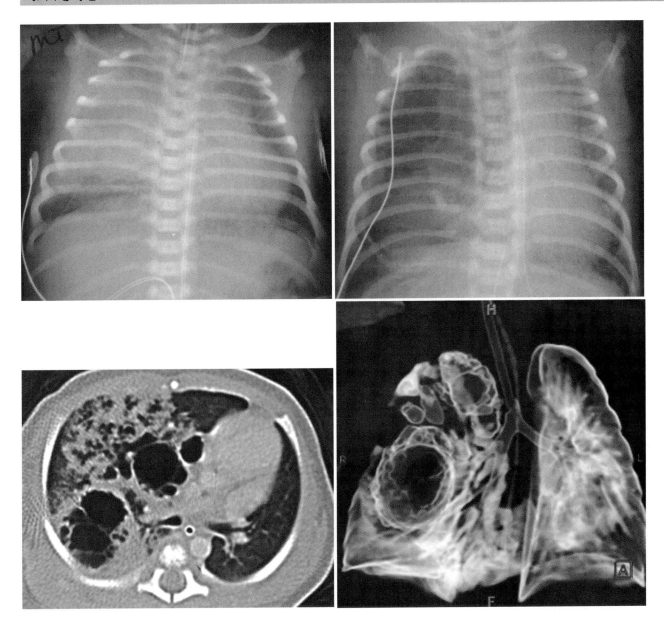

1. 该新生儿有何影像学表现？最可能的诊断是什么？
2. 本病与肺隔离症有何区别？
3. 本病的哪一型与其他先天畸形有关？
4. 是否应静脉注射造影剂行 CT 增强扫描？为什么？

诊断：先天性囊性腺瘤样畸形

1. 正位胸部 X 线片示右中上肺一巨大的囊实性肿块。轴位 CT 及冠状位重建图像进一步显示病变内有多个大小不等的囊肿。

2. 先天性囊性腺瘤样畸形（CCAM）一般不与体循环动脉相通，没有好发的肺叶，且含气。肺隔离症与（体循环）动脉相通，好发于左肺下叶，一般不含气。

3. 50％的 II 型 CCAM 患者伴有其他先天畸形（骨骼、肠道、肾、心脏）。

4. 是的。如考虑可能为 CCAM 时，须静脉注射造影剂行 CT 增强扫描以排除体循环供血（排除肺隔离症）。

参考文献

Swischuk LE: *Imaging of the newborn, infant and young child*, ed 5, Philadelphia, 2004, Lippincott Williams & Wilkins, pp 86-88.

相关参考文献

Blickman JG, Parker BR, Barnes PD: *Pediatric radiology— the requisites*, ed 3, Philadelphia, 2009, Mosby, pp 24-25.

点　评

CCAM 是一种较为少见的肺部先天畸形，常于产前被超声发现。部分病例的病灶于出生前即消退。本病的影像学表现取决于病变的囊的大小以及囊内有无液体。病变多为单发，一般与支气管树相通，早期即含气。CCAM 常位于一侧肺，无好发的肺叶。50％的病例为 I 型，含有一个或多个大囊（2～10cm）。40％为 II 型，含有无数大小一致的小囊。50％的 II 型 CCAM 患者有其他先天畸形，包括肾、骨骼、心脏和肠道的畸形。最少见的是 III 型（＜10％），看似实性，实则含有微囊。超声和 CT 图像可进一步观察囊的大小。CCAM 可能会导致感染，故对有症状者推荐手术切除病灶。另外，本病还有很小的恶变的风险（横纹肌肉瘤）；故许多临床医生认为，即使是无症状的 CCAM，也应手术切除病灶。本病的鉴别诊断包括：肺隔离症（体循环供血、常位于左肺下叶）、先天性膈疝、坏死性肺炎。

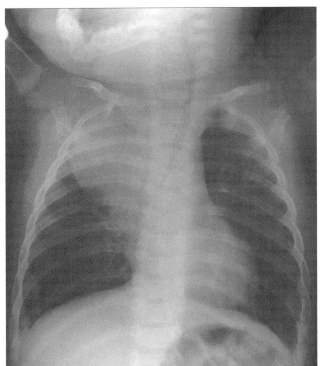

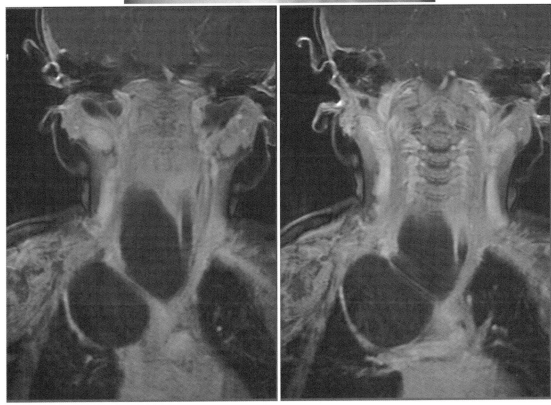

1. 此呼吸窘迫患儿于正位胸部 X 线片及 MRI 冠状位 T1WI 增强扫描图像上有何影像学表现？最可能的诊断是什么？

2. 前肠重复畸形囊肿有哪些类型？

3. 如胸部 X 线片示一边界清楚、边缘光滑的软组织密度肿块，则有哪些鉴别诊断？

4. 胸部 X 线片可显示支气管源性囊肿的哪些并发症？

诊断：支气管源性囊肿

1. 正位胸部 X 线片示右肺上叶一边界清楚、边缘光滑的软组织密度肿块。T1WI 增强扫描图像示右侧气管旁区一边界清楚的薄壁囊性结构，符合支气管源性囊肿。
2. 支气管源性囊肿、肠囊肿、神经管原肠囊肿。
3. 含液的支气管源性囊肿、球形肺炎、先天性囊性腺瘤样畸形（CCAM）、神经源性肿瘤。
4. 占位效应以及气道受压。

参考文献

Effmann EL: Anomalies of the lung. In Kuhn JP, Slovis TL, Haller JO, editors: *Caffey's pediatric diagnostic imaging*, ed 10, Philadelphia, 2004, Mosby, pp 904-905.

相关参考文献

Blickman JG, Parker BR, Barnes PD: *Pediatric radiology—the requisites*, ed 3, Philadelphia, 2009, Mosby, pp 23-24.

点　评

支气管源性囊肿是前肠重复畸形囊肿的一种，是一种发育异常，可能由气道分支异常所致。囊肿最常位于纵隔（85%），但亦可位于肺内甚至颈部或心包。肺内支气管源性囊肿偶可于产前获诊。囊肿常与支气管树相通，约 2/3 的囊肿含气。纵隔内支气管源性囊肿在 X 线片表现为一气管旁或隆突下的边界清楚的肿块。肺内支气管源性囊肿常位于肺的内侧 1/3，下叶多见。囊肿可能压迫气道或食管，婴幼儿可出现呼吸窘迫或喂养困难。含液囊肿的鉴别诊断包括：球形肺炎、肿瘤（神经源性肿瘤）、淋巴结肿大、包裹性胸腔积液。含气囊肿的鉴别诊断包括：CCAM、肺膨出、肺脓肿、空洞结节。

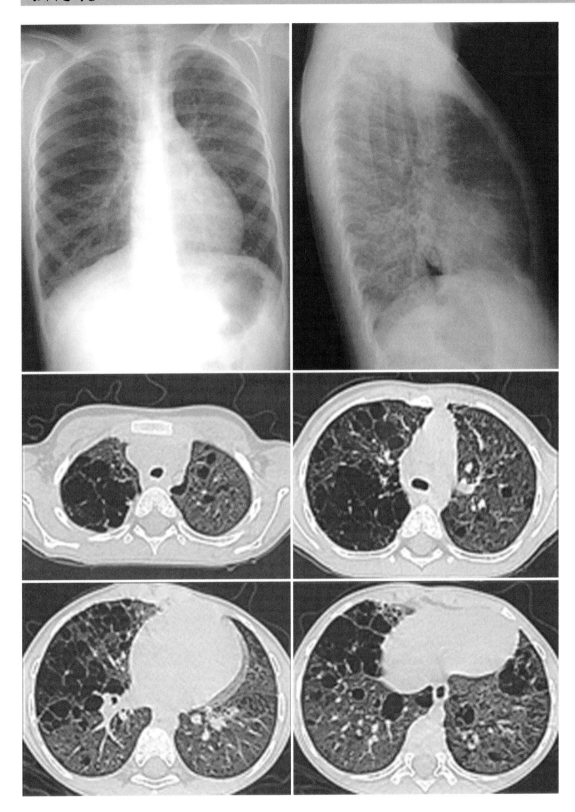

1. 本例的诊断是什么?
2. 本病最常累及什么组织?
3. 本病最常累及哪些骨外组织?
4. 本病最常见的肺部表现有哪些?

诊断：朗格汉斯细胞组织细胞增生症

1. 朗格汉斯细胞组织细胞增生症（Langerhans cell histiocytosis，LCH）。
2. 骨骼系统。
3. 皮肤、中枢神经系统、肝、脾、肺、淋巴结、软组织、骨髓。
4. 本病的早期表现为弥漫性间质性病变，后进展形成蜂窝肺及大的囊肿。

参考文献

Schmidt S, Eich G, Geoffray A, et al: Extraosseous Langerhans cell histiocytosis in children, *Radiographics* 28:707-726, 2008.

相关参考文献

Blickman JG, Parker BR, Barnes PD: *Pediatric radiology—the requisites*, ed 3, Philadelphia, 2009, Mosby, pp 39-40.

点 评

　　LCH 最常累及骨，骨外病变较少见。本病累及的骨外组织有：皮肤（55%）、中枢神经系统（35%）、肝胆系统和脾（32%）、肺（26%）、淋巴结（26%）、软组织（26%）、骨髓（19%）、涎腺（6%）、消化道（6%）。约 10% LCH 患者累及肺部，其典型表现为直径 1~10mm 的小结节，肺上叶稍多见，常见空洞形成。自发性气胸可见于约 10% 的患者，患者可能因此就诊。肺部病变可保持稳定，亦可迅速进展。

　　本病的早期胸部 X 线片可能会显示双肺对称分布的弥漫性间质性改变，其特点为由小结节和薄壁囊肿构成的网格结节影。随着疾病的进展，胸部 X 线片表现逐渐演化为蜂窝状。

　　薄层 CT 扫描对于诊断和随访肺 LCH 很有价值。双肺多发小结节伴早期结节空洞形成或伴多发性囊壁厚薄不均的囊肿（主要见于肺上叶、肺中叶，少累及肋膈角区）高度提示 LCH。

　　本病初诊的高峰年龄为 1~3 岁，但可发生于任何年龄。男孩较多见。

　　中枢神经系统 LCH 常累及垂体柄，患儿表现为尿崩。乳突气房亦可被累及，患儿听力丧失。

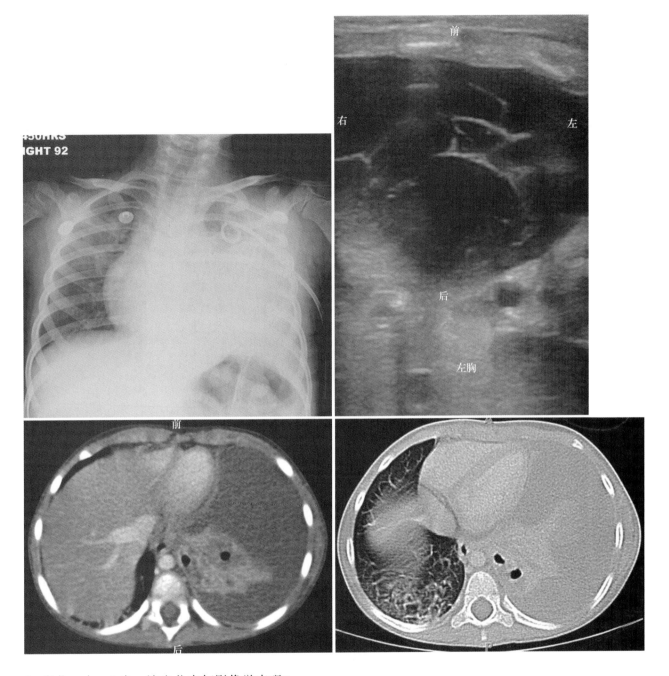

1. 患儿，女，8 岁。该患儿有何影像学表现？

2. 本例的诊断是什么？

3. 超声在胸腔积液的定性方面优于 CT。此说法是否正确？

4. 试述本病的 3 个阶段。

诊断：肺炎并脓胸

1. X线片示左侧胸腔几乎全部浊化，纵隔、气管向右侧移位（说明造成浊化的病变可引起胸腔容积增加）。超声示左侧分房包裹性胸腔积液。CT图像于高密度的左肺下叶内似见肺膨出影，左侧胸膜可见强化。

2. 本例诊断：左肺下叶炎性浸润并肺膨出及邻近胸腔积液。（由于有肺部炎性浸润及肺气囊，故考虑该积液为脓胸。）

3. 正确。

4. 本病的三个阶段：①渗出期：富含蛋白质的胸腔积液可自由流动；②纤维蛋白溶解期：胸腔积液的黏度增高；③机化期：积液分房形成。

参考文献

Eastham KM, Freeman R, Kearns AM: Clinical features, etiology and outcome of empyema in children in the north east of England, *Thorax* 59:522-525, 2004.

相关参考文献

Blickman JG, Parker BR, Barnes PD: *Pediatric radiology—the requisites*, ed 3, Philadelphia, 2009, Mosby, pp 32-35.

点　评

脓胸是指胸膜腔内积脓，临床发病率较高。脓胸是一种渗出性积液，其pH值<7.2，乳酸脱氢酶浓度>1000mg/dl。大部分小儿脓胸继发于急性细菌性肺炎（最常见的是链球菌性肺炎），少数病例继发于病毒感染或结核。更少见的是由其他部位脓毒症播散而来，如脓毒性栓子、肺脓肿、膈下脓肿、肋骨骨髓炎、误吸的异物等。本病最常见的临床表现为持续发热及脓毒症、呼吸窘迫、在应用抗生素治疗肺炎情况下的C反应蛋白水平仍持续升高。本病的影像学检查始于胸部X线片，根据病变的严重程度不同，其表现可从肺部炎性浸润伴胸腔积液（同侧肋膈角变钝）到一侧胸腔完全浊化。如积液很多，可见纵隔移位。超声对于鉴别渗出性和漏出性胸腔积液很有帮助：漏出液表现为无回声液体，而渗出液内含碎屑、分隔以及分房影。另外，超声还可用于引导引流。CT对于在足量抗生素治疗下及胸腔引流后仍呈进行性及持续性进展的病例有帮助。应静脉注射造影剂后行CT增强扫描以发现肺脓肿、肺浸润灶内的空洞性坏死、心包炎等。CT不应用于鉴别游离性与包裹性积液或漏出液与渗出液。胸膜一般可强化，有时可见胸膜钙化。前后位及卧位胸部X线片以及超声图像足以鉴别（游离性与包裹性积液及漏出液与渗出液）。

脓胸的治疗方法取决于脓液的多少以及症状的严重程度。一般而言，首选抗生素保守治疗。较严重的病例，可能需要胸腔引流及溶栓治疗、视频辅助下的胸腔镜手术治疗或开胸术治疗。免疫功能低下（如：人免疫缺陷病毒感染、移植术后、重症联合免疫缺陷）患儿更易患脓胸。

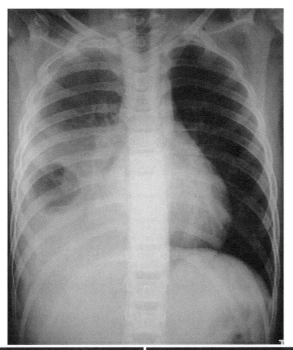

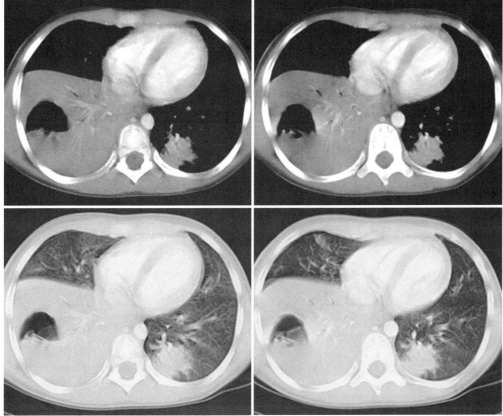

1. 该胸部 X 线片有何影像学表现？

2. 有何 CT 表现？

3. 最可能的诊断是什么？

4. 囊肿内结构的解剖关系是什么？

诊断：肺包虫囊肿

1. 右肺内见一含气囊肿，其底部浮有膜状物，邻近肺组织浸润，胸腔积液。
2. 肺内含气病变，可见蛇形征或漩涡征。
3. 肺包虫囊肿。
4. 囊肿破入支气管后萎陷的内层。

参考文献

Ramos G, Orduña A, García-Yuste M: Hydatid cyst of the lung: diagnosis and treatment, *World J Surg* 25:46-57, 2001.

点　评

　　肺包虫病是指肺的原发性或继发性细粒棘球绦虫感染。包虫病是一种人畜共患传染病，在世界一些地区流行，被认为是对人和动物健康的一大威胁。人是本病的中间宿主，通过食入受含有细粒棘球绦虫虫卵的终宿主（如狗）的粪便污染的食物而感染。食入的细粒棘球绦虫虫卵通过门腔静脉系统到达肝，通过体循环到达肺或其他器官。细粒棘球绦虫虫卵还可通过吸入和（或）淋巴系统直接进入肺部。细粒棘球绦虫于幼虫期在宿主器官内形成囊肿（棘球蚴囊），最常累及的器官是肝（50%～60%），其次是肺（10%～30%）。包虫囊肿可能会血行播散至几乎全身各处。

　　包虫囊肿可见于肺的任何部位，但以肺下叶较多见。完整的囊肿为液性，其底部可能会有小钩和头节的残余物。囊肿最小者仅数厘米，大者可充满一侧胸腔。X线片可能会显示一边界清楚的圆形软组织影。如囊肿破入支气管，囊内液体可能为气体取代。常见头节和萎陷的囊肿内层聚于囊肿底部，漂浮于残存的囊液之上。囊肿内层萎陷，可于CT图像上形成蛇形征和漩涡征。囊肿周围肺组织可有过敏性或炎性浸润或不张。偶见囊肿破入胸膜腔。大部分囊肿为单发，多发者远较单发者少见，可位于一侧或双侧。（对于肺包虫病患者）应采用超声或CT排除肝包虫囊肿。

　　除影像学检查外，血清学检查（IgG 酶联免疫吸附测定法、免疫电泳）亦有助于确诊。

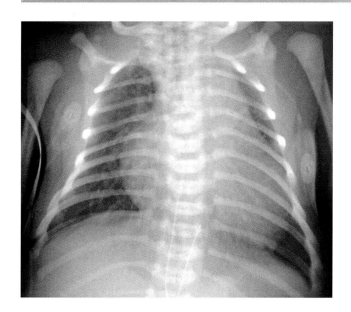

1. 足月产新生儿，出院后于第 3 天因心肺功能衰竭（cardiopulmonary collapse）再次入院，摄胸部 X 线片。该患儿因何种生理改变而再次入院？其影像学表现是什么？
2. 修补术的最终目标是什么？
3. 手术应于何时进行？
4. 现在，（除修补术外）另外的唯一的疗法是什么？

病例 76

诊断：左心发育不全综合征

1. 新生儿出生后，其肺血管阻力将如期下降至正常水平，使得动脉导管可以闭合。不幸的是，本例患儿主动脉、左心室、左心房都很小，且有主动脉瓣闭锁，故须依靠动脉导管为全身各系统供血。X线片示心影增大（反映右心室、右心房扩张）、肺动静脉过载（增粗）。

2. 使右心室成为体循环心室，通过新的主动脉泵血；为肺动脉提供低压血流；阻止氧合与去氧合血液在心内混合。

3. 现在、3~6个月、18个月~4岁。

4. 心脏移植。

参考文献

Sena L: Coarctation of the aorta and hypoplastic left heart, 2005: In Reid J, editor: *Pediatric radiology curriculum*, Cleveland, 2005, Cleveland Clinic Center for Online Medical Education and Training. Available from: https://www.cchs.net/pediatricradiology.

相关参考文献

Blickman JG, Parker BR, Barnes PD: *Pediatric radiology— the requisites*, ed 3, Philadelphia, 2009, Mosby, pp 56-57.

点　评

本例心脏畸形完全与胎儿阶段的特征一致，因其依赖于胎儿固有的高肺血管阻力、开放的卵圆孔、用以弥补发育不全的体循环心腔及流出道的血液的完全开放的动脉导管。冠状动脉与细小的主动脉相连，依靠逆行血流进行灌注。绝大多数病例于产前即通过超声检查获诊，出生时即予前列腺素注射以阻止动脉导管闭合，并评估房间隔是否足够开放以利氧合之左心房血液流入右心房。可能需要间隔球囊造口术（balloon septostomy）甚至体外膜式氧合以稳定病情。胸部X线片表现系右心扩张及左心室细小所致。如心房左向右分流无限制，则肺动脉增粗。如果房间隔缺损较小，则出现肺静脉受阻及肺静脉性水肿。

一旦病情稳定，即应行一期修补术。将肺动脉干与肺动脉分叉及左右肺动脉分离，行右肺动脉与右锁骨下动脉侧侧吻合（改良的Blalock-Taussig分流术）或直接将右心室与右肺动脉相连（Sano连接）。肺动脉干与细小的升主动脉（以及冠状动脉）合并，并与移植物一起与降主动脉相连。结扎动脉导管，切除房间隔以最大限度地混入左心房流入血液。如此一来，手术的三个目标（见问题2）中的第一个就达到了，但另两个目标尚未达到。

二期修补术的目标是为肺循环提供低压血流，因为，如果肺动脉持续承受高压的体循环血液，将发生不可逆改变。但只有在肺血管阻力降至体循环静脉压以下时，才有可能为肺动脉供应低压血流。外科医生将Blalock-Taussig分流术转换为Glenn分流术，后者将上腔静脉与右肺动脉相连。由于此时血液流向双肺动脉，故称为双向Glenn分流术。然而，体静脉血液仍通过下腔静脉进入右心房，使得混合血流向新的主动脉。

三期手术在患者之氧合血供已不足以满足患者的身体生长以及发绀加重之时进行。外科医生将下腔静脉与右肺动脉相连，于右心房内置一隔板，将血液引入肺动脉。

术后胸部X线片可能会发现双肺血流不对称（右侧＞左侧），但两侧差异不会过大，除非出现梗阻。有移植物的新主动脉可能会出现动脉瘤样扩张或泄漏。

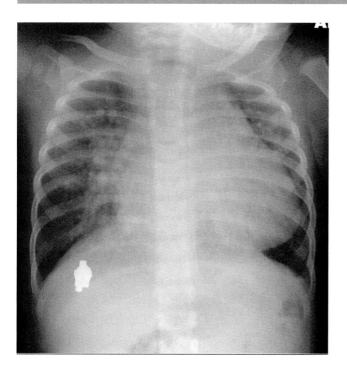

1. 患儿，2个月，呼吸急促，无发绀。该患儿有何影像学表现？
2. 为检出相关异常，还需仔细检查哪些解剖部位？
3. 十几岁的女孩校园体检最常被发现的心脏缺陷是什么？

病例 77

诊断：左向右分流（本例：21 三体伴完全性房室管畸形）

1. 心脏增大，蠕虫状肺门影，肺动脉充血，轻度肺水肿。
2. 肋骨、肩部、脊椎、胸骨。
3. 房间隔缺损（atrial septal defect，ASD）。

参考文献

Pennington DJ: Acyanotic congenital heart disease, 2005: In Reid J, editor: *Pediatric radiology curriculum*, Cleveland, 2005, Cleveland Clinic Center for Online Medical Education and Training. Available from: https://www.cchs.net/pediatricradiology.

相关参考文献

Blickman JG, Parker BR, Barnes PD: *Pediatric radiology—the requisites*, ed 3, Philadelphia, 2009, Mosby, pp 47-51.

点　评

在胎儿期，心脏由一管状结构被横向（分隔为心房、心室、流入流出道）及纵向（分隔为体循环、肺循环）隔成若干腔室。由于肺循环阻力较小，体、肺循环间持续存在的异常连接可导致体循环内的血液被分流至肺循环。由于分流的是已氧合的血液，故患儿不会出现发绀。其临床及 X 线片表现与分流的容量、部位以及合并之心内外畸形有关。

左向右分流的 X 线片表现与容量负荷过重有关：血液在肺循环内反复循环，增加了肺循环血容量。双心房、右心室、肺动脉扩张，最终导致液体漏出及间质性肺水肿。有些胸部 X 线片征象能够提示一些综合征，如椎体畸形（VACTERL 综合征，椎体-肛门-心血管树-气管-食管-肾-肢芽综合征）、右位主动脉弓（法洛四联症、镜像分支）、脐膨出（一般相关）、高位肩胛（Holt-Oram 综合征[①]）、无脾（一般相关）、内脏异位（一般相关）、肋骨呈 11 对或 13 对伴（或不伴）胸骨分节过多［21 三体综合征（唐氏综合征）］、肋骨发育不良或缺失（13、18 三体综合征）。体、肺循环分流可以是这些综合征的构成部分。

动脉导管未闭（patent ductus arteriosus，PDA）：动脉导管是胎儿期连接降主动脉和主肺动脉的正常结构，可分流高阻力的肺循环内血液。出生后，动脉导管的内在肌应关闭导管。由于呼吸运动使得肺泡张开、肺循环阻力下降，未闭的动脉导管内血液反流，导致肺循环负荷过重。

室间隔缺损（ventriculoseptal defect，VSD）：心室间分隔不完全可遗留大小不等的缺损，小的可自行闭合，大缺损则需要手术修补。VSD 最常见的部位是室间隔膜部（70%～80%），但自行闭合最常见的是肌部 VSD。VSD 的发病率男、女相当，临床表现可较隐匿，如进食疲劳（feeding fatigue）以及呼吸道较易感染。

ASD：ASD 是最常见的心脏分流畸形，女性多见（女、男性比例为 2∶1）。本病也是青少年最常被发现的心脏畸形。房间隔的形成首先从第一房间隔开始，第一房间隔在其发育晚期形成一缺损——继发房间孔。如较晚形成的第二房间隔未能覆盖继发房间孔，则形成最常见（75%）也是最常自行闭合的一种房间隔缺损——继发房间孔型 ASD。原发房间孔型和静脉窦型 ASD 形成于胎儿心脏发育的较早期阶段，常需要手术修复。

房室管畸形：亦称为心内膜垫缺损。房室管、心内膜垫是胎儿心脏的核心结构，其畸形导致各结构畸形（二尖瓣和三尖瓣瓣叶畸形、原发房间孔型 ASD、膜部 VSD）的不同组合。约 40% 的房室管畸形患者患有 21 三体综合征。

主肺动脉窗：系由分隔升主动脉和肺动脉干的螺旋隔的缺损持续存在所致。本畸形少见，患者可能同时患有 ASD、PDA、主动脉缩窄等。

体循环分流：分流型血管分布、心脏增大、心脏超声检查阴性，则可能有心外分流，如 Galen 静脉畸形、软组织血管瘤、肝血管内皮瘤等。诊断心外分流宜采用超声和 MRI 检查。

---

① 家族性心脏和上肢异常综合征。——译者注

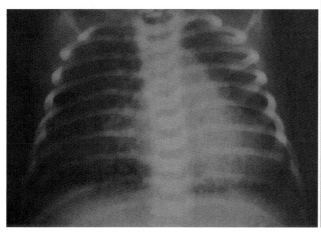

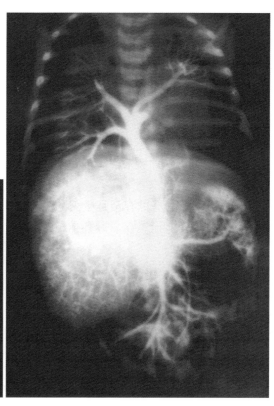

1. 该足月产发绀新生患儿有何胸部 X 线片（第一幅图）表现？血管造影片（第二幅图，死后）有何表现？

2. 本病与其他发绀性疾病在胸部 X 线片上的鉴别要点是什么？

3. 保证患儿存活必需的心内连接是什么？

4. 为什么此患儿进食时缺氧加重？

诊断：完全性肺静脉异常连接

1. 胸部 X 线片示模糊的、典型的静脉性肺水肿表现，心脏大小正常。肺静脉内注射造影剂后见门静脉系统及肝血窦显影。
2. 足月产可排除表面活性物质缺乏症。静脉性水肿提示左心梗阻。心脏大小正常提示梗阻部位在左心房之前。
3. 房间隔缺损（ASD）对于患儿的存活是必需的。
4. 进食时，充盈的食管进一步压迫食管裂孔内的迷走肺静脉。

参考文献

Kirks DR, Griscom NT, editors: *Practical pediatric imaging*, ed 3, Philadelphia, 1998, Lippincott-Raven, pp 562-566.

相关参考文献

Blickman JG, Parker BR, Barnes PD: *Pediatric radiology—the requisites*, ed 3, Philadelphia, 2009, Mosby, pp 54-55.

点　评

　　正常情况下，氧合血液通过肺静脉回流至左心房，然后通过左心室泵出，为全身供血。然而，永存胎儿血管可使肺静脉异常连接，最后引流回右心。肺静脉异常连接可为部分性（较难被发现，弯刀综合征、肺隔离症也可被包括在内）或完全性（如本例）。本病常伴 ASD，但氧合血液被去氧合血液稀释，最终导致低氧血症，出生时即很明显。

　　肺静脉异常连接可位于膈上或膈下。位于膈上者，肺静脉可与上腔静脉或冠状窦相连接，导致右心房和肺动脉系统容量负荷过重，其 X 线片表现类似左向右分流。中度低氧血症是本病与其他分流的鉴别要点。如肺静脉通过食管裂孔向膈下引流至静脉导管或门静脉系统，可于膈肌水平发生梗阻。随着压力增高，肺静脉会有液体漏出，随后是肺水肿，低氧血症因此加重。

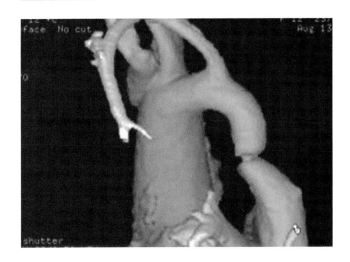

1. 患儿，男，2 岁，上肢血压升高，下肢血压正常。胸部 X 线片正常。其 MRI 图像有何异常？

2. 本病的名称是什么？

3. 主动脉远端的血供来源是什么？

4. 本病该如何治疗？

诊断：主动脉缩窄

1. 位于主动脉之左锁骨下动脉开口远端的局限性狭窄。
2. 主动脉缩窄。
3. 通过肋间动脉、腹壁上动脉、纵隔血管等侧支循环供血。
4. 通过手术切除狭窄段后直接吻合断端或行锁骨下动脉垂片成形术或球囊扩张术。

参考文献

Kuhn JP, Slovis TL, Haller JO: *Caffey's pediatric diagnostic imaging*, Philadelphia, 2004, Elsevier, pp 1292-1294.

相关参考文献

Blickman JG, Parker BR, Barnes PD: *Pediatric radiology—the requisites*, ed 3, Philadelphia, 2009, Mosby, pp 58-59.

点　评

　　主动脉缩窄可分为两型：动脉导管旁型和动脉导管后型。动脉导管旁型常见于小婴儿或幼儿，伴有主动脉弓水平段和峡部发育不良。动脉导管闭合后，可能会出现明显的急性主动脉缩窄和急性心力衰竭。动脉导管后型主动脉缩窄多见于年纪较大者，可无症状，因血压异常或心脏杂音而被发现。

　　主动脉缩窄占先天性心脏病的 5%，男性多见（男、女性比例为 2：1）。伴发畸形包括动脉导管未闭（66%）、室间隔缺损（33%）、其他心脏疾患、Shone 复合征（左心梗阻）、Turner 综合征。

　　发病较早的患儿可能会有心脏增大、肺水肿。较大患儿，心脏可稍增大或不大。左上纵隔有时可见"3"字征，"3"字的切迹正是主动脉缩窄部位，其切迹之远端是狭窄后扩张。最常见位于第 3～5 肋下缘的压迹，是由肋间动脉扩张导致；但此征象在 5 岁前少见。

　　小婴儿患者常可过超声心动图确诊。但从超声心动图可能难以观察年长儿童的主动脉弓远端。此时，可采用 CT 或 MRI。CT 检查速度快，易于操作，但需要碘化造影剂增强扫描且有辐射。MRI 检查时间较长，可能需要镇静，但 MRI 无辐射，还有可能对血流进行定量分析。

　　单纯性主动脉缩窄的预后良好，可采用手术或插入导管进行治疗。但如患儿合并有其他更复杂的心脏病，则死亡率可能会较高。本病的术后并发症有动脉瘤或假性动脉瘤、缩窄复发、持续性高血压。

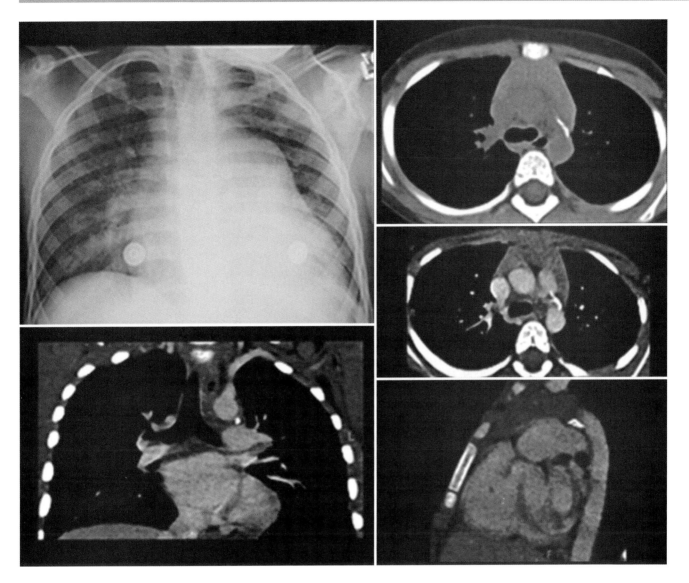

1. 此处有 2 个婴儿的影像学检查图片。第一个患儿行前后位胸部 X 线检查，第二个行 CT 检查。两个患儿的影像学表现均涉及什么解剖结构？

2. 胸部 X 线片有何影像学表现？可能是由于什么原因引起的？

3. CT 图像有何影像学表现？

4. 此 CT 表现在小儿的发生率是多少？

诊断：动脉导管

1. 动脉导管。
2. 胸部 X 线片可见心影增大、主动脉影增宽；肺血管增粗、模糊。该影像学表现可能系动脉导管未闭（PDA）引起的左向右分流所导致。
3. 主动脉与肺动脉之间可见线状钙化灶。
4. 13％的小儿于 CT 平扫图像可见动脉韧带钙化。

参考文献

Bisceglia M, Donaldson JS: Calcification of the ligamentum arteriosum in children: a normal finding on CT, *AJR Am J Roentgenol* 156:351-352, 1991.

相关参考文献

Blickman JG, Parker BR, Barnes PD: *Pediatric radiology—the requisites*, ed 3, Philadelphia, 2009, Mosby, p 52.

点 评

动脉导管由第 6 对主动脉弓发育而来，连接肺动脉与主动脉。胚胎第 6 周后，大部分右心室血流经动脉导管流向主动脉，仅 5％～10％流向肺部。动脉导管是胎儿期的重要结构，将血液由充满液体且血流阻力高的肺部引流至主动脉以供胎儿其他器官的发育之用。动脉导管于出生之前早闭可能会导致右心衰竭。正常情况下，动脉导管于出生后 10 天闭合。

动脉导管未闭占全部先天性心脏病的 5％～10％（不含早产儿 PDA），其早产儿发生率约为 8/1000、足月儿为 1/2000，女孩多见（女、男性比例为 2：1）。本病可通过综合临床表现和超声心动图诊断。

如缺损较大，其主要临床表现为呼吸急促、体重增加缓慢或发育停滞。心力衰竭患儿需于内科治疗后行手术或心导管插入下的根治性手术以闭合动脉导管。

如动脉导管闭合正常，则形成动脉韧带；动脉韧带在部分患者可钙化。该表现常见于胸部 X 线片（虽然钙化可能相当小且不明显）。CT 扫描，尤其是平扫时，可轻易显示动脉韧带钙化。了解此表现对于临床医生非常重要，以免将其误认为淋巴结肿大或肿块的钙化。

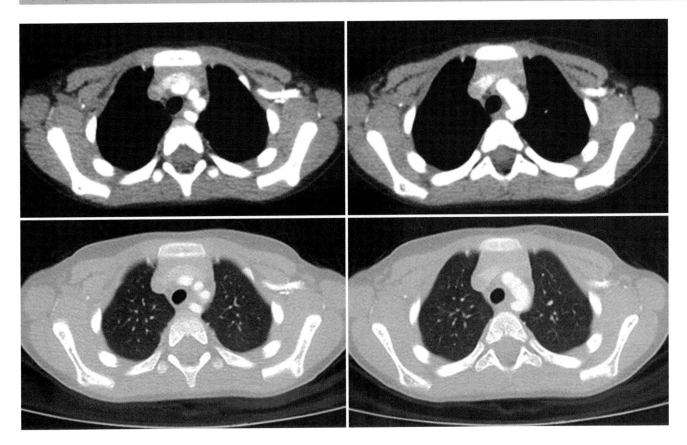

1. 患儿，男，2 岁半，发育停滞。其 CT 图像有何影像学表现？
2. 最常见的引起症状的血管环是什么？
3. 血管环最常见的症状是什么？
4. 哪根神经可能会有异常走行？

诊断：食管受压性吞咽困难

1. 左位主动脉弓并迷走右锁骨下动脉的血管悬吊。
2. 右位主动脉弓并迷走左锁骨下动脉的血管悬吊。
3. 气道梗阻、吞咽困难。
4. 喉返神经。

参考文献

Hermans R, Dewandel P, Debruyne F, et al: Arteria lusoria identified on preoperative CT and nonrecurrent inferior laryngeal nerve during thyroidectomy: a retrospective study, *Head Neck* 25:113-117, 2003.

点　评

　　血管环或血管悬吊的临床表现为气管受压以及吞咽困难和（或）反复误吸。气道受压常仅见于血管环完整、压迫较紧者。血管环是由于胚胎早期成对的主动脉弓发育异常所导致的。右位主动脉弓并食管后方走行的迷走左锁骨下动脉最为常见。左位主动脉弓并迷走右锁骨下动脉（起于降主动脉）则较为少见（无症状患者的发生率仅0.5%）。血管环较易伴发心脏畸形，尤其是右位主动脉弓者。另外，常合并喉返神经异常走行，这对于外科手术而言比较重要。正常情况下，右侧喉返神经于右锁骨下动脉下方穿过。如果正常的右锁骨下动脉缺如，喉返神经将上移至颅。迷走右锁骨下动脉亦称为"食管后异常血管"，因此，迷走右锁骨下动脉压迫食管引起的症状被称为"食管受压性吞咽困难"。

　　常规X线片常不能发现迷走右锁骨下动脉。通过胸部CT增强扫描则易诊断本病。三维重建图像对于术前评估可能有帮助。

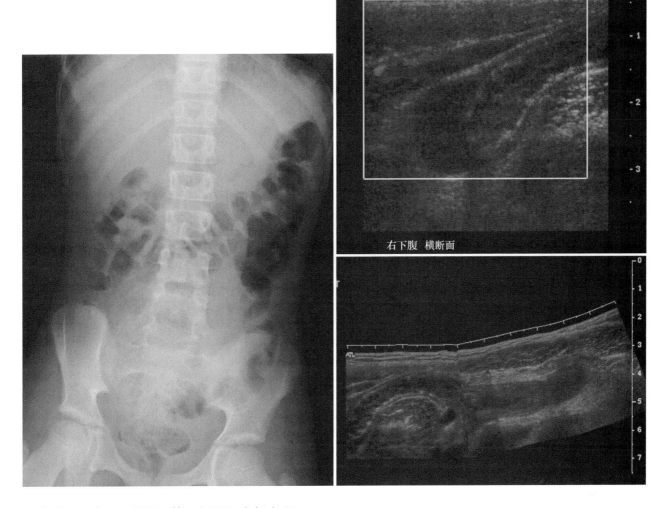

右下腹 横断面

1. 患儿，8岁，X线片（第一幅图）有何表现？

2. 横断面CT和超声检查随访各有何利弊？

3. 这两种检查应显示哪些明显的异常［如超声图像（第二、三幅图）所示］？

诊断：阑尾炎

1. 右下腹软组织肿块、右下腹肠气减少、钙化粪石、局限性肠梗阻。

2. 无操作者依赖性（利：CT；弊：超声）；无放射性（利：超声；弊：CT）；发现肠间隙脓肿（利：CT；弊：超声）；不受较大体型影响（利：CT；弊：超声）；准确观察正常阑尾（利：CT；弊：超声）；容易排除生殖器疾病（利：超声；弊：CT）；确定触痛部位（利：超声；弊：CT）；易发现游离气体——一种少见并发症（利：CT；弊：超声）。

3. 阑尾增大、直径超过 6mm，可见粪石、游离液体、积液。

参考文献

Pitt S, Reid J: Appendicitis, 2005: In Reid J, editor: *Pediatric radiology curriculum*, Cleveland, 2005, Cleveland Clinic Center for Online Medical Education and Training. Available from: https://www.cchs.net/pediatricradiology.

相关参考文献

Blickman JG, Parker BR, Barnes PD: *Pediatric radiology— the requisites*, ed 3, Philadelphia, 2009, Mosby, pp 99-101.

点　评

　　阑尾嵌塞并浓稠分泌物及二重感染可见于任何年龄。由于生命早期时阑尾及其附着之盲肠尖的活动度大，故阑尾的最终部位、阑尾炎的症状极不相同：阑尾可位于盲肠后、肝下、膀胱旁或 Douglas 陷凹，其症状可能类似肾结石、胆石症、膀胱炎或盆腔炎性疾病。

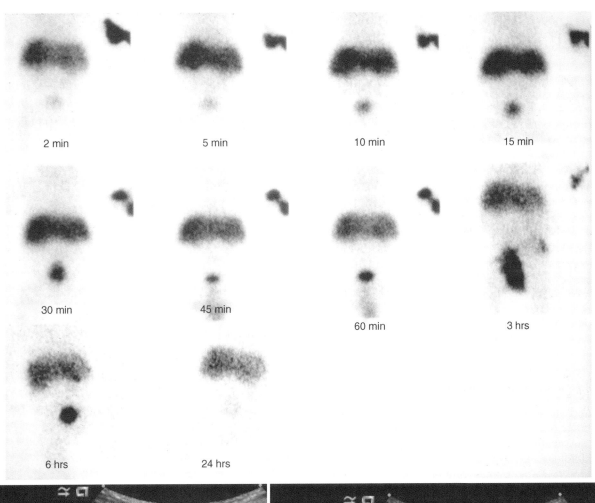

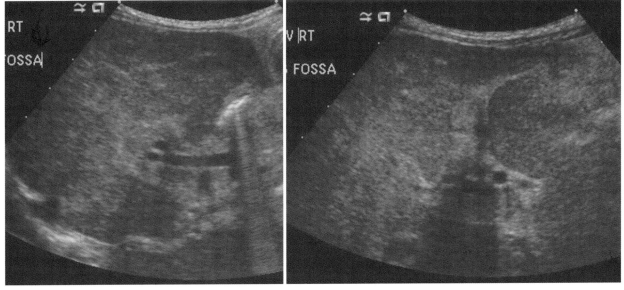

1. 新生儿黄疸在何时出现应考虑为病理性的?

2. 鉴别诊断有哪些?

3. 这些图像对诊断有何帮助 [患者 A：第一幅图；患者 B：第二幅图（门静脉纵切面）、第三幅图（肝门部横切面）]?

4. 为什么在出生后 8 周内诊断本病很重要?

诊断：胆道闭锁

1. 出生 2 周后仍有黄疸，特别是有直接的高（结合型）胆红素血症者，被称为病理性黄疸。
2. 特发性肝炎、遗传性代谢综合征（半乳糖血症、α_1 抗胰蛋白酶缺乏症）、囊性纤维化、脓毒症、胆石症、胆汁阻塞综合征（由脱水和营养不足引起）、胆道闭锁（biliary atresia，BA）、胆总管囊肿。
3. 患者 A 超过 24h 未见放射性核素排泄至肠道内（仅排泄至膀胱），肝呈横位，提示内脏异位。患者 B 之肝实质回声粗糙，符合肝硬化表现，未见胆总管囊肿，胆总管部位可见索带状强回声影。
4. 除非通过手术根治，许多 BA 患者有进行性炎性反应并将逐渐侵袭胆管直至其消失。

参考文献

Cassady C: Newborn jaundice. In Reid J, editor: *Pediatric radiology curriculum*, Cleveland, 2005, Cleveland Clinic Center for Online Medical Education and Training. Available from: https://www.cchs.net/pediatricradiology.

Siegel MJ, editor: *Pediatric sonography*, ed 3, Philadelphia-Baltimore, 2002, Lippincott Williams & Wilkins, pp 290-291.

相关参考文献

Blickman JG, Parker BR, Barnes PD: *Pediatric radiology—the requisites*, ed 3, Philadelphia, 2009, Mosby, pp 103-105.

点　评

胆道闭锁的病因尚未阐明。部分患者在胎儿期即未发育形成胆道系统，为真性闭锁。另外一些患者则可能为对出生后病毒感染产生的自身免疫性炎症反应。无论是上述哪种情况所致的胆道阻塞，均会导致肝细胞损害、肝纤维化和肝硬化。早期诊断对于及时切除发炎的胆管，并为肝细胞减压及挽救肝细胞非常重要。胆管缺如可发生在任何节段水平，外科手术只能针对肝左管、肝右管及其以下水平的胆道异常。

超声检查可以发现与胆道闭锁高度相关的异常，但是没有一个征象是绝对特异的。在器官水平，发现内脏异位（横位肝、多脾或无脾）时，应疑有 BA。应仔细扫查患者胆囊（须要求患儿在检查前禁食、水 3～4h 以保证胆囊最大限度地扩张）。发现胆囊并不能排除 BA；如果胆囊很小、形态不规则或者在胆囊窝发现粗大的索带状强回声影，则可能有 BA。给患儿喂奶后胆囊未收缩，则提示 BA 引起的梗阻。超声检查可见与门静脉平行的索带状强回声影（横切面呈三角形），被认为是纤维化了的肝总管。尽管近肝门部三联管区有时可见不规则的胆汁湖，但是位于肝内的近端胆管并无扩张。

如有足够的摄取功能正常的肝实质，核医学检查（^{99m}锝-亚氨基二乙酸）显示肠管内无放射性核素排泄对诊断有帮助。活检可以发现胆管增生、门静脉周围纤维化、巨细胞增生，但这些表现与新生儿肝炎有重叠。

肝门肠吻合术（Kasai 术）的基本步骤是：在肝门部切开以暴露通畅的胆管，然后上提一段小肠袢，使之与通畅的胆管吻合，从而将胆汁引流到胃肠道。如果在婴儿 8 周以内行 Kasai 术，则成功率最高。

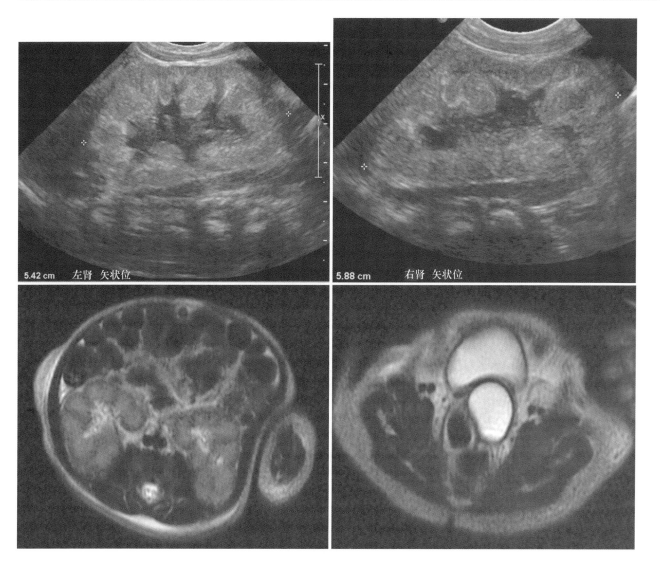

1. 患儿，1个月，两性畸形（46，XY 型），肾衰竭。行肾超声（第一、二幅图）、MRI［重复时间（repetition time，TR）4500，回波时间（echo time，TE）180，钆剂增强］检查（第三幅图）。诊断时最重要的是排除什么病变？

2. 为什么在1个月后手术切除了肾？

3. 该综合征与其他哪两个有关的综合征有共同特征？

4. 第四幅图所示盆腔囊性结构是什么？

诊断：Denys-Drash 综合征

1. 肾母细胞瘤。
2. 由于发生肾衰竭，患儿需做好肾移植准备。此外，由于本病几乎均合并肾母细胞瘤病，故该患儿患肾母细胞瘤的可能性达 90%。
3. WAGR 综合征（肾母细胞瘤、无虹膜、泌尿生殖系畸形）、精神发育迟滞和 Frasier 综合征（慢性肾衰竭、XY 型性腺发育不全、较易患成性腺细胞瘤）。
4. 前列腺小囊囊肿——一种苗勒管残余。

参考文献

Taybi H, Lachman RS: *Radiology of syndromes, metabolic disorders and skeletal dysplasias*, ed 4, Baltimore, 1996, Mosby, pp 130-131.

Shapiro O, Welch TR, Sheridan M, et al: Mixed gonadal dysgenesis and Denys-Drash syndrome: urologists should screen for nephrotic syndrome, *Can J Urol* 14(6):3767-3769, 2007.

相关参考文献

Blickman JG, Parker BR, Barnes PD: *Pediatric radiology—the requisites*, ed 3, Philadelphia, 2009, Mosby, pp 140-142.

点 评

肾母细胞瘤抑制基因的突变导致了胎儿泌尿生殖系统的异常发育。在由该基因介导的疾患中，Denys-Drash 综合征包括三联征：髓质肾小球硬化、肾母细胞瘤和两性畸形。本例患儿肾病理学检查示严重的肾小球硬化，但未见明确的肾母细胞瘤。患儿睾丸位于腹腔内。

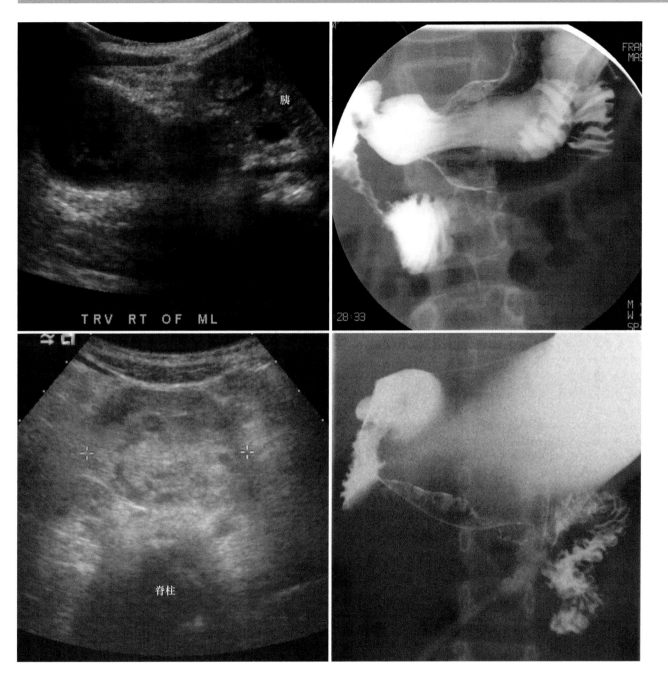

1. 患者1，女，8岁，因乘雪橇事故致减速损伤后出现腹痛及呕吐（第一、二幅图）。患者2（6岁，第三、四幅图），十二指肠镜检查及活检后开始呕吐。这两个病例有何共同点？
2. 本病在其他哪些情况下也可发生？
3. 本病该如何治疗？
4. 本病有哪些并发症？

诊断：十二指肠血肿

1. 超声图像显示十二指肠区域积液（患者 1，十二指肠降部；患者 2，十二指肠水平部），X 线透视显示钡柱变形，符合壁内积液。
2. 虐婴、安全带所致损伤、挤压伤、抗凝血剂过量、血小板减少症、过敏性紫癜。
3. 通常采用保守治疗，但有文献报道，如十二指肠梗阻持续存在，也可以在 CT 引导下及腹腔镜下引流。
4. 早期并发症有感染；迟发并发症有十二指肠狭窄。

参考文献

Stringer DA, Babyn PS: *Pediatric gastrointestinal imaging and intervention*, ed 2, Hamilton-London, 2000, BC Decker Inc, pp 400–408.

相关参考文献

Blickman JG, Parker BR, Barnes PD: *Pediatric radiology—the requisites*, ed 3, Philadelphia, 2009, Mosby, p 119.

点　评

　　由于十二指肠跨过脊柱前方连接十二指肠悬韧带（Treitz 韧带），故极易受挤压伤。十二指肠为腹膜后位器官，位置固定；而其他小肠为腹膜内位器官，活动度大，受到外力时可以移位。如果发现外伤患者有十二指肠损伤，应检查以排除合并的脊柱和胆囊损伤。

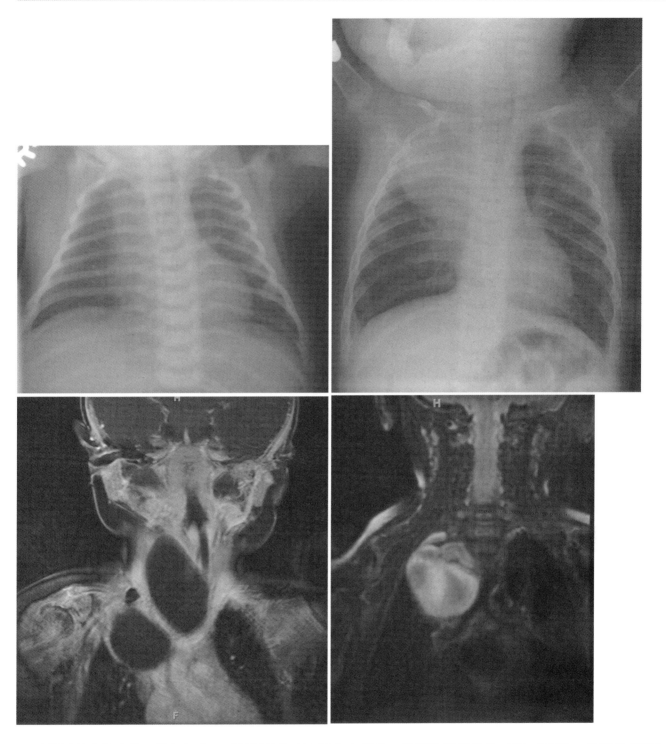

1. 动脉导管未闭患儿，常规超声心动图随访发现心脏上方积液，故摄胸部 X 线片（第一幅图）。需要考虑哪些鉴别诊断？

2. 5 个月后，患儿因呼吸窘迫再次就诊。胸部 X 线片（第二幅图）有何表现？第二幅图对于鉴别诊断有何帮助？

3. 患儿行 MRI 检查（第三幅图：增强扫描，TR：310，TE：2.5；第四幅图：平扫，TR：2900，TE：77）。MRI 图像有何表现？对您有何帮助？

诊断：前肠重复畸形囊肿

1. 鉴别诊断包括：支气管源性囊肿、神经管原肠囊肿、侧方脑膜膨出、脓肿、心包囊肿、颈神经根囊肿（cervical radicular cyst）。

2. 气管右侧见一巨大肿块，气管向左侧移位。患者临床呈慢性经过，故可排除脓肿。椎体未见畸形，故不太可能为神经管原肠囊肿。患儿无Ⅰ型神经纤维瘤病的临床征象，神经孔未见扩大。但如考虑侧方脑膜膨出，则最好采用 MRI 检查。

3. MRI 图像可显示囊肿与椎管不相通。囊液与脑脊液不同。本次 MRI 检查的意义在于排除了侧方脑膜膨出。

参考文献

Stringer DA, Babyn PS: *Pediatric gastrointestinal imaging and intervention*, ed 2, Hamilton-London, 2000, BC Decker Inc, pp 191-195.

Barkovich AJ, Moore KR, Jones BV, et al, editors: *Diagnostic imaging: neuroradiology*, Amirsys, III, 2007, Salt Lake City, pp 6-49.

相关参考文献

Blickman JG, Parker BR, Barnes PD: *Pediatric radiology—the requisites*, ed 3, Philadelphia, 2009, Mosby, pp 43-77.

点　评

　　本例病理学检查结果为未分化型前肠重复畸形囊肿。原始前肠于胚胎第 4 周萌发出气管后，沿与气管平行方向发育。多潜能细胞残余可沿气管和前肠分布并形成囊肿。囊肿内衬的分泌上皮可向胃肠道组织或呼吸道组织方向分化，囊肿内可有此两种上皮共存，也可两者皆无。囊肿可能会伴有或不伴其他前肠畸形（如食管闭锁）或与胃肠道或呼吸道相通。由于生长缓慢，仅使邻近结构轻度变形，故此囊肿可以长得很大才引起临床注意。

　　在所有的鉴别诊断中，术前排除侧方脑膜膨出最为重要。临床无重要的神经系统体征和症状也能增加鉴别诊断的把握。

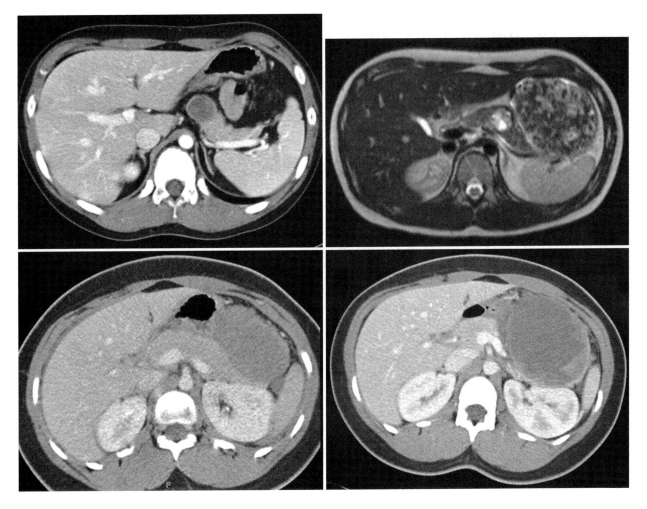

1. 患者 A（第一幅图）：10 岁男孩，有阑尾炎症状；患者 B（第二幅图）：13 岁女孩，车祸伤。两者均行 CT 扫描。患者 A 确诊为阑尾炎，但两例均于上腹部发现意外征象。此两位患者有何意外征象？

2. 鉴别诊断有哪些？

3. 患者 A 于 18 个月后随访，行 MRI 钆增强扫描（第三幅图，TR＝323，TE＝80）；患者 B 于 10 个月后随访行 CT 扫描（第四幅图）。随访片对鉴别诊断有何帮助？

诊断：实性乳头状上皮肿瘤

1. 患者 A 的胰体部、患者 B 的胰尾部分别见一边界清晰的囊性肿瘤；邻近肠系膜未见浸润及积液，亦未见淋巴结肿大。

2. 囊性肿瘤、先天性囊肿、假性囊肿、淋巴管瘤及有坏死的淋巴瘤。

3. 两例肿瘤均有增大（不太可能为先天性囊肿），患者 B 的肿瘤的囊性成分所占比例较前者增多。未见炎症表现（不太像假性囊肿），未见脾大或淋巴结肿大（不像淋巴瘤）。先天性囊肿常合并肾囊肿和肝囊肿（这两个病例均未见），也可能是 von Hippel-Lindau 复合征的一部分，后者有肾和小脑病变。最可能的诊断是囊性肿瘤或淋巴管瘤。

参考文献

Siegel MJ: *Pediatric body CT*, Philadelphia, 1999, Lippincott Williams & Wilkins, pp 273-274.

相关参考文献

Blickman JG, Parker BR, Barnes PD: *Pediatric radiology—the requisites*, ed 3, Philadelphia, 2009, Mosby, p 115.

点　评

这种罕见的肿瘤名称繁多，包括实性乳头状上皮癌、实性乳头状上皮肿瘤（solid and papillary epithelial neoplasm，SAPEN）、上皮癌、乳头状癌、乳头状囊性癌、Hamoudi 瘤、Frantz 瘤、实性假乳头状瘤等，反映该瘤各组织成分的比例多变，但均认为此瘤为低度恶性且手术切除后预后良好。此病主要见于十几岁到二十多岁的年轻女性，但也见于更年轻的患者，男女均有。最常见位于胰尾部。

读者可能会疑惑，为什么这两个病例要等这么久才切除肿瘤呢？患者 A 的肿瘤很小，且仅局限于胰腺，考虑到患者又刚做完急诊手术，而我们又有把握诊断 SAPEN，且患者会来随访，故暂不切除肿瘤。后肿瘤开始长大，决定行择期手术予以切除。患者 B 是因外伤就诊，开始误诊为血肿。后患者因非特异性的腹痛再次就诊，于是又重新阅片，得出 SAPEN 这一正确诊断。

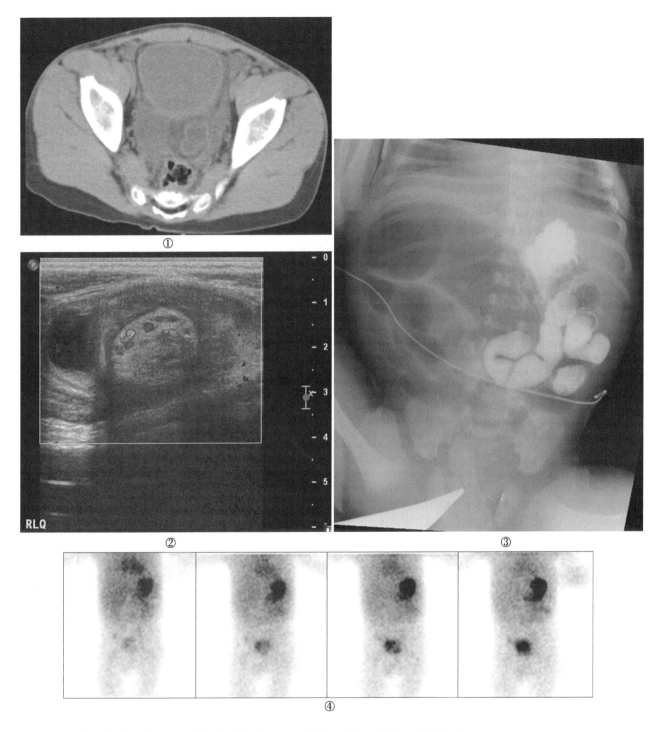

①

②

③

④

1. 8 岁男孩，临床症状提示可能有阑尾炎。CT 图像（第一幅图）有何发现？

2. 出生 2 天婴儿，喂养不耐受。上消化道造影片（第二幅图）提示何病？

3. 13 岁男孩，痉挛性腹痛数日后呕吐，至急诊科就诊，行多普勒超声检查（第三幅图）。患儿可能患有什么疾病？

4. 2 岁男孩，无痛性黑粪 2 周，尿布上发现鲜血一次。注射 ^{99m}Tc-高锝酸钠后每隔 15min 摄片 1 张，共 4 张图像（第四幅图）。这些图像中有何发现？

诊断：梅克尔憩室（脐肠系膜管残余）

1. 道格拉斯陷凹（pouch of Douglas）内可见一囊状结构，周围有积液。鉴别诊断包括：肠重复畸形囊肿并扭转或感染、脓肿、阑尾炎（患者可能有肠旋转不良）。病理结果：梅克尔憩室感染并急性穿孔。

2. 图示中远段小肠局限性扩张，未见造影剂进入（亦无肠旋转不良）。近段小肠已行减压术。故很明显，这些肠曲与近段小肠不通。应与腹内疝伴扭转鉴别。手术结果：小肠绕一永存脐肠系膜管残余扭转。

3. 肠袢横截面多普勒超声示肠袢内一伴血流影的高回声团块影。这是肠套叠的常见表现。须牢记，该年龄组少见单纯性肠套叠。然而，一含液结构似位于套入部旁，似与其伴行。手术结果：梅克尔憩室继发回结肠套叠。

4. 放射性核素在胃部浓聚的同时，可见右下腹一放射性核素浓聚灶。病理检查证实为梅克尔憩室内胃黏膜异位。

参考文献

Kuhn JP, Slovis TL, Haller JO: *Caffey's pediatric diagnostic imaging*, ed 10, Philadelphia, 2004, Mosby, pp 140, 160, 1430-1432.

Moore KM: *The developing human*, ed 2, Philadelphia, 1977, Saunders, pp 206-207, 214-215.

相关参考文献

Blickman JG, Parker BR, Barnes PD: *Pediatric radiology—the requisites*, ed 3, Philadelphia, 2009, Mosby, pp 90-91.

点　评

妊娠第 8 周期间，脐肠系膜管（卵黄管）连接卵黄囊与原始中肠，滋养胎儿生长。正常情况下，妊娠第 8 周之后，该管闭合消失。正如 Johann Friedrich Meckel 于 1809 年首次提出的那样，有时该管也可永存为远端回肠系膜对侧缘的真性憩室，它具有所有的 4 层肠壁。

数字"2"可帮助记忆：此病的发生率为 2％，2％的患者有症状，常在距回盲瓣 2 英尺[①]内发生，病变的长度为 2 英寸[②]，常见 2 种异位组织（胃和胰腺），最常于 2 岁发病，男性发病率是女性的 2 倍。婴儿患者中，异位组织的分泌物可能使憩室形成溃疡并出血。^{99m}Tc 扫描时可能会发现憩室内的胃黏膜；但由于此征象仅见于 15％的患者，故扫描结果为阴性者，亦可能有此畸形。憩室也可嵌顿及发炎；肠石可见于腹部 X 线片。憩室还可内翻，成为继发性肠套叠的致病点（lead point）。

卵黄管可永存为小肠至脐的完整的瘘管（内含黏稠分泌物，与永存脐尿管内含的清液不同），或是部分永存，从而形成囊肿。卵黄管可闭合，永存为一纤维束带。该束带连接脐底部，小肠可以此为轴扭转。

---

① 1 英尺＝0.3048m。——译者注

② 1 英寸＝0.0254m。——译者注

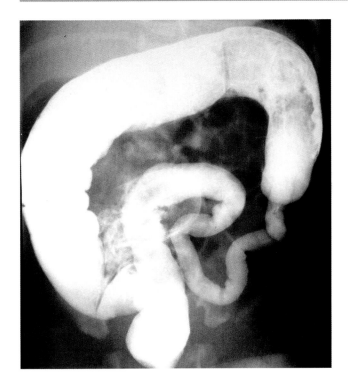

1. 新生儿 24h 尚未排胎粪，进行性腹胀。临床上有哪些鉴别诊断？
2. 用水溶性碘造影剂灌肠行结肠造影。这张全结肠像显示什么？
3. 根据这张图片以及灌肠管尖端拔出后有胎粪排出这一病史，要考虑哪些鉴别诊断？
4. 母亲的什么病史对诊断有帮助？

诊断：新生儿左小结肠综合征

1. 鉴别诊断包括低位回肠闭锁及狭窄、胎粪性肠梗阻、结肠闭锁和狭窄、巨膀胱-小结肠-肠蠕动迟缓综合征、Hirschprung 病、左小结肠综合征。（高位肠梗阻常见少量肠液从通畅的远端肠管排出。）

2. 图示盲肠、升结肠、横结肠扩张，然后肠腔突然变窄，移行至细小的降结肠和乙状结肠；直肠管径接近正常；盲肠位于右下腹；移行处的近端可见胎粪；可见造影剂反流至末端回肠。

3. 鉴别诊断包括：结肠狭窄、Hirschprung 病、左小结肠综合征。

4. 母亲病史：糖尿病（左小结肠综合征）、吸毒（缺血性肠狭窄）、毒血症或硫酸镁治疗（肠梗阻或功能性肠蠕动迟缓）。

参考文献

Stringer DA, Babyn PS: *Pediatric gastrointestinal imaging and intervention*, ed 2, Hamilton-London, 2000, BC Decker Inc, pp 493-494.

相关参考文献

Blickman JG, Parker BR, Barnes PD: *Pediatric radiology— the requisites*, ed 3, Philadelphia, 2009, Mosby, pp 92-94.

点 评

对此患儿须做基本判断：是外科疾病还是功能性疾病。本例通过灌肠排除了回肠病理性疾病。胎粪排出和母亲的糖尿病病史均指向新生儿左小结肠综合征这一诊断。该病为自限性、功能性疾病，结肠蠕动可逐渐正常。然而，虽然直肠的表现正常，但并不能完全排除 Hirschprung 病。应密切监测此患者的喂养及排便情况，必要时复查。

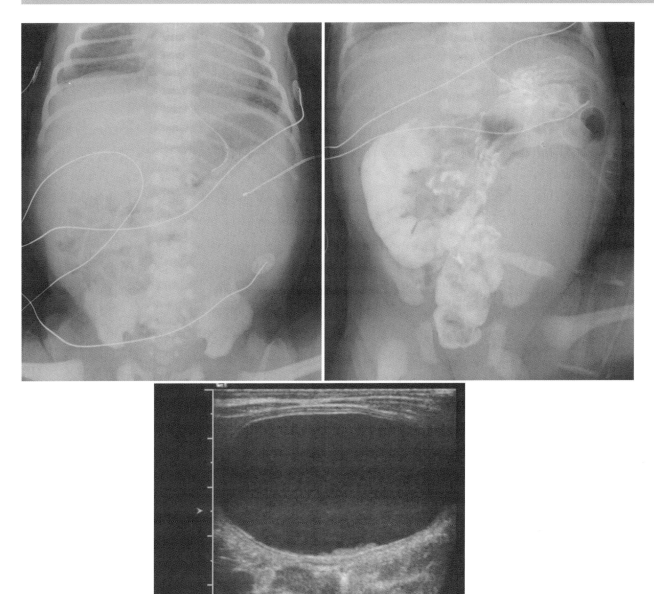

1. 新生患儿，腹部肿块有哪些鉴别诊断？
2. 此病例 X 线片（第一幅图）、超声图像（第二幅图）及消化道造影片（第三幅图）有何表现？
3. 这些检查对缩小鉴别诊断的范围有何帮助？

诊断：小肠重复畸形囊肿

1. 肾盂积水、多囊性肾发育不良、肠系膜囊肿、肠重复畸形囊肿、胎粪囊肿、神经母细胞瘤、血管内皮瘤（hemangioepithelioma）。
2. 左腹部肿块，无钙化，肠袢绕该肿块旋转；囊内含清液，无明显碎屑，壁光滑、分层清楚。
3. 这些检查提示肿块更可能在腹膜内，而不是在腹膜后，也不像是胎粪囊肿或肿瘤。

参考文献

Kirks DR, Griscom NT, editors: *Practical pediatric imaging*, ed 3, Philadelphia, 1998, Lippincott-Raven, p 926.

相关参考文献

Blickman JG, Parker BR, Barnes PD: *Pediatric radiology—the requisites*, ed 3, Philadelphia, 2009, Mosby, p 90.

点　评

胚胎期，肠起源于由内胚层细胞构成的实性条索，后该条索空化形成一管腔。如空化稍偏斜，则可形成与正常肠道并行的另一管腔，该管腔的一端或两端可与主肠管相通；也可不与主肠管相通而形成一个闭合的空腔。无论管腔的大小或形状如何，其腔内都衬以黏液分泌性上皮细胞。如果管腔闭合，内衬之上皮细胞产生的黏液将累积并使管腔扩张，从而形成囊肿。囊壁含有平滑肌。这两层结构有助于超声诊断：上皮层呈强回声，而平滑肌层为低回声。

肠重复畸形最常见的部位是回肠末端（占 1/3）、食管远端、胃、空肠。临床表现取决于病变大小：大的囊肿可导致腹胀、腹痛、可扪及肿块、肠梗阻；而较小的囊肿可成为肠套叠的致病点。对幼儿或更大一点的患儿，鉴别诊断还须包括梅克尔憩室（脐肠系膜管残余）。

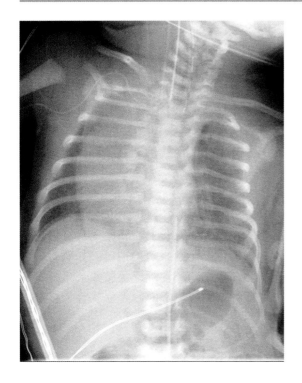

1. 这张新生儿 X 线片有哪两个突出的特点?
2. 须排除哪些相关畸形? 如何排除?
3. 一般在什么时候进行修复术?
4. 可发生哪些并发症? 应如何诊断?

诊断：食管闭锁及气管食管瘘

1. 咽部可见远端为盲端的囊状影，其内之鼻胃管不能到达胃；肠内可见气体。

2. 对所有食管闭锁及气管食管瘘（esophageal atresia and tracheoesophageal fistula，EA-TEF）患儿，均须筛查其他并发畸形，包括骨骼、肾、肛门和心脏畸形。约半数 EA-TEF 患儿合并有上述畸形，称为 VATER 或 VACTERL 联合征〔vertebrae（脊柱），anus（肛门），cardiac（心脏），trachea（气管），esophagus（食管），renal（肾），limb（四肢）〕。脊柱和四肢的畸形用平片诊断，而对脑、肾、心脏畸形的诊断，超声最为有效。肛门直肠畸形可能会有明显的临床表现。

3. 大多数修复术都在出生后不久进行。

4. 术后随访：在早期应注意有无吻合口漏，后期注意有无吻合口狭窄及瘘复发。如 X 线片发现气胸、纵隔气肿或胸腔积液，提示可能发生了并发症。口服水溶性造影剂，可能会发现吻合口漏。

参考文献

Benson JE: The pediatric esophagus. In Ekberg O, editor: *Radiology of the pharynx and the esophagus*, Berlin-Heidelberg, 2004, Springer-Verlag, pp 195–206.

相关参考文献

Blickman JG, Parker BR, Barnes PD: *Pediatric radiology—the requisites*, ed 3, Philadelphia, 2009, Mosby, pp 76-78.

点 评

在胚胎期第 4~8 周，由食管分隔分化而来的气管发育不全和（或）食管空化不全，可引起一系列的畸形，这些畸形常于出生后即引起临床注意：患儿不能吞咽口腔分泌物，有严重的呼吸窘迫，或鼻胃管不能插入胃内。大部分患儿（82%）为食管闭锁（EA）并气管食管瘘（TEF），该瘘连接气管与食管下段残余。X 线片于颈部可见一含气囊腔，其内可能会有卷曲的引流管，胃肠内可见气体影。而 6% 的患儿仅有 TEF。个别患者患有喉裂（喉入口水平的高位缺损，临床和造影时都很容易和 TEF 相混淆），喉裂不属于本类疾病。

外科医生可能会希望放射科医生在术前更仔细、更广泛地检查一小部分患者：10% 的患者是单纯性食管闭锁或是食管闭锁并气管-近端食管瘘。这两类患儿的远端胃肠道内无气体显示。手术的时机可能取决于闭锁段两端食管的生长情况。可以通过透视下观察食管内高密度的导管来判断两端的距离，距离越近，修复术越容易成功。

气管食管瘘修复术并不能缓解所有的呼吸症状，因为 TEF 几乎都合并气管软化。遗留的气管薄弱本身可能也需要手术干预。食管壁上的胚胎残余可引起管腔狭窄，这些残余可以是呼吸道的遗迹，如软骨，可使得管壁变硬而影响蠕动。食管壁胚胎残余可并发于气管食管瘘和食管闭锁，但常因后者症状较为突出而被忽视。

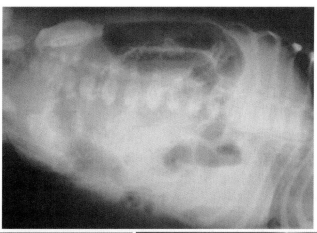

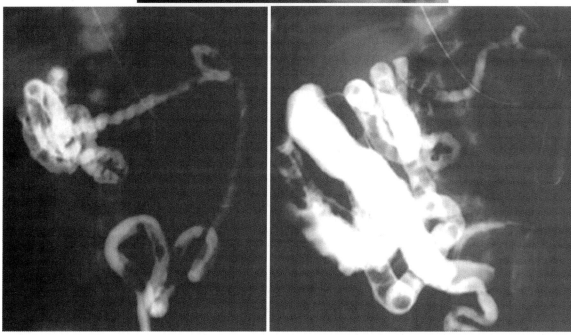

1. 该图像所示之患儿有何临床表现?
2. 该图像有何表现?
3. 您会用何种造影剂为其灌肠?
4. 然后应为该患儿做何检查?

诊断：胎粪性肠梗阻

1. 该新生儿以腹胀、胆汁性呕吐及不排胎粪就诊。
2. 左侧卧位摄片示肠管扩张、积气，内见泡样物。未见气-液平面。灌肠造影示结肠细小，造影剂反流入充满胎粪的回肠以及更近端的扩张而空虚的小肠中。这些都是胎粪性肠梗阻的典型表现。
3. 许多人喜欢选用稍稀释的泛影葡胺溶液灌肠，因为它是一种高渗且润滑的造影剂。
4. 然后应行汗液检查以检出是否有囊性纤维化（cystic fibrosis，CF）。

参考文献

Leonidas JC, Berdon WE, Baker DH, et al: Meconium ileus and its complication: a reappraisal of plain film roentgen diagnostic criteria, *AJR Am J Roentgenol* 108(3):598-609, 1970.

Kao SCS, Franken EA: Nonoperative treatment of simple meconium ileus: a survey of the Society for Pediatric Radiology, *Pediatr Radiol* 25(2):97-100, 1995.

相关参考文献

Blickman JG, Parker BR, Barnes PD: *Pediatric radiology— the requisites*, ed 3, Philadelphia, 2009, Mosby, pp 92-93.

点 评

胎粪性肠梗阻见于新生儿，几乎均为囊性纤维化的并发症。胎粪性肠梗阻是由浓缩的胎粪引起的远端回肠的梗阻。囊性纤维化患儿因酶的缺乏，使得胎粪成分异常，故而导致胎粪性肠梗阻。单纯性囊性纤维化患者，其肠梗阻为功能性的而非结构性的。腹部 X 线片表现为肠管扩张，肠内容物呈泡状，无气-液平面。无气-液平面是由于黏稠的胎粪充满了远端小肠。

胎粪性肠梗阻可通过造影灌肠来诊断和治疗。若胎儿远端回肠长时间梗阻，由于缺乏胎粪通过而导致结肠细小（小结肠）。在许多胎粪性肠梗阻的病例中，可见造影剂通过梗阻段到达扩张的近端肠管（如本例）。许多人提倡在疑诊胎粪性肠梗阻时使用泛影葡胺作为造影剂，因其高渗，可促进小肠分泌，并且质地润滑，有助于促使黏滞的胎粪排入结肠。建议慎用未经稀释的泛影葡胺，因其高渗性可能会导致体液经肠道丢失以及明显的电解质紊乱。

胎粪性肠梗阻可能的并发症有：回肠狭窄、闭锁、扭转，假性囊肿形成，肠穿孔等。胎粪性腹膜炎是指在宫内发生的肠穿孔，可能看到腹部钙化。这些钙化位于经肠穿孔而进入腹膜腔的胎粪内。胎粪性肠梗阻的并发症几乎均需通过外科手术来治疗。

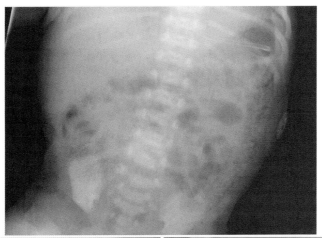

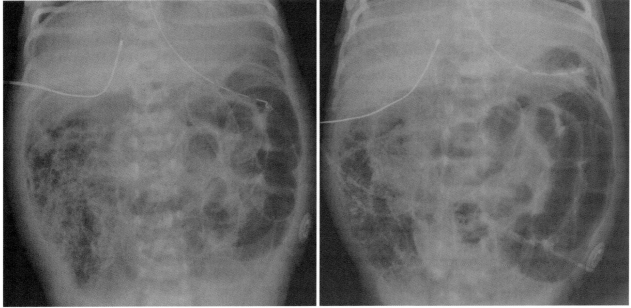

1. 此两名新生儿的 3 张腹部 X 线片有何表现?

2. 如果患儿是早产儿,那么诊断是什么?

3. 据推测,本病的病因是什么?

4. 应如何治疗?

病例 93

诊断：坏死性小肠结肠炎

1. 肠管光滑、扩张，广泛的肠壁积气，门静脉系统及腹膜腔积气。
2. 坏死性小肠结肠炎（necrotizing enterocolitis, NEC）。
3. 缺血和感染。
4. 肠道休息、抗生素治疗、全身支持治疗。

参考文献

Bin-Nun A, Bromiker R, Wilschanski M, et al: Oral probiotics prevent necrotizing enterocolitis in very low birth weight neonates, *J Pediatr* 147(2):192-196, 2005.

相关参考文献

Blickman JG, Parker BR, Barnes PD: *Pediatric radiology—the requisites*, ed 3, Philadelphia, 2009, Mosby, pp 70-71.

点 评

NEC 是新生儿常见疾病，其确切病因不明。其风险因素包括早产、肠内营养、黏膜的缺血和（或）再灌注损伤、肠道内细菌的存在。正常肠道菌群对肠道健康必不可少。最近的研究（动物模型和临床试验）表明，益生菌制剂可能会降低 NEC 的发病率。本病的发病时间与妊娠周数成反比。换言之，极度早产儿很可能于出生后数周才发生 NEC，而足月产儿可能会于出生后 1～3 天内发病。

NEC 的表现常无特异性：喂养不耐受、腹胀、呼吸暂停和心动过缓的发生频率增加、嗜睡、体温不稳定。然而病情可能会迅速恶化。除了腹胀，还可能扪及肠袢；大多数患儿有腹部压痛、腹壁红斑及便血。

X 线片可显示弥漫性或局限性肠管充气、扩张，这是一种非特异性的表现。肠壁和门静脉积气对 NEC 具有诊断意义。肠壁内气体影可呈线性或圆形，是由细菌侵入肠壁所致。当肠壁的空气进入引流静脉时会出现门静脉积气。腹腔内的游离气体继发于肠穿孔，需予以干预，包括开腹手术或在不能耐受开腹手术时单纯置入引流管。超声已被用来评估可能有 NEC 的婴幼儿。在超声下可以看到肠壁积气、门静脉系统积气、腹腔积气或积液、脓肿或肠袢固定。在 NEC 的早期，小肠供血动脉的收缩期血液流速峰值可能极高；这一发现可能有助于将喂养不耐受的较良性的原因与早期 NEC 区别开来。

NEC 的内科治疗包括肠道休息、抗生素应用以及全身支持治疗。Bell 描述了 NEC 的分期，该分期使治疗能够个体化，并有助于判断预后。

无论是采用药物治疗还是手术治疗，NEC 都可能会导致肠腔狭窄。如果出现了提示肠腔狭窄的相应症状，则需行合理的对比造影检查，包括灌肠和（或）小肠检查。

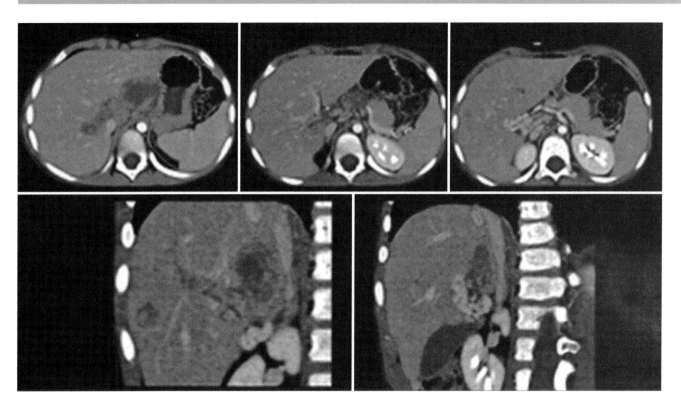

1. 该 5 岁男孩的血管有什么表现？
2. 造成该异常的原因是什么？
3. 本例中，有什么其他的表现是可能的原因？
4. 该血管性病变的自然史是什么？

诊断：门静脉血栓形成和多灶性肝母细胞瘤

1. 在门静脉主干内有模糊低密度影，门静脉主干周围区域多发蜿行性血管。

2. 门静脉血栓形成（portal vein thrombosis，PVT）和门静脉海绵样变。

3. 肝内可见多发低密度肿块影，肝门部亦可见与肿瘤密度一致的肿块。该 5 岁的患儿的肿块影为多灶性肝母细胞瘤及肝门部淋巴结转移。门静脉与肿瘤相邻或为肿瘤侵入都可能引起 PVT。

4. 在某些病例，PVT 可不经特定治疗而自愈。

参考文献

Novick SL, Fishman EK: Portal vein thrombosis: spectrum of helical CT and CT angiographic findings, *Abdom Imaging* 23:505-510, 1998.

相关参考文献

Blickman JG, Parker BR, Barnes PD: *Pediatric radiology—the requisites*, ed 3, Philadelphia, 2009, Mosby, pp 110-111.

点　评

　　脓毒症、高凝状态、骨髓增生性疾病、严重脱水、脐静脉插管、上行性胆管炎、肝硬化、门静脉高压、门静脉邻近肿瘤或为肿瘤侵入均可能导致门静脉血栓形成（PVT）。除了肝母细胞瘤，其他与 PVT 相关的肿瘤包括肝癌、胆管上皮癌、胰腺癌。在大多数情况下是不可能将门静脉内的癌栓与血栓区别开来的。不过，癌栓有时候可能强化。门静脉海绵样变是因门静脉周围侧支循环形成，可能会随缓慢发生或长期的 PVT 而发生。PVT 可能会蔓延到肠系膜上静脉和脾静脉。随着时间的推移，门静脉可能会再通，在脓毒症患者中尤为如此。

　　许多 PVT 患者并无症状。患者的症状可能由 PVT 的基础疾病导致，有些病例可能由于静脉曲张而导致消化道出血。当 PVT 累及肠系膜静脉时，可能会出现腹痛。

　　由于超声的广泛使用，PVT 越来越常被发现。通过双功能超声能很好地描述 PVT 的特点。多排 CT 是一种简单、快速、精确的分析门静脉的方式。双相 CT 血管造影及三维重建可完整地分析血管并准确评价其他腹腔器官。MRI 是一种有价值的替代性成像方式。

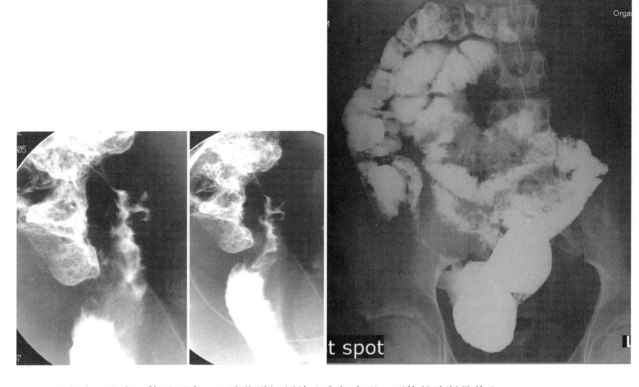

1. 10 岁女孩，腹痛、体重下降。上消化道钡剂检查有何表现？可能的诊断是什么？
2. 请列出本病的三个就诊表现。
3. 请列出本病的三个可能的严重腹腔内并发症。
4. 是否建议手术治疗？

诊断：克罗恩病

1. 上消化道和小肠跟踪检查的回盲部点片示回肠末端狭窄、黏膜皱襞增厚，可见线状及横行溃疡，形成"鹅卵石征"。口服造影剂示盲肠和升结肠充盈，未见梗阻征象。上述表现最符合克罗恩病（Crohn disease）的表现。
2. 腹泻、腹部疝气样痛、体重减轻、吸收障碍。
3. 小肠间瘘管、窦道及脓肿形成。
4. 不。此病一般不建议手术切除受累肠管，因为手术切除的复发率高达 30%～50%。

参考文献

Parker BR: Small intestine. In Kuhn JP, Slovis TL, Haller JO, editors: *Caffey's pediatric diagnostic imaging*, ed 10, Philadelphia, 2004, Mosby, pp 1631-1633.

相关参考文献

Blickman JG, Parker BR, Barnes PD: *Pediatric radiology—the requisites*, ed 3, Philadelphia, 2009, Mosby, pp 96-98.

点 评

克罗恩病，又称局限性肠炎，特点是节段性透壁性肉芽肿性肠炎。本病最好发于年轻成人，但 25% 的病例在十几岁前发病。本病最常累及回肠末端，但亦可见于从口腔到肛门的消化道的任何部位。临床表现可能包括腹泻、腹部疝气样痛、体重减轻、吸收障碍。上消化道和小肠钡剂造影可见黏膜皱襞增厚、线状及横行溃疡导致的鹅卵石样改变、"玫瑰刺"样溃疡、假息肉、管腔变窄、瘘管形成等。CT 表现与钡剂检查相似，但对肠系膜增厚和脓肿形成更为敏感。MRI 增强扫描最有助于区别活动性病变和纤维组织以及评估肛瘘。主要的腹腔内并发症包括小肠间瘘管、窦道、脓肿形成。其他并发症包括中毒性巨结肠、胆石症、硬化性胆管炎、强直性脊柱炎，此病患者腺癌发病率增加了 19 倍。鉴别诊断包括溃疡性结肠炎（非透壁性、自肛门向上逆行连续发展，跳跃性病灶）、淋巴瘤、感染性结肠炎（耶尔森菌属感染常累及回肠末端、结核）。

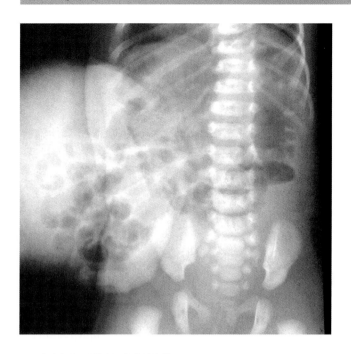

1. 本例最可能的诊断是什么?
2. 有哪些鉴别诊断? 如何鉴别?
3. 本病是否常伴发相关的先天性异常?
4. 本病预后如何?

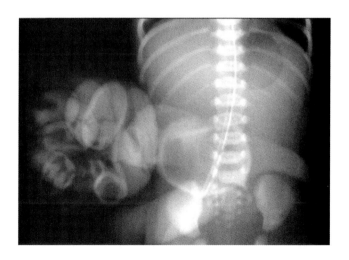

1. 该新生儿有何影像学表现? 有哪些鉴别诊断?
2. 如何利用脐带插入的位置缩小鉴别诊断范围?
3. 大多数病例是否有相关异常?
4. 母体甲胎蛋白检测是否有助于缩小鉴别诊断的范围?

病例 96

诊断：脐膨出

1. 脐膨出。
2. 脐膨出是由于前腹壁中线部位缺损，最常见的内容物为肝和小肠。而腹裂不在中线上，通常位于脐旁右侧。
3. 50%～70%的脐膨出新生儿都有相关的异常（如泌尿生殖系统、胃肠道、心脏、骨骼）。
4. 脐膨出患者如果染色体正常，无危及生命的相关异常存在，则预后较好，生存率高（近90%）。

参考文献

Schlesinger AE, Parker BR: Abdominal wall abnormalities. In Kuhn JP, Slovis TL, Haller JO, editors: *Caffey's pediatric diagnostic imaging*, ed 10, Philadelphia, 2004, Mosby, p 1429.

Farmer DL: Abdominal wall defects. In Kuhn JP, Slovis TL, Haller JO, editors: *Caffey's pediatric diagnostic imaging*, ed 10, Philadelphia, 2004, Mosby, pp 112-113.

相关参考文献

Blickman JG, Parker BR, Barnes PD: *Pediatric radiology—the requisites*, ed 3, Philadelphia, 2009, Mosby, pp 88-89.

点 评

脐膨出是腹内容物进入脐带的一种疝，通常是肝和小肠疝入。脐带插入到该疝囊中，腹壁缺损位于中线。本病多为散发。50%～70%的患者合并有其他结构的异常，包括生殖泌尿道（肾盂输尿管连接处梗阻、异位肾、泄殖腔外翻）、胃肠道（气管食管瘘、肛门闭锁、肠旋转不良）、心血管系统（间隔缺损、大动脉转位、下腔静脉缺如）、肌肉骨骼系统（发育不良、畸形足、脊椎畸形）、中枢神经系统（脑膨出、前脑无裂畸形、小脑发育不全）。大多数病例通过检测到母体的甲胎蛋白水平升高以及胎儿超声图像示腹壁中线缺损而于产前确诊。鉴别诊断包括腹裂（不在中线）和脐疝。因为腹内容物由腹膜覆盖，所以不必立即进行手术。几乎所有脐膨出的患儿均有肠旋转不良，故其患中肠扭转的风险较高。

病例 97

诊断：腹裂

1. 前腹壁缺损，其中含有肠襻。鉴别诊断包括腹裂、脐膨出、泄殖腔外翻。
2. 脐带正常插入则为腹裂；脐膨出和泄殖腔外翻时脐带插入位置异常。
3. 只有约15%的腹裂患者合并其他异常，且一般比脐膨出合并的异常轻得多。
4. 胎儿患腹裂和脐膨出时，孕妇甲胎蛋白水平均升高。

参考文献

Schlesinger AE, Parker BR: Abdominal wall abnormalities. In Kuhn JP, Slovis TL, Haller JO, editors: *Caffey's pediatric diagnostic imaging*, ed 10, Philadelphia, 2004, Mosby, p 1429.

Farmer DL: Abdominal wall defects. In Kuhn JP, Slovis TL, Haller JO, editors: *Caffey's pediatric diagnostic imaging*, ed 10, Philadelphia, 2004, Mosby, p 112.

相关参考文献

Blickman JG, Parker BR, Barnes PD: *Pediatric radiology—the requisites*, ed 3, Philadelphia, 2009, Mosby, pp 88-89.

点 评

腹裂是脐旁右侧腹壁缺损，涉及腹壁全部的三层结构。小肠必会被累及，并且根据定义，小肠未旋转。腹裂很少合并其他异常，合并异常的程度严重性往往低于脐膨出，包括胆囊发育不全、食管裂孔疝、梅克尔憩室等。腹裂时脐带插入位置正常，而脐膨出时则不正常。术后并发症几乎总是包括肠道动力障碍。在腹裂中，疝出的肠襻暴露在外，不像脐膨出那样有膜覆盖。暴露在羊水中的肠襻会出现水肿、失去光泽、发炎。鉴别诊断包括脐膨出（位于中线、有相关的异常、脐带插入疝囊）和泄殖腔外翻（脐带插入腹壁缺损处上方、膀胱缺如）。

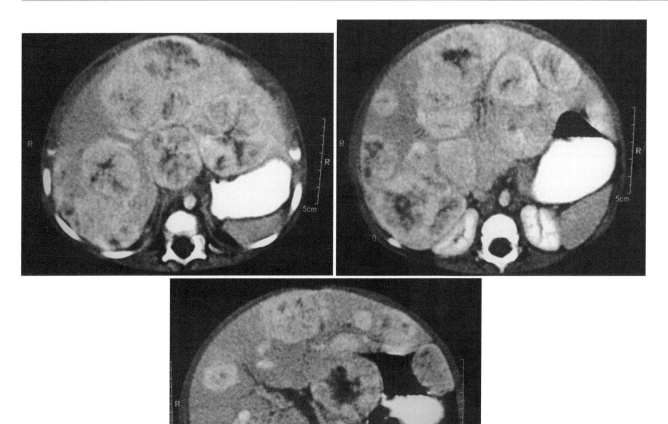

1. 2 个月女孩，常规体检触及肝缘，有何影像学表现？鉴别诊断有哪些？

2. 本病最常见的临床表现是什么？

3. 本病可能有哪些临床症状？

4. 如果婴儿肝大或扪及腹部肿块，应首选何种影像学检查？

诊断：血管内皮瘤

1. 轴位 CT 增强扫描图像示肝左、右叶内多个边界清楚的强化肿块。鉴别诊断包括血管内皮瘤、肝母细胞瘤、神经母细胞瘤肝转移。
2. 血管内皮瘤患儿最常见的临床表现是婴幼儿常规体检时偶然发现肝大。
3. 可能的临床症状包括腹胀和充血性心力衰竭。
4. 婴儿肝大应首选超声检查。血管内皮瘤于超声检查表现为高流量血管性病变，边界清楚，主要为低回声。

参考文献

Roos JE, Pfiffner R, Stallmach, Stuckmann G, Marincek B, Willi U: Infantile hemangioendothelioma, *Radiographics* 23:1649-1655, 2003.

相关参考文献

Blickman JG, Parker BR, Barnes PD: *Pediatric radiology—the requisites*, ed 3, Philadelphia, 2009, Mosby, pp 108-109.

点　评

血管内皮瘤是儿童第三常见的肝肿瘤（占所有儿童肝肿瘤的 12%），也是婴儿肝部最常见的良性血管性肿瘤、6 个月以下患儿最常见的有症状的肝肿瘤。男、女发病率之比为 1∶2，45%～50% 的患者合并皮肤血管瘤。血管内皮瘤常为良性。大多数肿瘤在患儿 1 岁以内持续生长，然后自行消退，可能是由于血栓和瘢痕形成所致。

肿瘤可能无症状而仅被偶然发现。大多数患者以肝大、腹胀或扪及上腹部肿块就诊。此外，由于瘤内有丰富的动静脉分流，故 50%～60% 的患者可能会出现心输出量增高和充血性心力衰竭。

超声检查可见与周围肝实质分界清楚的单发或多发病灶，有时可见钙化。

CT 平扫时，肿瘤常呈边界清楚的比正常肝实质更低密度的病灶。CT 增强扫描早期，病灶周边呈结节状强化，这一征象具有特征性。延迟扫描时，病灶呈向心性强化，病变与肝呈等密度。小病灶往往为多灶性，且常完全强化。

本病的鉴别诊断包括肝母细胞瘤。后者为一种恶性胚胎性肿瘤，是 5 岁以下婴幼儿最常见的原发性肝肿瘤。男、女发病率之比为 3∶2，且肿瘤多位于肝右叶（＞60% 病例）。90% 的肝母细胞瘤患者的血清甲胎蛋白水平升高，但血管内皮瘤患者通常正常；肝母细胞瘤常较大、单发，但亦可为多灶性。血管内皮瘤与血管瘤的鉴别有困难。

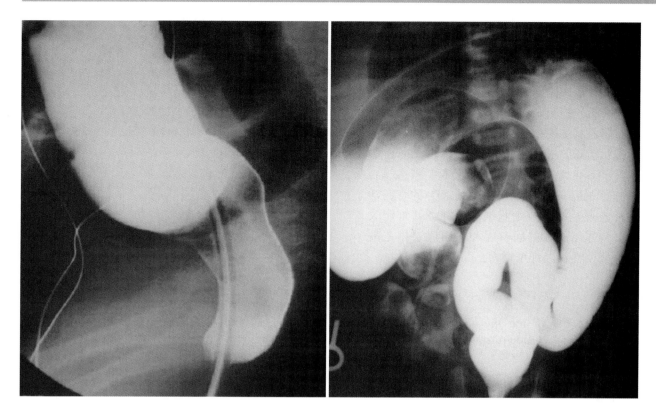

1. 新生男婴，出生后 48h 内未排胎粪。您的诊断是什么？
2. 直肠乙状结肠指数（rectosigmoid index）的正常值是多少？应如何测量？
3. 本病典型的临床表现是什么？
4. 本病的病理表现是什么？

诊断：希尔施普龙病

1. 造影剂灌肠造影侧位图像示乙状结肠管径大于直肠，符合希尔施普龙病（先天性巨结肠）。
2. 正常直肠乙状结肠指数应该大于 1。直肠横径应大于乙状结肠的横径。
3. 出生后 24h 胎粪未排出伴进行性肠管扩张。
4. 希尔施普龙病（Hirschsprung disease）的直肠活检病理表现是神经节细胞缺如、神经纤维肥大增生、受累结肠段的固有层和黏膜肌层内乙酰胆碱酯酶阳性神经纤维增多。

参考文献

Swischuk LE: *Imaging of the newborn, infant and young child*, ed 5, Philadelphia, 2004, Lippincott Williams & Wilkins, pp 445-453.

相关参考文献

Blickman JG, Parker BR, Barnes PD: *Pediatric radiology—the requisites*, ed 3, Philadelphia, 2009, Mosby, pp 94-95.

点　评

希尔施普龙病又被称为结肠神经节细胞缺失症，其特点为肠肌层和黏膜下神经节细胞缺如，导致受累肠段蠕动减少，进入无神经节结肠的蠕动波也减少，并且导致该节段肠管及肛门内括约肌的舒张异常或缺失。本病最常发生于足月新生男婴，在出生后几周内就可确诊。出生后 24h 未能排出胎粪以及肠管进行性扩张是其典型表现。神经节细胞缺乏最常累及结肠远端，超过 80％ 累及直肠或直肠乙状结肠区。腹部 X 线片表现为肠管扩张和肠道内气体的增加。造影剂灌肠造影通常可见无神经节细胞的过渡段，其近端结肠扩张。正常的直肠乙状结肠指数大于 1。如果直肠的横径小于乙状结肠横径，应提示希尔施普龙病。确诊需行直肠抽吸活检。本病典型的病理表现为神经节细胞缺失，神经纤维肥大、增生，固有层和黏膜肌层内的乙酰胆碱酯酶阳性神经纤维增加。

本病有两个亚型：短段型远端直肠神经节细胞缺失症和全结肠神经节细胞缺失症。通过造影剂灌肠造影是极难鉴别二者的。

年长患儿表现为慢性便秘，可能并发中毒性巨结肠。

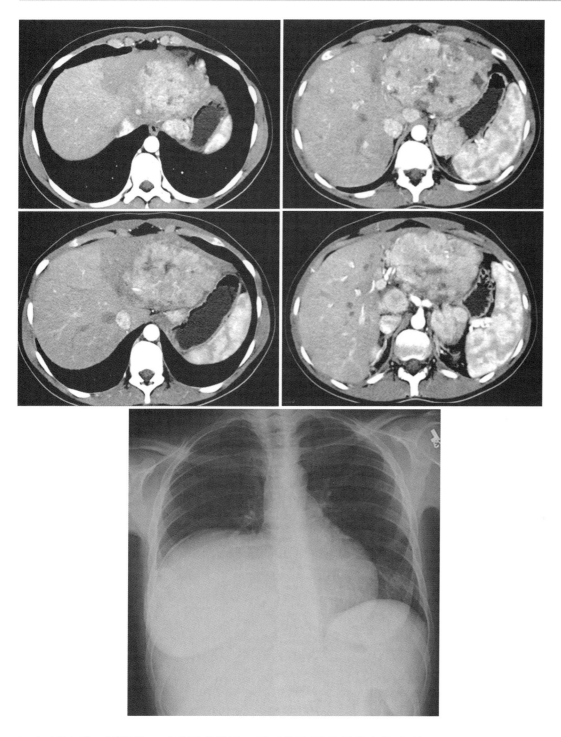

1. 14 岁女孩，因腹胀、呼吸困难就诊。其正位胸部 X 线片有何表现？

2. 仅根据胸部 X 线片，本例的鉴别诊断有哪些？

3. 腹部和盆腔 CT 增强扫描图像有何表现？

4. 约 50% 的本病患儿有易感因素。请列举之。

诊断：肝细胞癌

1. 右半横膈抬高。
2. 鉴别诊断包括可能导致横膈抬高的胸内及腹内病变，如膈神经麻痹、肺不张（不太可能，因无纵隔移位）、右侧膈下积液、右上腹巨大肿块。
3. 肝左叶巨大肿块，强化不均匀。
4. 约 50% 肝细胞癌（hepatocellular carcinoma, HCC）患儿有基础性肝病，较常见的有遗传性高酪氨酸血症、胆道闭锁、婴儿胆汁淤积、Alagille 综合征、糖原贮积症、慢性肝炎。

参考文献

Schlesinger AE, Parker BR: Tumors and tumor-like conditions. In Kuhn JP, Slovis TL, Haller JO, editors: *Caffey's pediatric diagnostic imaging*, ed 10, Philadelphia, 2004, Mosby, pp 1502-1503.

相关参考文献

Blickman JG, Parker BR, Barnes PD: *Pediatric radiology—the requisites*, ed 3, Philadelphia, 2009, Mosby, pp 111-112.

点 评

肝细胞癌在儿童中虽然不常见，但也是仅次于肝母细胞瘤的儿童第二常见的肝恶性肿瘤。小儿 HCC 有两个发病年龄高峰：2～4 岁及 12～14 岁。约 50% 的 HCC 患儿有基础性肝病，较常见的有遗传性高酪氨酸血症、胆道闭锁、婴儿胆汁淤积、Alagille 综合征、糖原贮积症、慢性肝炎等；但许多患儿并未发现任何基础性肝病。大部分 HCC 患儿常因右上腹缓慢增大的肿块就诊，该肿块可能是被患儿自己、父母或祖父母或在例行体检时发现的。许多患儿右上腹痛、恶心、呕吐、体重减轻。近 25% 的患儿有黄疸。

实验室检查示 40%～50% 的患儿有甲胎蛋白（α-fetoprotein，AFP）水平升高，另有较少的患者有 β-人绒毛膜促性腺激素（beta-human chorionic gonadotropin，β-hCG）水平异常。

本病的典型超声表现为回声不均的肝肿块伴门静脉增宽、血流速度加快。CT 平扫图像示肿瘤，典型者密度低于肝，但有时也可呈等密度。增强扫描图像可见肿瘤常呈不均匀强化，如有门静脉、下腔静脉、肝静脉和肝动脉受侵，亦可显示。

如果考虑行手术切除，则应行 MRI 及 MR 血管造影，以使肿瘤的边缘和血管结构得以最佳地显示。

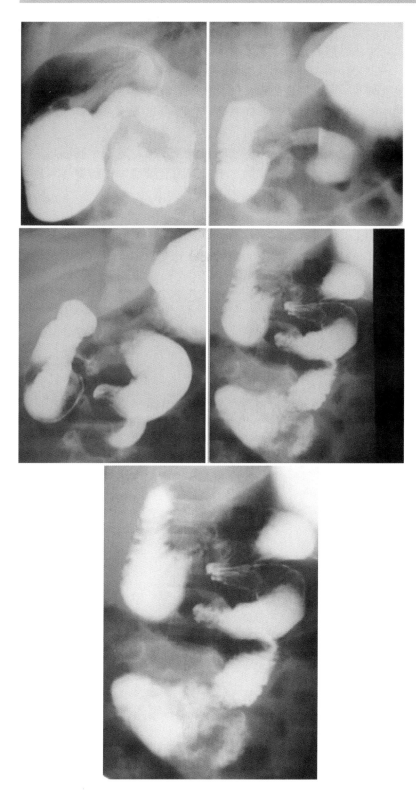

1. 该胆汁性呕吐婴儿有何影像学表现？您的诊断是什么？
2. 本病的典型临床表现是什么？
3. 本病的腹部 X 线片有何表现？
4. 本病该如何治疗？

诊断：中肠扭转

1. 上消化道造影片示十二指肠近端扩张、皱襞增厚、呈典型的螺旋形走行（近端空肠在右或中上腹部呈螺旋形向下走行），这些是中肠扭转的特征性表现。
2. 胆汁性呕吐是中肠扭转的典型表现；但胆汁性呕吐多非中肠扭转所致。
3. 高位肠梗阻是本病的典型腹部 X 线片表现；但由于肠扭转和梗阻为间断性，故肠气可能表现为正常。
4. 中肠扭转是外科急症。治疗首选 Ladd 手术。

参考文献

Ortiz-Neira CL: The corkscrew sign: midgut volvulus, *Radiology* 242:315-316, 2007.

相关参考文献

Blickman JG, Parker BR, Barnes PD: *Pediatric radiology—the requisites*, ed 3, Philadelphia, 2009, Mosby, pp 70-72.

点　评

正常胚胎发育第 6 周左右时，中肠通过脐带疝出，最终，绕肠系膜上动脉逆时针旋转 270°后于胚胎发育第 10～12 周时退回腹腔。此时，正常的小肠系膜应以宽基附着于后腹壁，从左上腹十二指肠空肠交界处（duodenojejunal junction，DJJ）至右下腹的盲肠呈对角线延伸。肠旋转不完全引起肠旋转不良。腹膜束带（Ladd 束带）将异位的高位盲肠固定于后腹壁，而且较靠近端的束带常环绕十二指肠和空肠。由于肠系膜根部缩短，肠旋转不良患者易患中肠扭转和小肠梗阻。如果肠围绕缩短的肠系膜根部扭转，伴行的肠系膜上血管则受压（先静脉，后动脉），可以导致危及生命的小肠缺血和坏疽性肠坏死。在新生儿患者中，肠旋转不良伴中肠扭转的典型表现为胆汁性呕吐，其影像学表现符合高位肠梗阻。对于疑有肠旋转不良伴中肠扭转者，应进行上消化道造影。通过口服或鼻胃管给予钡剂。在标准正位片上，正常的 DJJ 位于脊柱左侧椎弓根的左侧、十二指肠球部水平；十二指肠的 C 形袢各段依次向后、下、前、上方走行。约 60％肠

旋转不良的患者可见并发异常，包括先天性心脏病并内脏异位、膈疝、前腹壁缺损。其他的并发异常包括：肛门闭锁、十二指肠闭锁、十二指肠蹼、环状胰腺、胆道闭锁。DJJ 下移是肠旋转不良的典型上消化道造影表现，同时，正位片可见 DJJ 右移，侧位片可见 DJJ 走行异常。肠旋转不良伴中肠扭转者，影像学表现还包括十二指肠扩张及积液、近端小肠梗阻、螺旋征、肠壁水肿、十二指肠皱襞增厚。肠旋转不良伴中肠扭转是外科急症。

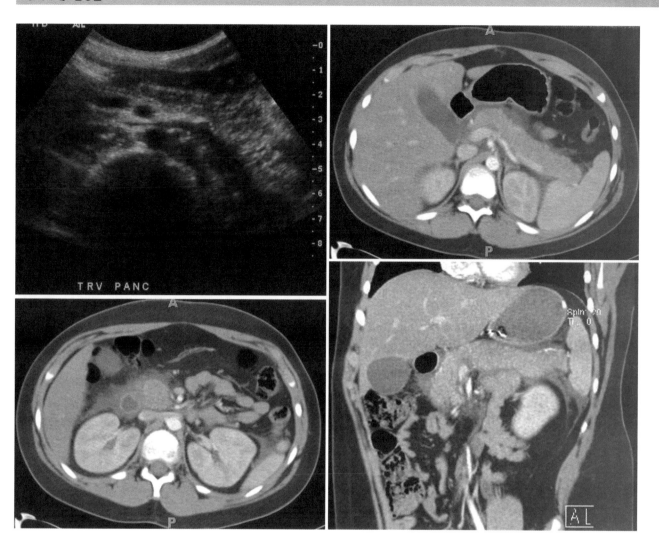

1. 患儿，男，6岁，腹痛。该患儿有何影像学表现？
2. 本例的诊断是什么？
3. 本例有何鉴别诊断？
4. 本病有哪些并发症？

诊断：急性胰腺炎

1. 超声图像显示胰体和胰尾部增粗、回声减低。超声及 CT 图像均示胰周积液、胰头水平胆总管扩张。毗邻胰头的十二指肠袢扩张。
2. 急性胰腺炎。
3. 从影像学表现看，急性胰腺炎基本上是唯一诊断。
4. 本病的并发症包括：积液、胰腺假性囊肿形成、胰腺坏死、慢性胰腺炎、脂肪坏死、脾静脉血栓形成、脓肿形成、瘘。

参考文献

Balthazar EJ, Freeny PC, Van Sonnenbergh E: Imaging and intervention in acute pancreatitis, *Radiology* 193:297-306, 1994.
Benifla M, Weizman Z: Acute pancreatitis in childhood: analysis of literature data, *J Clin Gastroenterol* 37:169-172, 2003.

相关参考文献

Blickman JG, Parker BR, Barnes PD: *Pediatric radiology—the requisites*, ed 3, Philadelphia, 2009, Mosby, pp 113-114.

点 评

儿童急性胰腺炎较成人少见。饮酒、胆石、药物是急性胰腺炎的首要原因，其他原因有：特发性（23%）、外伤（22%）、结构和解剖学异常（如胰腺分裂、环状胰腺）（15%）、药物治疗（如化疗药物）（12%）、曾有病毒感染（10%）、遗传和代谢性疾病（如高胆固醇血症）（2%）。此外，人免疫缺陷病毒感染和囊性纤维化患儿较易患急性胰腺炎。本病最常见的临床症状和体征是：腹痛伴呕吐、腹部压痛伴腹胀。

淀粉酶、脂肪酶、胰蛋白酶原水平升高，并有典型的腹痛及呕吐，高度提示急性胰腺炎。影像学检查有利于确立诊断、缩小鉴别诊断的范围并排除并发症。

腹部立位 X 线片有助于排除肠穿孔。超声由于无电离辐射，是首选的断层影像学检查方法。超声可显示胰腺增大、继发于炎症的胰腺回声增加、积液和坏死（如果有的话）。但是，肠气增加易影响超声经中线切面观察胰腺。口服（水）和静脉注射造影剂后行 CT 检查是诊断本病最可靠的影像学检查方法。Balthazar 建立了急性胰腺炎的 CT 严重性指数（CT severity index，CTSI），将急性胰腺炎的 CT 表现做了分级，根据分级判断其严重程度并预测并发症的发生率及死亡率。CTSI 对急性胰腺炎的严重程度和胰腺坏死范围分别计分，胰腺炎的程度越重、坏死的范围越广，计分越高。根据两项得分相加，以判断胰腺炎的等级。CTSI 计 0～3 分者，其死亡率为 3%，并发症发生率为 8%；计 4～6 分者，其死亡率为 6%，并发症发生率为 35%；计 7～10 分者，其死亡率为 17%，并发症发生率为 92%。判断坏死的存在最为重要，因其显著影响并发症的发生率和死亡率。

胰腺分裂是胰管系统最常见的先天性异常。该异常系由腹侧和背侧胰管未能融合所致。此时，腹侧胰管（Wirsung 管）仅引流腹侧胰腺原基产生的胰液，而胰液大部分经背侧胰管（Santorini 管）由小乳头引流。环状胰腺是另一种罕见的胰腺先天性异常。由于腹侧原基旋转不完全，导致部分胰腺包绕十二指肠降部。此两种异常可经内镜逆行胰管造影确诊。磁共振胰腺成像对胰腺分裂具有高度的敏感性和特异性。利用胰泌素刺激胰液分泌后行 MR 胆管胰腺造影有助于检出胰腺分裂。

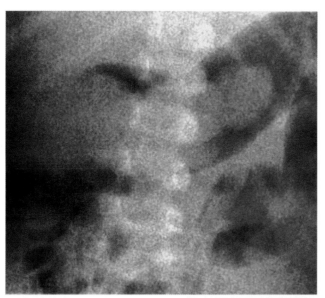

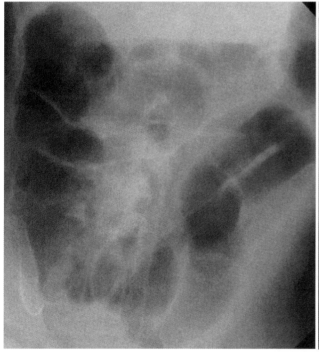
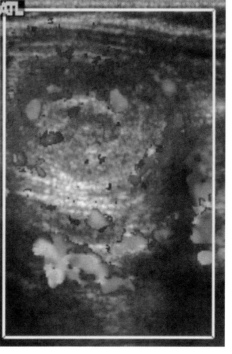

1. 本病最好发于何处?
2. 本病有何常见的临床表现?
3. 本病的最好发年龄是多大?
4. 本病最常见的病因是什么?

诊断：急性回盲肠套叠

1. 本病最好发于回肠末端和回盲瓣。
2. 本病的常见临床表现有：嗜睡与烦躁相交替、腹部绞痛、右腹部扪及肿块、果冻样便、肠梗阻、呕吐。
3. 本病的最好发年龄是 3 个月～1 岁。对于 3 岁以上的肠套叠患儿，应寻找致病点（lead point），如梅克尔憩室、息肉、淋巴瘤、肠壁出血等。
4. 本病多为特发性。本病好发于冬、春两季，与病毒（特别是腺病毒）感染有关，但亦可与肠道病毒、埃可病毒及人疱疹病毒有关。

参考文献

Kimberly E: Applegate intussusception in children: imaging choices, *Semin Roentgenol* 43(1):15-21, 2008.

相关参考文献

Blickman JG, Parker BR, Barnes PD: *Pediatric radiology— the requisites*, ed 3, Philadelphia, 2009, Mosby, pp 73-75.

点　评

肠套叠是婴幼儿急性肠梗阻第二常见的病因，发病率仅次于幽门梗阻。本病多为特发性，由于回肠末端淋巴组织增生导致回结肠套叠。仅不到 25% 的患儿可见典型的腹部绞痛、呕吐、血便三联征。腹部 X 线片对于肠套叠的敏感性约为 45%，但对于筛查其他疾病有重要意义，如便秘、肿块、结石、肠扭转、伴腹腔游离气体的肠穿孔等。如见结肠走行区内弧形肿块影（新月征），特别是横结肠近肝曲处，几乎可确诊肠套叠。超声是诊断肠套叠的首选影像学检查方法，经验丰富者，其敏感性可达 98%～100%，特异性可达 88%～100%。假肾征或牛眼征常具有诊断意义。最常采用的缓解肠套叠的方法为空气或钡剂灌肠。

空气灌肠复位术对于患儿安全、有效。患儿取侧卧位，经直肠插管。确定无空气泄漏后，在气压计（<120mmHg）及透视监测下向结肠内注入空气。

见空气反流入盲肠及回肠末端后，检查即完成。灌肠的绝对禁忌证为肠穿孔或腹膜炎。三次尝试空气灌肠复位失败或患有腹膜炎或肠穿孔者，应行外科手术治疗。

对肠套叠灌肠复位成功率影响最大的因素是症状持续时间。症状持续超过 24～48h 者，其复位成功率明显下降。

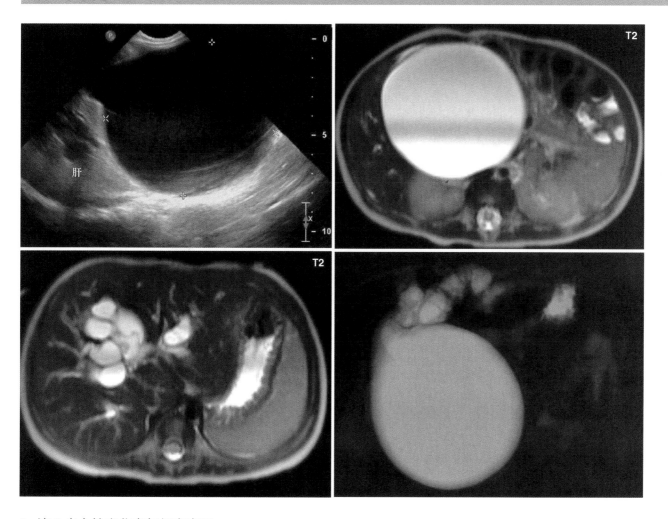

1. 该 2 岁女性患儿有何超声表现？

2. 该患儿尚有何 MRI 和 MR 胆管胰腺造影表现？

3. 本例有何鉴别诊断？

4. 本病的病因是什么？

诊断：胆总管囊肿

1. 胆总管及肝内胆管扩张。

2. 轴位 T2WI 及冠状位 MR 胆管胰腺造影图像示胆总管受累范围、胰胆管交界区（pancreaticobiliary junction，PBJ）、肝总管及肝内胆管。MR 胆管胰腺造影的背景图像中尚可见胃和肠袢。

3. 本例的诊断为 Ⅰ 型胆总管囊肿。鉴别诊断包括慢性胆管炎、梗阻性胆石症、胰腺假性囊肿、肝包虫囊肿。

4. 本病的病因为胆总管与胰管异常连接，使得胰液与胆汁混合。

参考文献

Chavhan GB, Babyn PS, Manson D, et al: Pediatric MR cholangiopancreatography: principles, technique, and clinical applications, *Radiographics* 28(7):1951-1962, 2008.

Todani T, Watanabe Y, Narusue M, Tabuchi K, Okajima K: Congenital bile duct cysts: classification, operative procedures, and review of thirty-seven cases including cancer from choledochal cyst, *Am J Surg* 134:263-269, 1977.

相关参考文献

Blickman JG, Parker BR, Barnes PD: *Pediatric radiology—the requisites*, ed 3, Philadelphia, 2009, Mosby, pp 103-106.

点 评

胆总管囊肿在美国少见，其活婴发生率为 1/（100000～150000）；而在日本，其活婴发生率高达 1/1000。本病为少见的先天性异常，患儿之肝外和（或）肝内胆管呈囊状或梭形扩张。约 2/3 患者于 10 岁前获诊。Todani 等根据胆总管造影所示囊肿的部位及肝内外囊肿的数量将本病分为 5 型：Ⅰ 型又分为 Ⅰ A 型（胆总管囊状扩张）、Ⅰ B 型（胆总管远端节段性局限性扩张）、Ⅰ C 型（肝总管和胆总管均呈梭形扩张）3 个亚型；Ⅱ 型为真性胆总管憩室；Ⅲ 型为胆总管之十二指肠内段局限性囊状扩张；Ⅳ 又分为 Ⅳ A 型（多发肝内外胆管囊肿）和 Ⅳ B 型（仅有多发肝外胆管囊肿）；Ⅴ 型为单发或多发的肝内胆管囊状扩张。胆总管囊肿多见于女性，占全部患者的 70％～84％。约 1/3 患者可见典型的腹痛、黄疸、腹部肿块三联征。超声是本病的最佳筛查方法。MR 胆管胰腺造影快速、准确、无创，可代替内镜逆行胆管造影评估胆道疾病。胆总管囊肿常通过超声诊断。但囊肿分型、受累段长度、有无蛋白栓或结石及其部位、胰胆管交界区（PBJ）、胆总管长度等信息对于制订手术计划十分必要。以往采用内镜逆行胆管造影获取这些信息。然而，MR 胆管胰腺造影对于胆总管囊肿评估的准确性为 100％。^{99m}锝-地索苯宁肝胆闪烁显像术可提供关于放射性核素被肝摄取及在扩张的胆管内聚集的生理信息。

本病的并发症有：胆石症、胆总管结石病、肝硬化及门静脉高压、恶变（多为腺癌）、胰腺炎。为减少并发症的发生风险，一旦确诊，即应行胆总管囊肿完全切除术，以免累及胰管及胰胆管共同通道。

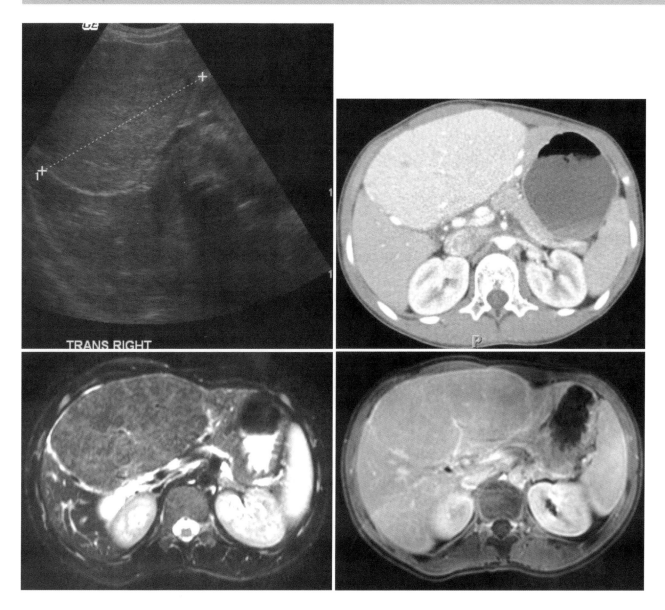

1. 患儿，女，12岁，无症状。该患儿有何影像学表现？
2. 本例最可能的诊断是什么？本病在儿童期是否常见？
3. 本病预后如何？
4. 本病有何鉴别诊断？

诊断：局灶性结节性增生

1. 超声图像示一巨大肝内肿块，边界清楚，与正常肝实质比较，肿块呈较高回声。CT 增强扫描图像示一均匀强化的巨大富血供肿块，累及肝左、右叶各一部分，未见明显钙化、坏死或中央瘢痕。轴位 T2WI 示肿块呈等信号，但其结构与正常肝实质不同。T1WI 增强扫描图像示肿块均匀强化，其强化程度亦与肝实质相当。

2. 最可能的诊断是局灶性结节性增生（focal nodular hyperplasia，FNH）。本病少见于儿童，最常见于 20～40 岁的女性。

3. 本病预后良好。对于有症状或影像学表现不典型者，可行手术治疗。

4. 本病的鉴别诊断包括巨大血管瘤、肝细胞癌（纤维板层型）、肝腺瘤、转移瘤；对于幼儿还需与肝母细胞瘤相鉴别。

参考文献

Hussain SM, et al: Focal nodular hyperplasia: findings at state-of-the-art MR imaging, US, CT, and pathologic analysis, *Radiographics* 24:3-17, 2004.

相关参考文献

Blickman JG, Parker BR, Barnes PD: *Pediatric radiology—the requisites*, ed 3, Philadelphia, 2009, Mosby, pp 109-110.

点　评

局灶性结节性增生（FNH）是最常见的肝良性肿瘤之一，仅次于血管瘤。FNH 多见于女性（80%～95%），好发年龄为 20～40 岁；少见于儿童。

FNH 是一种增生性疾病，其内可见所有的肝正常成分，但其结构有异常。行肝功能检查，结果往往在参考值范围以内。

FNH 可分为 2 型：典型 FNH（占 80%）和不典型 FNH（占 20%）。大体观，典型 FNH 的轮廓呈分叶状，其实质由自中央瘢痕发出的放射状纤维分隔环绕的结节构成。鉴别本病与其他富血供肝疾病，如肝细胞腺瘤、肝细胞癌、富血供转移瘤等，对于保证合理的治疗尤为重要。无症状的 FNH 患者无需活检或手术。

超声常是最早发现肝局灶性病变的影像学检查手段。与周围正常的肝实质相比，本病可能仅有轻微的回声改变。如有中央瘢痕，则可能较易被超声发现。病变可能为稍低回声、等回声或稍高回声。MRI 的敏感性和特异性均高于超声和 CT。FNH 一般于 T1WI 呈等或低信号，于 T2WI 呈稍高或等信号，中央瘢痕于 T2WI 呈高信号。动脉相，FNH 呈明显均匀强化；中央瘢痕呈延迟强化。大部分患者于影像学检查均可见中央瘢痕，FNH 内的瘢痕量及中央瘢痕的大小可有不同。中央瘢痕于 T2WI 一般呈高信号（与肝细胞癌不同），于 T1WI 呈低信号。

CT 或 MRI 可有把握地诊断典型 FNH。不典型 FNH 可能表现为巨大肿块，有时可能多发。肿瘤可能强化较轻，中央瘢痕呈罕见表现或无强化，延迟期假包膜强化。这些不典型 FNH 与其他良、恶性病变可能很难鉴别，如肝腺瘤、肝细胞癌、纤维板层型肝细胞癌、富血供转移瘤等。

诊断本病的最佳影像学检查方法须能显示中央瘢痕或显示肝巨噬细胞（Kupffer 细胞）活动。CT 和 MRI 显示中央瘢痕最佳，而显示肝巨噬细胞活动的最佳检查方法是放射性核素扫描。肝细胞性肿瘤如肝腺瘤和肝细胞癌亦可示放射性核素摄取增加。然而，MRI 超顺磁性造影剂或肝特异性造影剂可能会在未来挑战放射性核素扫描的地位。

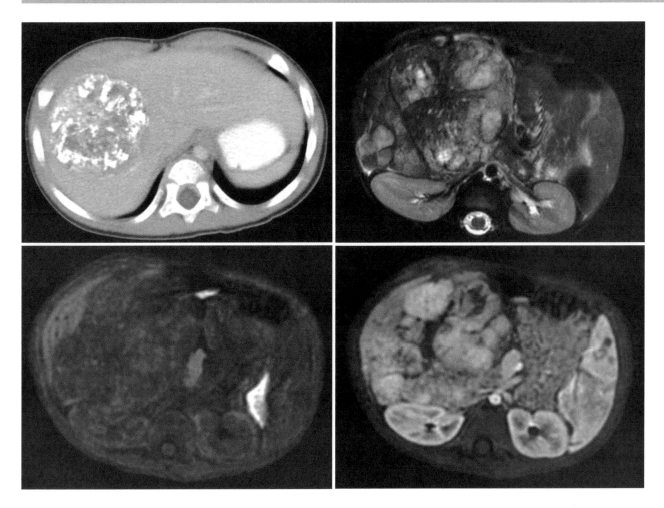

1. 这两个婴儿均可于右上腹扪及肿块。这两个患儿有何影像学表现?
2. 您的诊断是什么?
3. 有何鉴别诊断?
4. 曾患感染,如肝炎,是本病的易感因素。此说法是否正确?

病例 106

诊断：肝母细胞瘤

1. 患儿1：CT轴位增强扫描图像示肝右叶一边界清楚的巨大致密钙化肿块。患儿2：肝右叶一边界清楚的巨大肿块，稍向外生长，呈T2WI混杂信号、不均匀强化。

2. 肝母细胞瘤。

3. 鉴别诊断有：血管内皮瘤、神经母细胞瘤肝转移、间充质错构瘤、肝细胞癌。

4. 此说法错误。肝母细胞瘤是一种先天性肝恶性肿瘤。有的病例为家族性的，有的病例可能有第11对染色体短臂的部分基因缺失。

参考文献

Sallam A, Paes B, Bourgeois J: Neonatal hepatoblastoma: two cases posing a diagnostic dilemma, with a review of the literature, *Am J Perinatol* 22:413-419, 2005.

相关参考文献

Blickman JG, Parker BR, Barnes PD: *Pediatric radiology—the requisites*, ed 3, Philadelphia, 2009, Mosby, pp 110-111.

点 评

肝母细胞瘤是很小的幼儿最常见的肝肿瘤，也是仅次于肾母细胞瘤和神经母细胞瘤的年长儿童最常见的腹部恶性肿瘤之一。本病虽然多见于婴幼儿，但亦可见于15岁以上的年长儿童。无痛性腹部肿块和肝大是本病最常见的临床表现。Beckwith-Wiedemann综合征、偏侧肥大、家族性腺瘤性息肉病患者的肝母细胞瘤发病率较高。本病有5个组织学类型：①纯胎儿型；②胚胎型；③混合上皮型；④间叶或粗大小梁型（macrotrabecular）；⑤小细胞未分化型。胎儿型预后最佳，小细胞未分化型预后最差。90%以上的患者可见血清AFP水平升高；诊断时无AFP表达者，其生物学侵袭性较强。本病常见转移；肺和主动脉旁淋巴结转移多见，脑转移少见。约60%的患者累及肝右叶，约50%的患者可见钙化。肿瘤一般边界清楚，质地不均，后者可能与肿瘤坏死或出血有关。

多普勒超声是检出及了解肝母细胞瘤累及范围的首选检查方法。除超声外，还需进一步行CT或MRI等断层影像学检查，其目的为：①了解肿瘤是否累及肝静脉、门静脉或下腔静脉；②了解肿瘤累及哪些肝叶、肝段。这对于制订术前计划及监测化疗疗效极为重要。化疗有助于降低肿瘤分级，使其易于切除或行肝移植。本病可转移至肺、主动脉旁淋巴结，少见脑转移。

超声图像示实性肿块，因瘤内出血或坏死或钙化，其内部回声不均。彩色双功能超声图像示肿瘤呈富血供。CT图像可能示混杂密度肿块，与正常肝实质比较，主要呈低密度。增强扫描时，肿瘤呈不均匀强化，强化程度低于正常肝实质。肝母细胞瘤于T1WI可能呈低信号，于T2WI一般呈高信号，但可能因不同程度的出血及坏死而信号多变。增强扫描时，肿瘤强化不均匀。

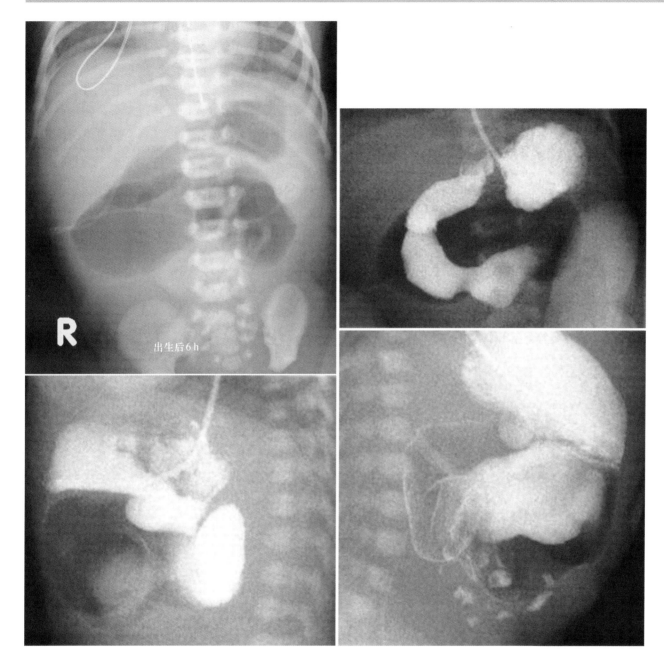

出生后6h

1. 新生儿，胆汁性呕吐。该患儿有何影像学表现？

2. 您的诊断是什么？

3. 有何鉴别诊断？

4. 本病的病因是什么？

诊断：空肠闭锁

1. 前后位腹部 X 线片示近段肠管扩张、积气，提示上消化道梗阻。远段肠袢未见明显气体影。上消化道钡剂检查示近段空肠几乎完全梗阻，十二指肠扩张，仅有少量钡剂进入梗阻部位远端的小肠。

2. 空肠闭锁。

3. 考虑到患儿为新生儿，其鉴别诊断有外源性和内源性肠梗阻，包括：十二指肠闭锁、空肠闭锁、胎粪性肠梗阻、胎粪栓塞综合征、Hirschprung 病、回肠重复畸形囊肿、肠旋转不良、肠扭转等。

4. 一般认为，本病的原因是宫内肠扭转、肠系膜上动脉闭塞、肠套叠等导致的肠缺血。

参考文献

Berrocal T, et al: Congenital anomalies of the upper gastrointestinal tract, *Radiographics* 19(4):855-872, 1999.

相关参考文献

Blickman JG, Parker BR, Barnes PD: *Pediatric radiology—the requisites*, ed 3, Philadelphia, 2009, Mosby, p 90.

点 评

根据闭锁的水平不同，空肠回肠闭锁可表现为胆汁性呕吐、胎粪未能排出或腹胀等。空肠近段闭锁可表现为胆汁性呕吐，而空肠远段或回肠闭锁则表现为不能排出胎粪。迟发性部分性或不完全性空肠闭锁患儿，可能表现为生长发育停滞。本病的放射学检查应从腹部 X 线片开始。X 线片示闭锁部位近段小肠扩张。空肠或近段回肠梗阻可见少数明显扩张的肠袢。回肠远段梗阻一般可见梗阻部位近段广泛而较一致的肠管扩张。如有软组织肿块或弧形钙化，提示肠梗阻并发症，如肠穿孔并胎粪性腹膜炎、假性囊肿形成、节段性肠扭转等。

本例 X 线片表现及临床症状提示近段肠梗阻，故行上消化道检查。钡剂自十二指肠进入空肠近段延迟，仅有少量钡剂通过。有时，闭锁为不完全性，可允许造影剂通过。

如疑为远段闭锁，则应采用水溶性造影剂行灌肠检查。结肠的大小有助于鉴别诊断。结肠细小可见于远段梗阻，如回肠闭锁、胎粪性肠梗阻、全结肠型 Hirschprung 病。结肠大小正常或接近正常者，可见于空肠或近段回肠闭锁或回肠重复畸形。宫内受累越早，则结肠越细小。造影剂反流进入正常大小的回肠末端，提示回肠远端闭锁。空肠闭锁可多发，其远段可能还有闭锁。

如有任何肠穿孔征象，应避免行灌肠检查。本病的预后取决于残余的有功能的肠管的多少。可能的并发症有：肠运动障碍、功能性肠梗阻、粘连带所致的迟发性肠梗阻。

回肠闭锁与一些综合征及染色体异常有关，如 21 三体综合征。

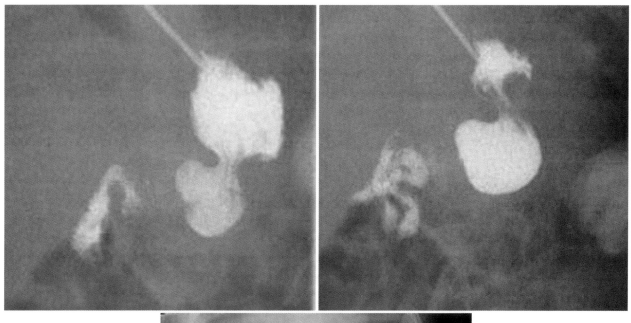

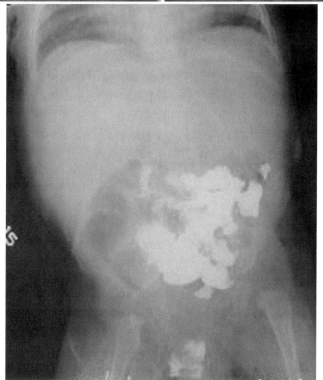

1. 新生儿，胆汁性呕吐。该患儿有何影像学表现？
2. 您的诊断是什么？
3. 超声在本病的诊断中有何作用？
4. 试列举与本病相关的综合征。

诊断：肠旋转不良

1. 上消化道钡剂检查示十二指肠冗长，十二指肠空肠交界处（DJJ）位于脊柱右侧。8h 后腹部 X 线片随访示结肠位于左上及左下腹。

2. 肠旋转不良不伴肠扭转。

3. 超声对有症状的患者具有较高的诊断准确率，且可用于本病的筛查。肠系膜上动脉（superior mesenteric artery，SMA）与肠系膜上静脉（superior mesenteric vein，SMV）关系反转（即 SMA 位于 SMV 右侧）可见于肠旋转不良，但亦可见于中肠旋转正常者。

4. 与本病相关的综合征有：苹果皮样肠闭锁（apple-peel intestinal atresia）、Cornelia de Lange 综合征、Cantrell 五联症、猫眼综合征、染色体异常（13、18、21 三体综合征）、马方综合征、梅干腹综合征。

参考文献

Applegate KE, Anderson JM, Klatte EC: Intestinal malrotation in children: a problem-solving approach to the upper gastrointestinal series, *Radiographics* 26 (5):1485-1500, 2006.

相关参考文献

Blickman JG, Parker BR, Barnes PD: *Pediatric radiology— the requisites*, ed 3, Philadelphia, 2009, Mosby, pp 87-88.

点 评

肠旋转不良的定义为：胚胎期中肠在自腹腔外经脐腔回旋至腹腔的过程中，未能按逆时针方向旋转 270°。这使得肠系膜附着异常、肠系膜根部缩短，后者可能会导致中肠扭转，从而可能会危及生命。肠旋转不良在出生婴儿中的发生率约为 1/500，一般于新生儿期或婴儿期即被检出，其中，约 75% 于新生儿期出现症状，约 90% 于 1 岁内出现症状。

本病的典型临床表现为胆汁性呕吐，伴或不伴腹胀，这些症状是由于腹膜索带所致的十二指肠梗阻或中肠扭转所致。

肠旋转不良可伴有一些综合征和其他畸形。肠旋转不良可见于脐膨出和腹裂或先天性膈疝患儿，这些患儿的正常胚胎发育及其肠管位置均有异常。在内脏异位综合征患儿，肠旋转不良极为常见。

肠旋转不良患儿之中肠系膜较短，特别是 DJJ 至盲肠之间的部分；因此，肠管易沿逆时针方向绕 SMA 和 SMV 扭转。

本病的影像学检查首选上消化道造影。应在透视下直接观察钡剂首过十二指肠，了解十二指肠的走行以及 DJJ 的位置。正常情况下，正位片可见 DJJ 位于十二指肠球部水平之椎体的左侧椎弓根之左侧，于侧位片可见 DJJ 位置靠后（腹膜后）。然而，可有些变异与肠旋转不良表现相似，特别是在上消化道造影正位片上。正常 DJJ 下移可视为变异，可能系由活动度较高的十二指肠悬韧带（Treitz 韧带）受邻近扩张的胃或肠管推移所致。

对患儿拍摄真正的前后位 X 线片对于诊断本病非常重要，因为斜位片可能会导致对 DJJ 位置的误判。十二指肠冗长是个挑战，这使得难以判断 DJJ 位置是否正常。延迟成像以观察盲肠，有助于对影像学表现模棱两可者的诊断。80% 的肠旋转不良患者之盲肠位置有异常，其近段空肠肠袢位于右腹部。对于诊断一直不明确者，应重复行上消化道检查。

对于有急性症状者，应紧急行上消化道检查，因为急性肠扭转需行紧急 Ladd 手术治疗。Ladd 手术中，术者切断腹膜索带以解除肠梗阻，并将小肠和结肠分别固定于右、左腹部。

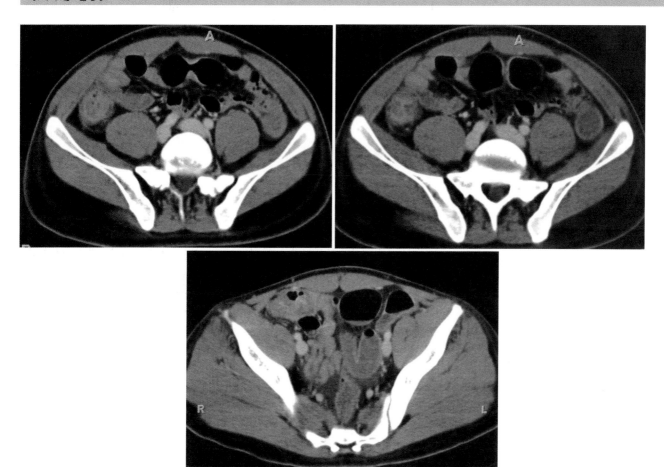

1. 该患者有何影像学表现?
2. 本病的临床表现是什么?
3. 本病的鉴别诊断有哪些?
4. 本病的病因是什么?

诊断：盲肠炎

阻、穿孔、持续消化道出血及临床情况恶化时，建议行手术治疗。

1. CT 增强扫描图像示升结肠及盲肠肠壁局限性增厚、强化，并可见盆腔游离积液。
2. 腹胀、右下腹痛、血便、发热、呕吐。
3. 本病的鉴别诊断有良性和恶性肿瘤、炎性病变（如阑尾炎、憩室炎、克罗恩病）、感染性疾病、先天性疾病（如盲肠扭转、肠重复畸形囊肿）。
4. 盲肠炎是坏死性小肠结肠炎的一种，累及右半结肠和回肠，见于中性白细胞减少症患者。后者可继发于白血病、淋巴瘤、再生障碍性贫血、获得性免疫缺陷综合征、化疗及移植术后。

参考文献

Davila ML: Neutropenic enterocolitis: current issues in diagnosis and management, *Curr Infect Dis Rep* 9(2):116–120, 2007.

相关参考文献

Blickman JG, Parker BR, Barnes PD: *Pediatric radiology—the requisites*, ed 3, Philadelphia, 2009, Mosby, pp 99–101.

点　评

中性白细胞减少性小肠结肠炎或称盲肠炎（源于希腊语 typhlon，意为盲肠），是一种继发于由疾病或化疗引起的中性白细胞减少症的临床综合征。本病的特点是炎症累及升结肠和（或）小肠，可导致肠缺血、坏死、菌血症、出血和穿孔。

目前，CT 被认为是评价回盲部的首选的影像学检查方法。局限性右半升结肠壁明显增厚，结合相应的临床表现，可确诊本病。右下腹超声检查可显示"靶征"，为肠壁增厚及黏膜回声增强所致。

X 线检查可见小肠梗阻、右下腹肠气减少、右半结肠肠壁增厚、肠壁积气。超声或 CT 图像发现肠壁增厚支持本病之诊断。

中性白细胞减少性小肠结肠炎的处理尚有争议。目前尚无关于药物或手术治疗的前瞻性或高质量的回顾性研究。多数作者建议先采用肠道休息、静脉输液、全肠外营养、广谱抗生素等保守的治疗。如有梗

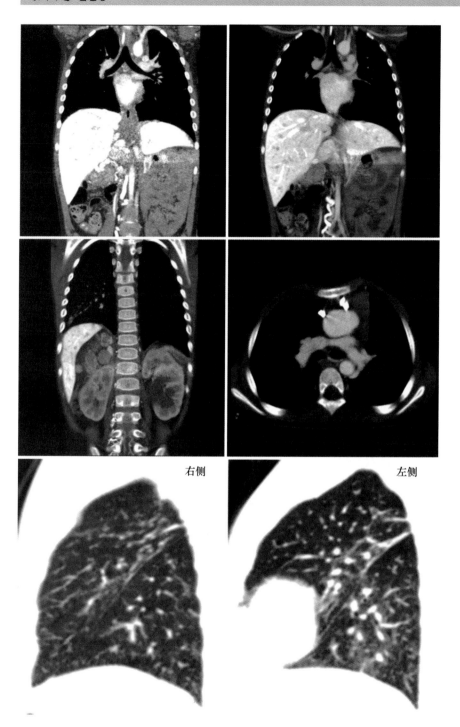

右侧   左侧

1. 该患者有哪些 CT 表现?

2. 该患者的诊断是什么?

3. 还应排除哪些合并畸形?

4. 该患者可能的急腹症病因是什么?

诊断：左房异构并多脾（内脏异位）

1. 双侧对称的肺动脉下主支气管、多脾、双侧形态学左肺。
2. 左房异构并多脾（polysplenia in left isomerism）。
3. 心脏畸形、下腔静脉中断经奇静脉回流、双上腔静脉、十二指肠前门静脉症、肠旋转不良。
4. 中肠扭转。

参考文献

Borenstein SH, Langer JC: Heterotaxia syndromes and their abdominal manifestations, *Curr Opin Pediatr* 18:294-297, 2006.

相关参考文献

Blickman JG, Parker BR, Barnes PD: *Pediatric radiology—the requisites*, ed 3, Philadelphia, 2009, Mosby, p 116.

点　评

内脏异位的两大类型是无脾综合征（右房异构）和多脾综合征（左房异构）。无脾综合征的特点是双侧均为右侧结构，包括：肝位于中央、无脾、双侧形态学右肺。多脾综合征的特点是双侧均为左侧结构，包括：多脾、双侧形态学左肺。

除多脾外，多脾综合征还可有其他异常。下腔静脉中断经奇静脉回流较常见。肝静脉可单独汇入共同心房；双上腔静脉可能与冠状窦连接。除易合并先天性心脏病（如大动脉转位、肺动脉瓣狭窄等）外，内脏异位综合征患儿常有胃肠道异常，包括十二指肠前门静脉症、胆道闭锁、胃扭转。肠旋转异常引起的中肠扭转可引起可能危及生命的急腹症。

多脾综合征或左房异构在胸部 X 线片上表现为双侧对称的形态学左侧主支气管，其特征为隆突角增大、肺动脉下主支气管。CT 可以很容易地证实上述表现。此外，双肺均仅有斜裂而无水平裂。多个脾可位于上腹部的任何位置。

本病预后情况多样，一般采取对症治疗。

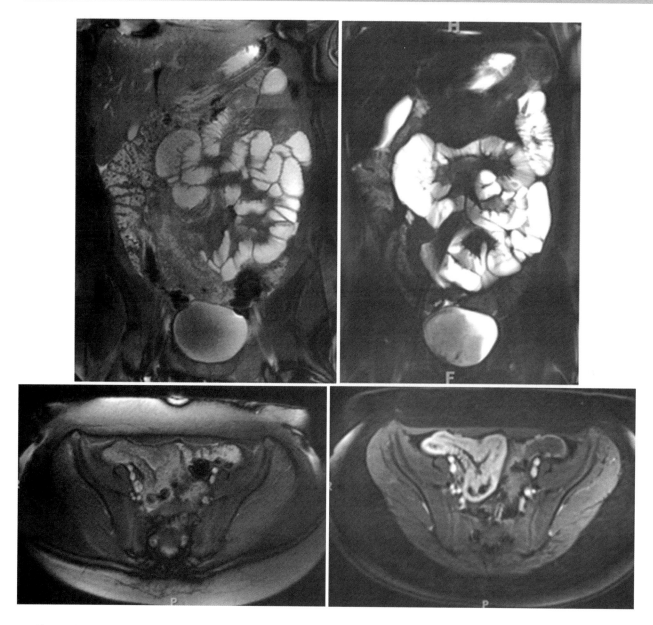

1. 该 13 岁腹痛女孩有何 MRI 表现?
2. 该病例使用了哪些序列?
3. 最可能的诊断是什么?
4. 该病的特征性影像学表现是什么?

诊断：克罗恩病

1. 远段回肠一段肠壁弥漫性增厚、强化。
2. T2WI 抑脂序列（第一幅图）、长回波重 T2WI 序列（第二幅图）、T1WI 平扫序列（第三幅图）、静脉注射胰高血糖素的 T1WI 抑脂增强序列（第四幅图）。
3. 克罗恩病（Crohn disease，CD）。
4. 肠壁增厚（回肠＞4～5mm）、肠壁呈 T2WI 高信号、受累肠壁强化、肠壁分层、溃疡、黏膜呈鹅卵石样表现、单发或多发肠腔狭窄、狭窄前扩张、病变"跳跃征"、病变呈透壁扩展并形成腔外脓肿、瘘管、梳样征（comb sign）、肠系膜纤维脂肪增生、肠系膜淋巴结肿大。

相关参考文献

Blickman JG, Parker BR, Barnes PD: *Pediatric radiology— the requisites*, ed 3, Philadelphia, 2009, Mosby, pp 96-98.

点　评

克罗恩病（CD）是以 Burril Crohn 博士的名字命名的，他早在 1932 年就对这种可能呈慢性、复发性的自身免疫性胃肠道炎性疾病进行了描述。CD 可能累及从口腔到肛门的整个消化道。小肠受累占 30%～40%，回结肠部受累占 40%～55%，90% 的小肠 CD 患者均有回肠末段受累。临床上，患者出现复发和缓解交替的腹部绞痛、发热、腹泻、体重减轻。患者常很年轻，将多年受 CD 困扰。CD 常累及肠壁全层并可能扩展至肠腔外。可能会有隐窝炎和隐窝脓肿等局灶性病变。慢性病例中，炎症反复发作常导致肠壁纤维化、肠壁增厚、肠腔狭窄。常见多段受累肠段与未受累肠段相间排列（跳跃性病变）。因为这些患者有慢性症状，故首选双相高渗肠腔内造影剂的 MRI 成像方法。静脉造影剂和胰高血糖素的使用，增加了诊断的敏感性。影像学检查可发现局灶性或节段性肠壁增厚，相应部位肠壁全层强化。受累肠管常见狭窄，而其近段肠管扩张。此外，因为病变可能蔓延至壁外，可表现为肠壁外缘分界不清伴肠腔外积液或脓肿形成。影像学检查如见"梳样征"，应疑病变进展至壁外。此征为由脂肪包围的肠系膜血管增生所致。慢性感染也导致相邻肠系膜的纤维脂肪增生，这些匐行脂肪可能推移并分离相邻的肠管。最后，常可见多个肠系膜淋巴结。本病的鉴别诊断有溃疡性结肠炎（ulcerative colitis，UC），然而，UC 一般仅限于黏膜，很少呈透壁性分布。此外，UC 常从肛门至盲肠逆向连续性分布。

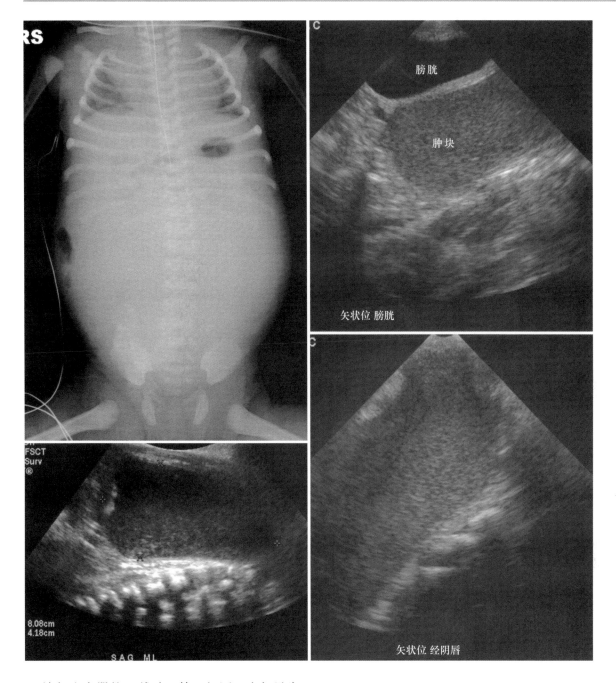

1. 该新生女婴的 X 线片（第一幅图）有何异常？
2. 您想到了哪些鉴别诊断？
3. 诊断本病最好采用哪种影像学检查？本例经腹部超声图像（第二、三幅图）与经会阴超声图像（第四幅图）有哪些鉴别特点？
4. 本病常于何时被检出？

诊断：子宫阴道积水

1. 一起源于盆腔的肿块，边缘光滑，向上推挤肠管使其移位。
2. 过度扩张的膀胱、卵巢囊肿、胃肠道重复畸形囊肿、肠系膜囊肿、增大的子宫、畸胎瘤。
3. 超声检查可以确定该肿块为囊性，位于子宫和阴道内。其内部的碎屑影提示陈旧性出血。第三幅图示宫颈向阴道液体内的压迹。经会阴超声可以确定囊性积液位于阴道内，并显示处女膜的轮廓呈弧形凸出。
4. 新生儿期或青春期。

参考文献

Kuhn JP, Slovis TL, Haller JO, editors: *Caffey's pediatric diagnostic imaging*, ed 10, Philadelphia, 2004, Mosby, pp 1946-1947.

相关参考文献

Blickman JG, Parker BR, Barnes PD: *Pediatric radiology—the requisites*, ed 3, Philadelphia, 2009, Mosby, p 151.

点　评

即使是在月经初潮之前，子宫和宫颈都会产生分泌物并通过阴道排出。新生儿期和青春期，子宫分泌物都会在雌激素的作用下大量分泌——前者的雌激素来源于母体，后者是由自身产生的。如果阴道出口被阻塞，产生的分泌物会逐渐累积，从而使子宫和阴道扩张。青春期患者的首诊症状可能为闭经。本例患儿的主要症状为腹胀和腹部不适。

本病主要的鉴别点是区分梗阻是由于处女膜闭锁抑或由于节段性阴道闭锁或宫颈闭锁所致。处女膜闭锁为良性病变，但需处理以缓解梗阻，防止经血及内膜细胞反流至输卵管和腹膜腔引起的输卵管积血和子宫内膜异位症。如任其发展至输卵管积血和子宫内膜异位症，有可能会最终导致患者易患异位妊娠或不孕。阴道极度扩张的患者，可发生尿道梗阻。

阴道隔膜或阴道节段性闭锁则可能合并发生尿生殖窦、两性畸形、肾畸形、消化道闭锁以及先天性心脏病。

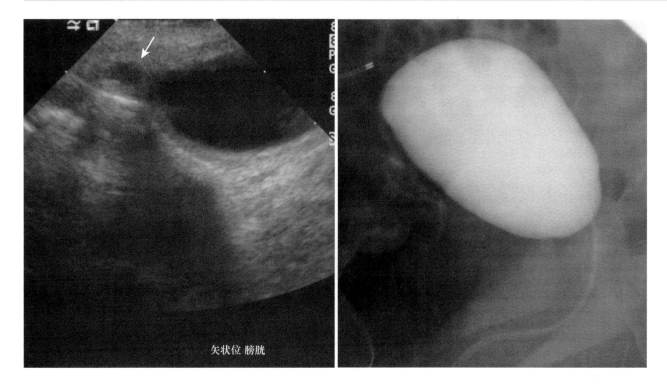

矢状位 膀胱

1. 患儿，男，足月产。其母诉患儿脐部一直潮湿。超声图像（第一幅图）有何发现？
2. 患儿排泄性膀胱尿道造影片（第二幅图）有何发现？
3. 本病一般如何处理？

诊断：脐尿管未闭

1. 膀胱向头侧延伸至一个点。一管状结构自该点通向脐底部（箭头所示）。
2. 可见造影剂自膀胱经一管道至脐部，由脐溢出。膀胱和尿道未见其他异常。
3. 手术切除。

参考文献

Fotter R, editor: *Pediatric uroradiology*, ed 2, Berlin-Heidelberg-New York, 2008, Springer, pp 133-330.

点 评

脐尿管是连接胎儿膀胱和胎盘并帮助胎儿排泄的正常结构。本例为永存脐尿管，并罕见地持续性开放。永存脐尿管更常见的是在膀胱顶部偶然发现一个憩室。脐尿管可永存，但其两端闭合，形成脐尿管囊肿，囊肿可感染并形成脓肿。有报道称偶见囊肿于成年后癌变，故通常将囊肿手术切除。

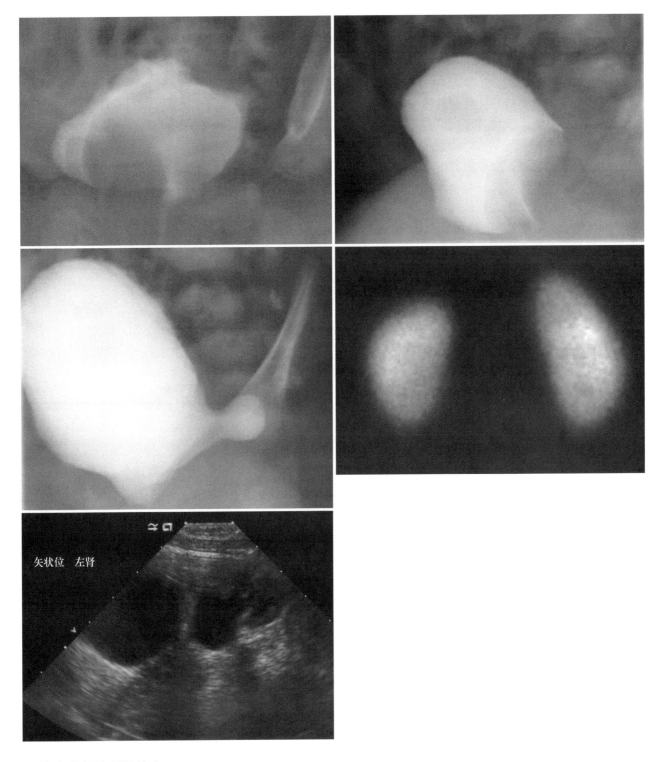

1. 该患者的诊断是什么?
2. 该患者的临床表现可能是什么?
3. 所有本病患者都有症状吗?
4. 该患者应如何治疗?

诊断：外翻性输尿管囊肿并肾集合系统重复畸形

1. 诊断为肾集合系统重复畸形伴外翻性输尿管囊肿所致上输尿管梗阻。下输尿管也可能有部分梗阻。

2. 宫内诊断包括尿道感染，女性患者出生后可出现尿失禁。

3. 并非所有患者都有症状，尤其是肾集合系统重复畸形不伴上输尿管梗阻或下输尿管反流者。此时，可将其视为正常变异。

4. 首先是切开输尿管囊肿。对于肾上极无明显功能者，可行肾上极切除术。

参考文献

Grattan-Smith J, Jones R: MR urography in children, *Pediatr Radiol* 22:1679-1688, 2006.

相关参考文献

Blickman JG, Parker BR, Barnes PD: *Pediatric radiology—the requisites*, ed 3, Philadelphia, 2009, Mosby, pp 128-129.

点　评

　　完全性肾集合系统重复畸形是一种常见的先天畸形，女孩多于男孩（女、男性比例为 2：1），常伴因输尿管囊肿或异位开口处狭窄引起的上集合系统梗阻。上输尿管常异位开口于膀胱三角区内下方（Weigert-Meyer 定律）。女性的异位输尿管开口可位于自紧邻膀胱三角区处至膀胱下部、尿道、阴道或会阴之间的任何位置。男性的异位开口总是位于尿道外括约肌以上。这种差异可以解释为何男性肾集合系统重复畸形并输尿管异位开口并无尿失禁这一征象。下输尿管开口位置正常。

　　为评估此畸形之患者，需采用多种检查方法。注意观察膀胱，尤其在排泄性膀胱尿道造影之膀胱充盈早期，如输尿管囊肿位于膀胱内，则可显示囊肿。当膀胱充盈后或排尿时，输尿管囊肿可消失或外翻。如有反流，常累及下集合系统。超声检查常能显示肾上极及其输尿管的扩张程度，提示肾上极实质的多少。输尿管囊肿可能会位于膀胱内。功能性核医学检查可定量分析肾上极的功能状态。偶有疑难病例，尤其是肾上极发育不良、其集合系统无扩张者，MR 尿路造影和（或）CT 可能会有助于诊断。MR 尿路造影因其实用性而被日益广泛地使用。

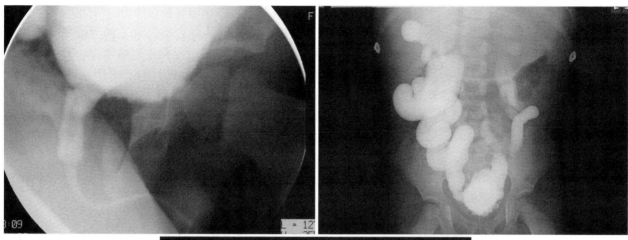

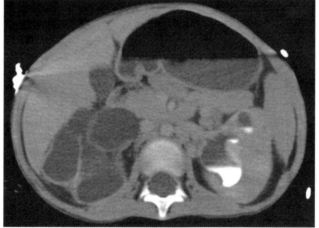

1. 该新生患儿①有何影像学表现?

2. 上述表现的病因是什么?

3. 试述本病可能的结局。

4. 本病应如何治疗?

---

① 点评中为 6 岁男孩，此矛盾为原文之误。——译者注

病例 115

诊断：后尿道瓣膜

1. 影像学表现包括：精阜以上水平后尿道扩张；膀胱缩小、小梁形成，双侧 V 级膀胱输尿管反流（vesicoureteral reflux，VUR）。CT 扫描未见右肾皮质显示。

2. 后尿道瓣膜（posterior urethral valves，PUVs）导致膀胱出口梗阻。

3. 此梗阻可导致 VUR、长期梗阻引起膀胱壁异常增厚及顺应性下降、上尿路梗阻、肾功能不全及肾衰竭。

4. 如继发梗阻，则行消融术或手术切除瓣膜组织并密切随访。

参考文献

Bloom DA: Dilation of the neonatal urinary tract. In Kuhn JP, Slovis TL, Haller JO, editors: *Caffey's pediatric diagnostic imaging*, Philadelphia, 2004, Mosby, pp 206-213.

相关参考文献

Blickman JG, Parker BR, Barnes PD: *Pediatric radiology—the requisites*, ed 3, Philadelphia, 2009, Mosby, pp 133-135.

点　评

　　该患儿是一名车祸伤的 6 岁儿童。CT 扫描偶然发现尿路畸形，经排泄性膀胱尿道造影证实为 PUVs。放射性核素闪烁显像发现右肾无明显功能。他已患有早期慢性肾病，其肾小球滤过率减低；已行经尿道瓣膜切除术，现正在随访中，情况良好。

　　PUVs 是精阜底部融合的黏膜皱襞，正常时无此皱襞，但该皱襞可能与被称作精阜皱襞（plicae colliculi）的正常皱襞有关。这些瓣膜导致不同程度的梗阻及其后遗症。可能会出现膀胱壁增厚、小梁和憩室形成、膀胱缩小。膀胱壁顺应性降低可能会导致远端输尿管梗阻。如宫内或出生后超声发现输尿管如此例患儿一样扩张，则可能为 PUVs 阻塞或 VUR 所致。在严重的病例中常见肾发育不良，有 VUR 者，其肾发育不良最为显著。这种发育不良可引起肾功能不全或肾衰竭，而且可能在瓣膜被切除后仍持续进展。

　　PUVs 是婴幼儿肾衰竭最常见的原因。当胎儿超声提示 PUVs 时，还可能会发现羊水过少及由此导致的肺发育不良。还可能发生 Potter 序列征[①]（Potter sequence）。如果产生肾周积尿（尿性囊肿）或尿性腹水，该"溢出"（pop-off）现象可能对肾功能有保护作用。有人倡导行胎儿手术，其术式多为膀胱羊膜腔分流术。

---

① 双肾发育不全综合征。——译者注

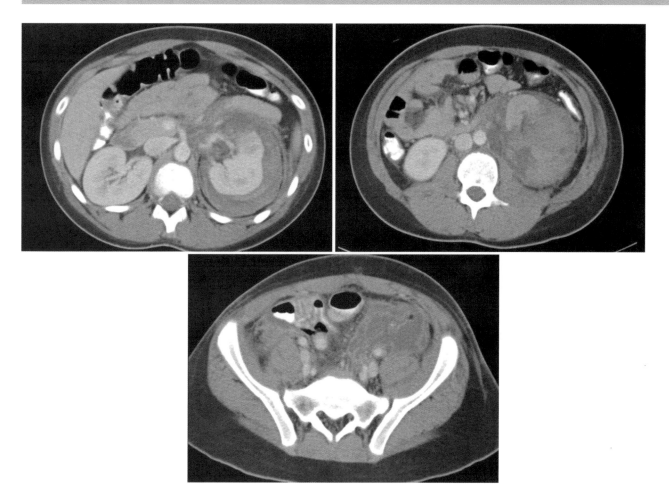

1. 此学龄儿童有何影像学表现？
2. 该例肾损伤如何分级？
3. 是否需采用外科手术治疗？
4. 本病预后如何？

病例 116

诊断：肾裂伤

1. 左肾断裂伴有肾周及腹膜后血肿，集合系统破裂伴肾周积液内可见少量造影剂。
2. 严重裂伤伴广泛的血肿和集合系统破裂，属Ⅳ级肾损伤。
3. 如果患者临床情况稳定，血肿及（或）肾周尿性囊肿无增大，建议采用非手术的保守治疗。
4. 无血管蒂损伤者，预后良好，可痊愈而无后遗症。

参考文献

Casale AJ: Urinary tract trauma. In Gearhart JP, Rink RC, Mouriquand PDE, editors: *Pediatric urology*, Philadelphia, 2001, Mosby, pp 923-931.

相关参考文献

Blickman JG, Parker BR, Barnes PD: *Pediatric radiology— the requisites*, ed 3, Philadelphia, 2009, Mosby, pp 149-150.

点　评

儿童较成人更易受肾创伤，部分是由于其身体比例与成人不同。儿童肾相对成人较大，肋骨支架较柔软，不能如成人般地承担保护作用。肌肉也不如成人发达。儿童被机动车撞击的概率较高，这是肾裂伤最常见（35%）的原因。其他原因还包括患儿乘坐的交通工具发生交通事故、坠落伤、遭受击打等。男孩较女孩更容易遭受肾钝伤（男、女孩比例为2∶1）。异常肾更易受钝伤。肾积水（38%）、肿瘤（7%）、异位（7%）是肾损伤最常见的三个基础疾病。肾损伤最常合并其他损伤，如肝或脾（46%）、头部（35%）、骨（21%）损伤。因此，疑有肾损伤时，应行全腹部、盆腔以及其他部位的影像学检查以排除多系统损伤，在美国被广泛使用的是CT扫描。超声主要用于在已采用CT明确诊断肾损伤的范围和严重程度的情况下随访肾周积液情况。

分级系统有助于对肾损伤进行分级；然而，肾损伤分级与预后及是否需要手术治疗并无很好的相关性。Ⅰ级为肾实质挫伤；Ⅱ级为小的实质裂伤和肾周血肿；Ⅲ级是较大的实质裂伤和血肿；Ⅳ级可有集合系统破裂和小血管撕裂；Ⅴ级为广泛裂伤和集合系统及血管蒂的破裂。

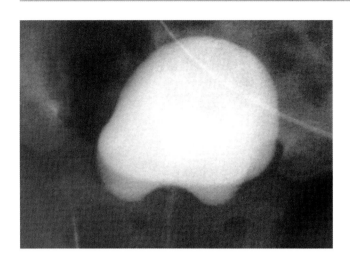

1. 图片显示何种正常结构?
2. 该表现见于哪个年龄段的膀胱?
3. 该表现有哪些鉴别诊断?
4. 患者是否有相关异常?

诊断：膀胱耳

1. 该片为排泄性膀胱尿道造影（voiding cystoure-throgram，VCUG）片。膀胱未见扩张，造影剂充盈的膀胱对称性地向下突向双侧腹股沟区。这些突起被称作膀胱耳（bladder ears）。
2. 见于婴幼儿。
3. 该表现需与膀胱憩室相鉴别。
4. 腹股沟疝。

参考文献

Fernbach SK, Feinstein KA: Normal findings and ana-tomic variants. In Kuhn JP, Slovis TL, Haller JO, editors: *Caffey's pediatric diagnostic imaging*, Philadelphia, 2004, Mosby, p 1747.

相关参考文献

Blickman JG, Parker BR, Barnes PD: *Pediatric radiology—the requisites*, ed 3, Philadelphia, 2009, Mosby, pp 125-126.

点 评

双侧对称性外翻、宽颈部以及特定位置是膀胱耳这种正常变异的典型表现。膀胱耳在膀胱扩张时无法被发现。膀胱耳可单侧发生。它的发生一般是因为鞘状突在此年龄阶段尚未闭合，使得膀胱可疝入腹股沟管。当然，该表现可以合并真性腹股沟疝，而后者可通过体格检查被发现。该正常变异不见于年长患者。

虽然膀胱憩室可有相似表现，但从其在 VCUG 上出现的时机、患者的年龄及其与膀胱腔以宽颈相通三个方面看，本例更可能是膀胱耳。

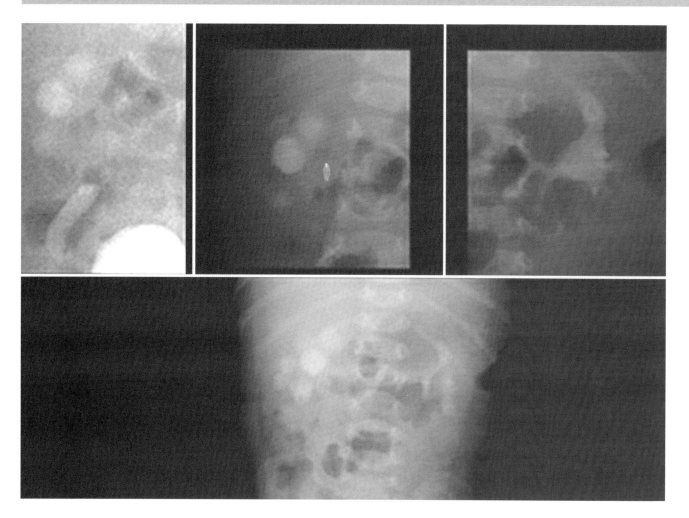

1. 该男婴接受了哪种影像学检查？超声检查显示双侧肾积水，右侧较严重。

2. 本例有何影像学表现？

3. 左侧有一种疾病，右侧有两种疾病。它们分别是什么？

4. 如需手术，须首先解决哪个疾病？

病例 118

诊断：肾盂输尿管连接部梗阻并膀胱输尿管反流

1. 排泄性膀胱尿道造影。
2. 双侧膀胱输尿管反流（VUR）。
3. 左侧可见单纯Ⅱ级 VUR。右侧 VUR 可见上尿路充盈及排空延迟，其扩张程度大于输尿管，提示肾盂输尿管连接部（ureteropelvic junction，UPJ）梗阻。
4. 在严重的病例，应首先纠正 UPJ 梗阻；VUR 有可能会自行缓解。

参考文献

Churchill BM, Feng WC: Ureteropelvic junction anomalies: congenital UPJ problems in children. In Gearhart JP, Rink RC, Mouriquand PDE, editors: *Pediatric urology*, Philadelphia, 2001, Elsevier, pp 328-333.

相关参考文献

Blickman JG, Parker BR, Barnes PD: *Pediatric radiology—the requisites*, ed 3, Philadelphia, 2009, Mosby, pp 130-131.

点　评

提示 UPJ 梗阻的肾积水几乎总能在产前常规超声检查中被发现。1978 年以前，胎儿超声筛查尚未成为常规检查，UPJ 梗阻患者的就诊原因包括发热性尿路感染、腹部肿块、腹痛、轻微外伤后血尿。

幼儿 UPJ 梗阻为不全性梗阻且有动态变化，明确这一点非常重要。已知宫内 UPJ 完全性梗阻是由于多囊性肾发育不良。UPJ 梗阻的严重程度不一，轻度梗阻可能并无临床意义。在出生后早期诊断时，约有 1/3 患者梗阻程度保持不变，约 1/3 患者梗阻有改善，1/3 患者梗阻加重。在确定梗阻的严重程度后，须制订一个适时随访的计划，以根据随访结果确定是否及何时进行手术干预。

儿童 UPJ 梗阻的两个主要原因是：①最常见的输尿管内源性梗阻原因是在 UPJ 小段的输尿管发育不良，局部输尿管动力缺乏，导致输尿管局部通而不畅。②最常见的输尿管外源性梗阻原因是血管跨过 UPJ，可为肾动脉或肾静脉。这些血管在 CT 或 MRI 图像中显示最佳。术前确定所有病例的梗阻原因并无必要，因为治疗婴幼儿 UPJ 梗阻最常用的方法是开放手术而非内镜下手术，可在术中直接观察这些血管。输尿管外源性梗阻的患者采用离断式肾盂成形术进行治疗。

不到 1% 的 VUR 患者伴发 UPJ 梗阻。伴发 UPJ 梗阻者，其 VUR 严重程度有限，因为肾内集合系统已有扩张。

应采用超声检查于出生时及以后随访扩张程度。对功能性梗阻进行量化分级最好的方法是 ^{99m} 锝-硫乙甘肽放射性核素利尿尿路造影。也可选择 MR 尿路造影，后者正日益普及。

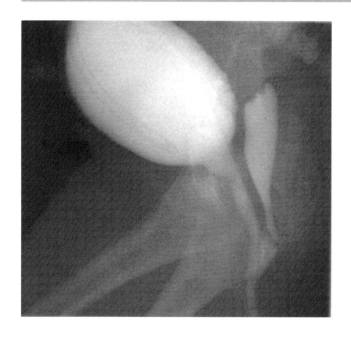

1. 该新生儿有何影像学表现？
2. 该患儿已行何种检查？
3. 为何要行该检查？
4. 该患儿的性别是什么？

病例 119

诊断：尿生殖窦

1. 影像学检查示一个短小的尿生殖（urogenital，UG）窦。阴道大小正常，可见宫颈压迹。
2. 膀胱内插入一根导管；因此，实际上这项检查是排泄性膀胱尿道造影（VCUG）。在本例，此方法也可称作生殖系造影（genitogram）。
3. 该检查常用于两性畸形的患者。
4. 该患儿为女性。宫颈压迹提示子宫的存在。

参考文献

Cohen HL, Haller JO: Anomalies of sex differentiation. In Kuhn JP, Slovis TL, Haller JO, editors: *Caffey's pediatric diagnostic imaging*, Philadelphia, 2004, Mosby, pp 1976-1978.

相关参考文献

Blickman JG, Parker BR, Barnes PD: *Pediatric radiology—the requisites*, ed 3, Philadelphia, 2009, Mosby, pp 134-135.

点 评

出于社会原因，两性畸形（外生殖器性别不清）的新生儿急需鉴定。鉴定内容包括体格检查、激素测定、染色体检查、影像学检查，以了解内生殖器的解剖结构。详细的下生殖泌尿道放射学检查的意义不仅在于诊断，也在于指导手术重建。

大多数两性畸形患儿有 UG 窦，该窦为前方的尿道和后方的阴道的一个共同通道。该窦通常终止于阴茎（阴蒂）的基底部。当会阴仅有单一开口或任何程度的外生殖器性别不清时，应疑有 UG 窦。

采用 VCUG 可能显示所有的解剖结构，如本例。导管可能先进入膀胱或阴道，造影剂充盈膀胱或阴道均有助于诊断。如果通过上述技术仍不能清楚地显示解剖结构，导管应放置在 UG 窦内尽可能靠近会阴开口处，缓慢滴注造影剂。此法可能使 UG 窦和阴道显影。UG 窦越长，患者越表现出男性化。阴道可能较小或为正常大小。阴道在 UG 窦的开口可狭窄或完全阻塞，导致在出生时阴道积液或在青春期时阴道积血。如于阴道见宫颈压迹，则可确定子宫的存在。如未见子宫，超声可能有助于检查内部的性腺及子宫。

本例患儿有先天性肾上腺增生症，这是引起女性患者两性畸形最常见的原因。

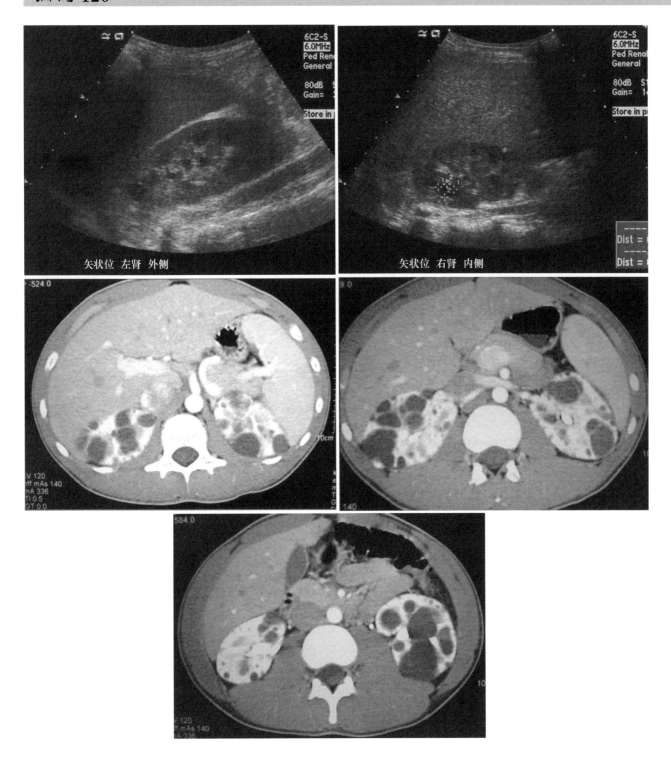

矢状位 左肾 外侧

矢状位 右肾 内侧

1. 该胁腹痛的 12 岁青春期患者的诊断是什么?

2. 本病有何常见的远期并发症?

3. 本病有何常见的近期并发症?

4. 试列举三项或以上常见的影像学表现。

诊断：常染色体显性遗传多囊肾病

1. 常染色体显性遗传多囊肾病（autosomal domi-
   nant polycystic kidney disease，ADPKD）。
2. 肾功能不全或衰竭、肾性高血压。
3. 出血和感染。
4. 肾增大，无数的大囊肿（直径＞1cm），可能有胰
   腺囊肿，心脏瓣膜疾病，浆果状动脉瘤。

参考文献

Zerin JM: Computed tomography and magnetic resonance
imaging of the kidneys in children. In Gearhart JG,
Rink RC, Mouriquand PDE, editors: *Pediatric urology*,
Philadelphia, 2001, Saunders, pp 135-136.

Fernbach SK: Congenital renal anomalies. In Kuhn JP,
Slovis TL, Haller JO, editors: *Caffey's pediatric diag-
nostic imaging*, ed 10, Philadelphia, 2004, Mosby,
p 1772.

相关参考文献

Blickman JG, Parker BR, Barnes PD: *Pediatric radiology—
the requisites*, ed 3, Philadelphia, 2009, Mosby,
pp 136-137.

点　评

　　常染色体显性遗传多囊肾病偶见于儿童。年幼时
囊肿通常较小且较少。随着年龄的增长，囊肿变大且
增多。ADPKD 患者 100％合并肝囊肿，不超过 50％
的患者合并胰腺囊肿。ADPKD 合并有心脏瓣膜疾病、
疝、浆果状动脉瘤。婴儿患者之肾大小通常正常，几
乎或根本没有囊肿。年长儿童之肾增大，内含无数囊
肿，直径通常＞1cm。在成年期出现肾功能不全和肾
性高血压者，其预后不良。影像学随访可选用超声、
CT 或 MRI。鉴别诊断包括常染色体隐性遗传多囊肾
病、多发性单纯性肾囊肿、结节性硬化症（合并血
管肌脂瘤）。

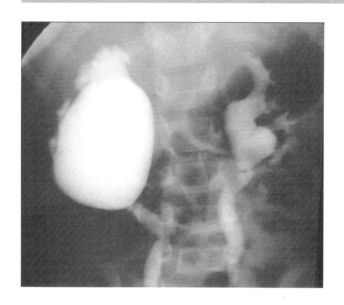

1. 该患儿有何超声表现及鉴别诊断？
2. 静脉肾盂造影（intravenous pyelogram，IVP）片有何表现及鉴别诊断？
3. 该患者是否双侧受累？
4. 新生儿腹部肿块最常见的原因是什么？

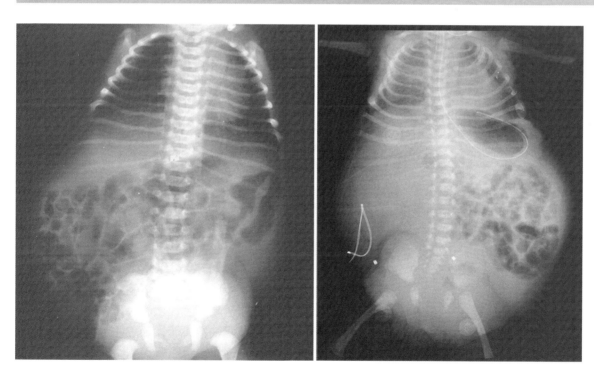

1. 该新生男婴可能的诊断是什么？
2. 本病累及哪些器官和系统？
3. 什么是波特综合征（Potter syndrome）？
4. 本病可见于新生女婴吗？

病例 121

诊断：肾盂输尿管连接部梗阻

1. 超声图像示肾盂扩张，与肾盏扩张不成比例。鉴别诊断包括 UPJ 梗阻和多囊性肾发育不良。
2. IVP 检查可见双肾排泄功能良好。肾盂扩张与肾盏扩张不成比例，输尿管管径正常。鉴别诊断包括 UPJ 梗阻、重度反流、巨肾盏。
3. UPJ 梗阻累及双侧者占 10%。累及单侧者，以左肾受累多见。本例患者双侧受累，右侧较重。
4. UPJ 梗阻。

参考文献

Fernbach SK: Congenital renal anomalies. In: Kuhn JP, Slovis TL, Haller JO, editors: *Caffey's pediatric diagnostic imaging*, ed 10, Philadelphia, 2004, Mosby, pp 1778-1784.

相关参考文献

Blickman JG, Parker BR, Barnes PD: *Pediatric radiology—the requisites*, ed 3, Philadelphia, 2009, Mosby, p 131.

点　评

　　UPJ 梗阻多见于男孩及左侧，10%~20% 的患者双侧受累，且可能合并肾下极重复畸形。UPJ 梗阻是新生儿腹部扪及肿块最常见的原因。关于本病的病因有很多学说。一些学者认为，本病是由横跨 UPJ 的血管或纤维瘢痕压迫 UPJ 所致，而另外一些认为是输尿管近端神经支配异常导致 UPJ 梗阻，其机制类似于 Hirschsprung 病。本病典型的超声图像表现包括截断于 UPJ 的明显肾积水，肾盂扩张且与肾盏不成比例。使用利尿剂后行 ^{99m} 锝-硫乙甘肽放射性核素闪烁显像扫描，其表现为肾盂积水，使用利尿剂后仍仅有少量引流。鉴别诊断包括多囊性肾发育不良、继发于膀胱输尿管反流的肾积水、输尿管膀胱连接部梗阻。UPJ 的治疗方法是肾盂成形术。如于肾功能完好时手术，则预后良好。

病例 122

诊断：梅干腹综合征

1. 梅干腹综合征。
2. 腹壁肌肉、泌尿生殖道、胃肠道、心血管系统、呼吸系统、肌肉骨骼系统。
3. 波特综合征包括继发于肾疾病的羊水过少及相关的肺发育不良。
4. 可以，但极为罕见。

参考文献

Bloom DA: Dilatation of the neonatal urinary tract. In Kuhn JP, Slovis TL, Haller JO, editors: *Caffey's pediatric diagnostic imaging*, ed 10, Philadelphia, 2004, Mosby, pp 217-218.

相关参考文献

Blickman JG, Parker BR, Barnes PD: *Pediatric radiology—the requisites*, ed 3, Philadelphia, 2009, Mosby, pp 133-134.

点　评

　　梅干腹综合征，也称为 Eagle-Barrett 综合征，是由前腹壁肌肉发育障碍所致。本病几乎仅见于男婴，累及腹壁、膀胱、输尿管、尿道、肾。腹壁薄或松弛。前列腺发育不全导致尿道前列腺部伸长、扩张。部分患者有前列腺囊憩室；膀胱扩大、壁厚，呈垂直位；膀胱顶部有脐尿管残余；输尿管迂曲扩张。可见程度不等的肾积水及肾发育不良。所有患者均有隐睾。偶有阴茎体（corpora of the phallus）不发育。相关异常可累及消化道（肠旋转不良、肛门闭锁、腹裂、Hirschsprung 病）、心脏（房间隔缺损、室间隔缺损）、肌肉骨骼系统（畸形足、髋关节脱位）、呼吸系统（肺发育不良）。本病往往在产前通过超声检查做出诊断，表现为膀胱扩大、输尿管扩张、腹壁异常。在宫内有尿道阻塞者无法存活。幸存者均有多种内科疾病，包括肾功能不全，最终将导致肾衰竭。在产前超声，严重的后尿道瓣膜与梅干腹综合征可能难以鉴别。

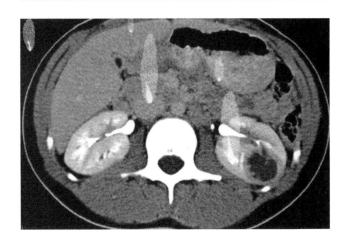

1. 青春期女孩，右胁腹痛。该患者的诊断是什么？
2. 本病有哪两种播散方式？
3. 本病有何超声表现？
4. 本病有何 MRI 表现？

诊断：肾脓肿

1. 肾脓肿。
2. 血行感染和自下尿路上行感染。
3. 肾脓肿的典型超声表现为超声波穿透良好的圆形低回声病变。
4. 肾脓肿的典型 MRI 表现为：T1WI 和 T2WI 均为高信号，弥散加权成像示弥散受限。

参考文献

Fernbach SK: Special infections. In: Kuhn JP, Slovis TL, Haller JO, editors: *Caffey's pediatric diagnostic imaging*, ed 10, Philadelphia, 2004, Mosby, pp 1807-1809.

相关参考文献

Blickman JG, Parker BR, Barnes PD: *Pediatric radiology—the requisites*, ed 3, Philadelphia, 2009, Mosby, pp 148-149.

点　评

总的来说，肾脓肿在儿童罕见。肾脓肿患者可出现发热、寒战、腹痛或胁腹痛，偶见体重减轻及不适感。

金黄色葡萄球菌是肾皮质脓肿最常见的致病微生物，常由血行播散而来。然而，肾皮髓质脓肿常由膀胱上行感染所致，多由革兰阴性菌引起。

对肾脓肿患者行实验室检查，可见白细胞增多和血细胞沉降率增大。脓尿和菌尿可能不明显，除非脓肿与集合系统相通。因为革兰阳性菌最常通过血行感染，故其尿培养常为阴性。

肾脓肿的危险因素包括反复尿路感染、肾结石、泌尿生殖系器械操作、膀胱输尿管反流、免疫抑制、糖尿病、镰状细胞病。约 66% 的肾皮髓质脓肿患者有反复尿路感染史，约 30% 的患者有肾结石，约 2/3 有泌尿系器械操作史。

肾脓肿的典型超声表现为穿透良好的圆形低回声病变。随脓肿进展，脓肿壁增厚。CT 增强扫描图像的特征性表现为圆形无强化低密度病变。肾脓肿的典型 MRI 表现为在 T1WI 和 T2WI 均为高信号，弥散加权成像序列图像示弥散受限。

脓肿直径小于 3～5cm 者，应先选用适当的抗生素治疗至少 4 周。脓肿直径大于 5cm 或抗生素治疗无效者，应考虑行 CT 引导下经皮穿刺引流。

肾脓肿的鉴别诊断包括血肿和血管肌脂瘤出血（超声、CT 和 MRI 图像可分别见脂肪回声影、密度、信号）。

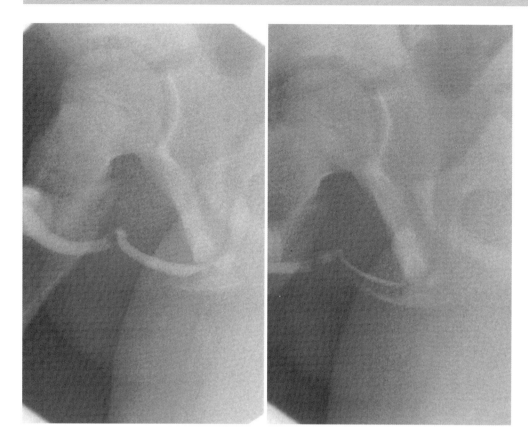

1. 本病最常见的原因是什么?
2. 本病典型的表现是什么?
3. 本病选择何种影像学检查方法?
4. 本病该如何治疗?

诊断：尿道断裂

1. 骑跨伤和骨盆骨折。
2. 外伤后血尿及排尿困难。
3. 对于疑有急性尿道损伤者，首选的影像学检查方法是将导尿管置于尿道远端，行逆行尿道造影检查。
4. 尿道断裂的治疗包括放置导尿管，待其自行愈合。如不能一次性成功地使导尿管越过裂伤处进入膀胱，为避免进一步损伤尿道，须于麻醉及尿道镜辅助下放置导尿管。

参考文献

Casale AJ: Urinary tract trauma. In: Gearhart JP, Rink RC, Mouriquand PDE, editors: *Pediatric urolog*, Philadelphia, 2001, Saunders, pp 937-940.

相关参考文献

Blickman JG, Parker BR, Barnes PD: *Pediatric radiology— the requisites*, ed 3, Philadelphia, 2009, Mosby, p 150.

点　评

　　大部分前尿道损伤由会阴部钝伤（骑跨伤）所致，许多患者有迟发表现，于多年后出现尿道狭窄。出现骨盆骨折、创伤性导管插入、骑跨伤或任何尿道附近的穿通伤时，均应疑有尿道损伤。其症状包括血尿或排尿困难。体检可能会发现尿道口出血或直肠检查发现高位前列腺。沿会阴部筋膜的血液外渗，是尿道损伤的另一个表现。诊断采用逆行尿道造影，造影在必须插入导尿管之前进行，以免进一步损伤尿道。造影剂外渗可显示裂伤部位。进一步的处理取决于损伤的范围及合并骨折和（或）实质器官损伤的情况。

　　逆行尿道造影的操作方法为：自尿道远端缓慢注射造影剂 20～30ml。造影剂外渗可明确诊断并确定尿道撕裂的具体位置。如确诊尿道撕裂，小儿泌尿外科医生会尝试将导尿管通过损伤区送入膀胱。如不成功，则将患儿送至外科，于麻醉下检查；于尿道镜术中插入导尿管。

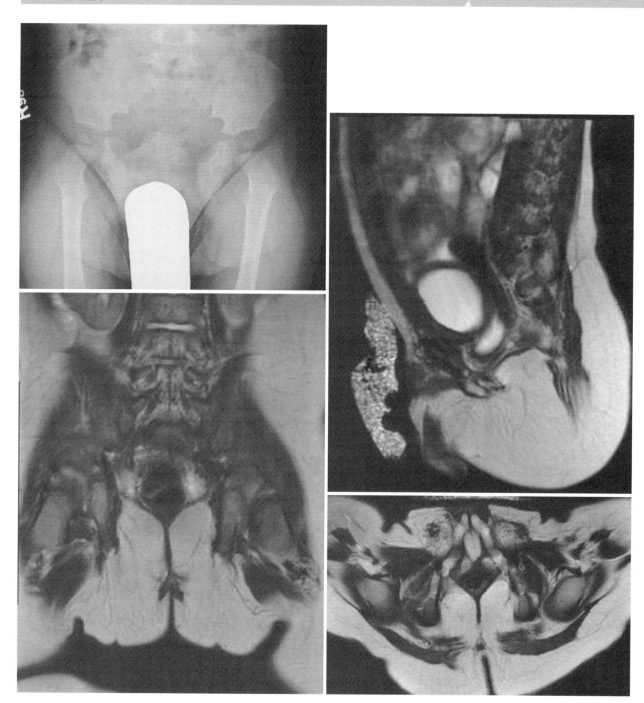

1. 该泌尿生殖系统畸形婴儿有何影像学表现?
2. 本例的诊断是什么?
3. 本病是否合并中枢神经系统异常?
4. 本病的病因是什么?

诊断：典型膀胱外翻

1. 骨盆 X 线片示耻骨联合分离和髂骨翼角增大。矢状位 T1WI 示肛提肌曲度减小。T2WI 示肛提肌的耻骨直肠肌和髂尾肌群曲度减小。
2. 典型膀胱外翻。
3. 无中枢神经系统受累。
4. 膀胱外翻为胚胎早期泄殖腔膜异常破裂所致。因此，间充质细胞向腹壁内的生长受到抑制。由于骨盆由成骨间充质生发而来，故骨盆的发育也受到影响。

参考文献

Gargollo PC, et al: Magnetic resonance imaging of pelvic musculoskeletal and genitourinary anatomy in patients before and after complete primary repair of bladder exstrophy, *J Urol* 174(4 Pt 2):1559-1566, 2005.

相关参考文献

Blickman JG, Parker BR, Barnes PD: *Pediatric radiology—the requisites*, ed 3, Philadelphia, 2009, Mosby, pp 134-136.

点　评

典型膀胱外翻是一种罕见的发育缺陷 [1/（4000～200000）活婴]，男孩的发病率是女孩的 2～3 倍。典型膀胱外翻有尿道上裂及下腹壁中线处缺损，膀胱开放、外凸。

典型膀胱外翻和尿道上裂的形成是由于原始生殖结节位于正常位置的尾侧、向腹侧移行失败所致，从而阻碍泄殖腔膜的泌尿生殖段尾端的退化，导致泄殖腔膜位于腹壁较靠前的部位。异位的泄殖腔膜阻碍间充质向下腹壁移行，导致在这一区域缺乏间充质源性组织。当泄殖腔膜破裂，按正常次序形成尿殖孔和肛门后，整个泌尿生殖道就外露，形成膀胱外翻并伴尿道上裂。

泌尿生殖系统畸形中的外翻-尿道上裂复合畸形可仅表现为单纯性龟头尿道上裂，亦可表现为复杂的多系统畸形，如泄殖腔外翻。虽然有中间型病例的报告，但该病可分为两大类：①典型膀胱外翻；②泄殖腔外翻。泄殖腔外翻累及多个系统，是最严重的类型。

典型膀胱外翻患者有泌尿生殖系统、骨盆骨、骨盆底肌肉的异常。骨盆后部外旋，髋臼后倾，耻骨支较短。这导致耻骨联合分离、髂骨翼增宽、方形骨盆底。解剖学上，膀胱颈位置较高，肛门前置。

影像学评估始于骨盆 X 线片。在 X 线片上虽可见耻骨联合分离，但是，需采用断层影像学检查更好地了解骨盆底解剖情况。MRI 是检查骨盆底结构的首选影像学检查方法。髂骨翼角增大、肛提肌群曲度减小，使得骨盆底较平。CT 的缺点在于有电离辐射，且不能显示骨盆底肌肉的细节。

本病首选手术治疗，其目的是：①确保膀胱一期闭合；②重建一个有功能、外形可接受的阴茎（男婴）或外生殖器（女婴）；③实现尿流节制并保留肾功能。手术时机取决于出生时的膀胱容量。手术方式有单期修复术或现代分阶段膀胱外翻重建术（modern-staged reconstruction of the exstrophy，MSRE），其选择取决于手术团队的经验和偏好。MSRE 在出生后即闭合膀胱、后尿道、腹壁，行或不行截骨术。建议于 6 个月～1 岁时修复尿道上裂。两种术式均可同时行髂骨翼截骨术。骨盆骨在出生后较软，因此膀胱容量足够行膀胱闭合术者，术中无需截骨即可保证耻骨联合不分离。然而，在某些病例，实施截骨术可望改善骨盆底形状，从而改善功能，特别是实现尿流节制。

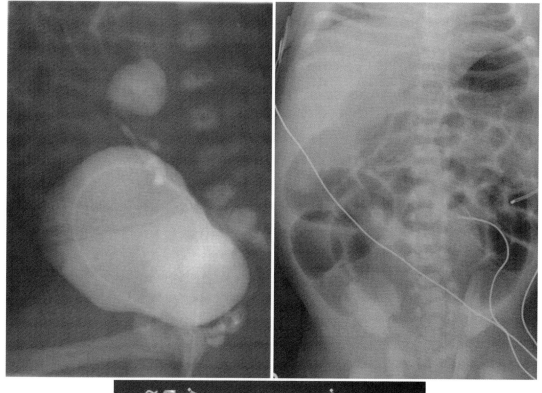

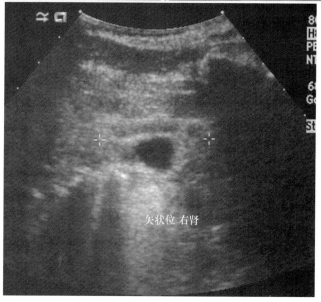

1. 该新生男婴有何影像学表现？其产前超声检查发现肾有异常。
2. 该患儿的诊断是什么？
3. 与本病相关的最常见的异常是什么？
4. 本病的病因是什么？

诊断：双侧输尿管异位开口

1. 本例的影像学表现包括双侧输尿管异位开口于尿道近端、括约肌上方。一侧肾有反流。腹部和胸部 X 线片可见 T6 椎体蝴蝶椎和骶椎畸形。因肛门闭锁，可见肠腔胀气明显而直肠内未见气体影。超声图像可见右侧体积较小的独肾，实质回声增强，肾盂扩张。

2. 输尿管异位开口于尿道近端伴右肾盂反流、扩张。

3. 部分肾发育不全或发育不良。

4. 本病系孕 6 周膀胱和尿道分化失败所致。正常情况下，在孕 6 周末，输尿管和残留的中肾管分别开口于尿生殖窦。随着中肾管原始开口向头侧及外侧迁移，开口于尿生殖窦的共同排泄管逐渐吸收。膀胱、膀胱颈、尿道逐渐发育，导致尿道口不断向头侧及外侧迁移以及中肾管开口向内侧和尾侧迁移。

参考文献

Berrocal T, López-Pereira P, Arjonilla A, et al: Anomalies of the distal ureter, bladder, and urethra in children: embryologic, radiologic, and pathologic features, *Radiographics* 22:1139-1164, 2002.

相关参考文献

Blickman JG, Parker BR, Barnes PD: *Pediatric radiology—the requisites*, ed 3, Philadelphia, 2009, Mosby, pp 128-129.

点　评

泌尿生殖系统是胎儿或新生儿畸形最常累及的系统之一。输尿管异位开口源于输尿管芽迁移异常，常导致输尿管向尾侧异位开口。

输尿管异位开口的患者中，女孩远多于男孩。在女孩中，异位输尿管开口于胚胎期中肾管的残余，包括阴道、尿道、子宫、前庭、阔韧带和加纳特管（卵巢冠纵管）。在男孩中，中肾管残余包括精囊、输精管、射精管、尿道前列腺部，所有这些部位都可能有输尿管异位开口。因此，一般而言，不同性别患者的输尿管异位开口的部位是不同的（即男孩异位开口于括约肌以上，女孩的异位开口常位于尿道括约肌远端），故女性患儿常有尿失禁。然而，女孩的异位开口也可位于括约肌以上。由于存在这种异位开口部位的差异，男、女患儿的临床表现通常不同。男孩和女孩最根本的区别在于，女孩可异位开口于膀胱颈和外括约肌这些控尿结构的远端，故可有尿失禁。如有症状，男孩多表现为附睾炎或睾丸炎，而女孩往往会出现尿失禁或滴尿。通常情况下，诊断往往延迟至排便训练后才能作出。

输尿管开口可引流单个肾，但约 70% 的病例合并完全性输尿管重复畸形。Weigert-Meyer 定律适用于完全性输尿管重复畸形并重复输尿管分别开口于膀胱的患者。

本病的经典影像学检查包括超声、排泄性膀胱尿道造影（VCUG）、静脉肾盂造影（IVP）。筛查须由肾超声检查开始。单集合系统输尿管异位开口者，患肾通常小而发育不良，在 IVP 或超声检查中可能不显影。需采用肾闪烁显像术评估肾功能。闪烁显像术用于对异位肾组织进行定位，异位肾组织通常发育不良，但可能会引起持续性滴尿。VCUG 可显示输尿管异位开口处的反流，并确定输尿管开口位置。然而，如输尿管异位开口低于膀胱括约肌，则 VCUG 可能无法显示。在特定的患者中，MR 尿路造影是一种很有前途的影像学检查方法。与超声和 IVP 相比，其优势在于能显示膀胱外的输尿管异位开口，从而能够提供对该畸形的整体观。

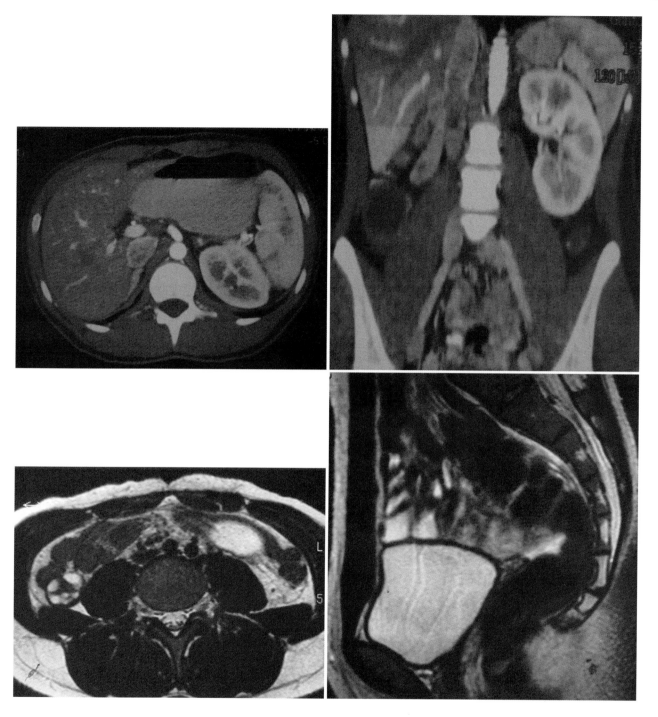

1. 该 15 岁女孩有何影像学表现？
2. 该患者的诊断是什么？
3. 该患者的第二性征是否正常发育？
4. 本病的病因是什么？

诊断：迈-罗-屈-豪四氏综合征

1. 该患者的影像学表现有：子宫缺如、部分阴道发育不全、右肾缺如；双侧卵巢可见。
2. 迈-罗-屈-豪四氏综合征（Mayer-Rokitansky-Küster-Hauser syndrome）。
3. 该患者的第二性征发育正常，因为双侧卵巢可见。
4. 该病病因不明，有学者提出本病为包括遗传和环境因素在内的多因素遗传病。

参考文献

Morcel K, et al: Mayer-Rokitansky-Küster-Hauser syndrome, *Orphanet J Rare Dis* 14(2):13, 2007.

相关参考文献

Blickman JG, Parker BR, Barnes PD: *Pediatric radiology—the requisites*, ed 3, Philadelphia, 2009, Mosby, pp 150-151.

点　评

迈-罗-屈-豪四氏综合征是指子宫和阴道发育不全而卵巢功能和第二性征正常的疾病。先天性阴道发育不全是一种少见的苗勒管畸形，据估计，其在女性的发生率为 $1/(4000\sim5000)$。90％以上阴道发育不全患者同时合并子宫缺如和闭经。该综合征是由苗勒管早期发育停滞所致。该综合征的临床特征可能包括：①阴道发育不全而外生殖器正常；②无子宫或呈极小的始基子宫；③输卵管发育正常；④卵巢正常；⑤第二性征发育正常；⑥泌尿系统和骨骼系统畸形、中耳异常及耳聋、Klippel-Feil 综合征、性染色体正常。因为迈-罗-屈-豪四氏综合征患者之卵巢保有正常的类固醇生成功能，故仍可能发生雌激素依赖性生殖器肿瘤，但此综合征患者之始基子宫发生平滑肌瘤者罕见。患者通常在十几岁或准备开始性活动时以闭经伴第二性征正常发育就诊。

治疗包括阴道重建和心理支持治疗。由于子宫缺如，患者的生殖能力有限，可考虑代孕。

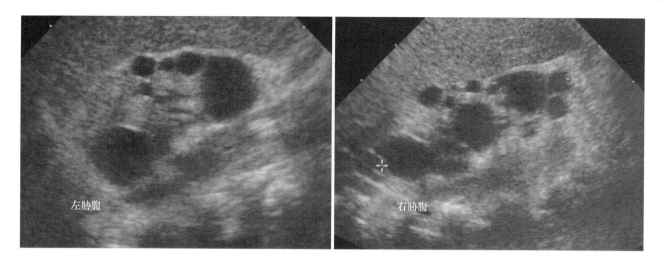

左胁腹　　　　　　　　　　　　　　右胁腹

1. 该新生男婴有何超声表现？
2. 您的诊断是什么？
3. 鉴别诊断有哪些？
4. 该患儿的肾功能最可能如何？

病例 128

诊断：多囊性肾发育不良

1. 双肾实质变薄、回声增强；双肾内可见无数大小不等、互不相通的低回声囊肿；双肾皮髓质分界不清。

2. 多囊性肾发育不良（multicystic dysplastic kidney，MCDK）。

3. 肾积水、常染色体显性遗传多囊肾病、肾母细胞瘤、结节性硬化症、终末期肾病、先天性中肾瘤。

4. 肾功能明显减退。

参考文献

Schreuder MF, Westland R, van Wijk JA: Unilateral multicystic dysplastic kidney: a meta-analysis of observational studies on the incidence, associated urinary tract malformations and the contralateral kidney, *Nephrol Dial Transplant* 24(6):1810–1818, 2009.

相关参考文献

Blickman JG, Parker BR, Barnes PD: *Pediatric radiology—the requisites*, ed 3, Philadelphia, 2009, Mosby, p 130.

点　评

MCDK 继发于宫内发生的、集合系统发育性闭锁或狭窄，是新生儿期仅次于肾积水的第二常见的腹部肿块。多数病例在产前超声检查中被检出。部分病例症状出现较晚，可能因对侧肾盂输尿管连接部梗阻、尿路感染或创伤而被偶然发现。双肾通常位于肾窝，但是也有盆腔肾、胸腔肾等异位肾的报道。本病可累及整个肾，或节段性累及重复肾。本病一般可分为两个主要类型：肾盂漏斗型和肾积水型。其中前者较常见，据认为是输尿管或肾盂闭锁所致，囊肿仅为扩张的肾盏。后者较少见，据认为是输尿管节段性闭锁所致，囊肿为整个肾盂肾盏系统。本病的检查应从超声开始，然后是核医学检查。核医学检查可以发现无功能的肾，并帮助与肾积水相鉴别，同时可判断对侧肾是否有功能。从基因学看，本病呈散发。合并畸形包括泌尿生殖系统畸形（25%～30%）（对侧肾盂输尿管或输尿管膀胱连接部梗阻、巨输尿管、睾丸囊性发育不良、膀胱输尿管反流）、心脏和肌肉骨骼畸形，相关的综合征有 Turner 综合征、21 三体综合征、22 号染色体缺失。双侧 MCDK 将导致胎儿及新生儿无肾功能并肺发育不良，故一般认为出生后不能存活。但除极少数病例可能因腹部巨大肿块的占位效应就诊外，单侧 MCDK 并无症状。

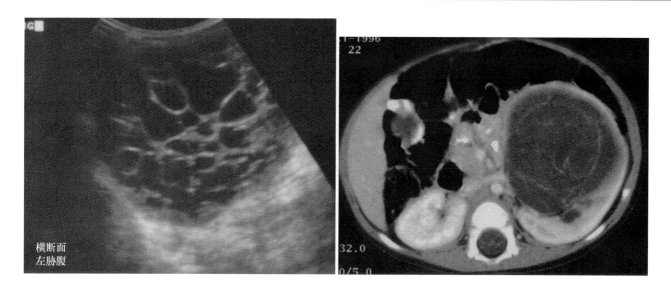

1. 患儿，男，6个月，扪及腹部肿块。该患儿有何影像学表现？
2. 该患儿的诊断是什么？
3. 有何鉴别诊断？
4. 本病是否具有遗传性？

诊断：多房囊性肾肿瘤

1. 一巨大多房囊性肾肿块，呈蜂窝状，可见其分隔轻度强化。
2. 多房囊性肾肿瘤（multilocular cystic renal tumor，MCRT），过去称为多房囊性肾瘤。
3. 肾皮质单纯性囊肿、恶性囊性肾肿瘤、多囊性肾发育不良、肾盏憩室。
4. 本病无遗传性。

参考文献

Silver IM, Boag AH, Soboleski DA: Best cases from the AFIP: multilocular cystic renal tumor: cystic nephroma, *Radiographics* 28(4):1221-1226, 2008.

相关参考文献

Blickman JG, Parker BR, Barnes PD: *Pediatric radiology—the requisites*, ed 3, Philadelphia, 2009, Mosby, p 140.

点　评

在过去，MCRT 曾被认为是一种发育异常、错构瘤或具有恶性潜能的错构瘤。现认为 MCRT 是真性肿瘤，其特点为多囊性肿瘤，无胚芽或其他胚胎成分。

囊性肾瘤是一种罕见的非遗传性良性肾肿瘤，为单纯囊性肿块，内衬上皮细胞，有纤维性分隔，分隔上有成熟肾小管。囊性肾瘤位于 MCRT 病谱的一端，而另一端是囊性分化不良性肾母细胞瘤（cystic partially differentiated nephroblastoma，CPDN），CPDN 的分隔上有呈灶状分布的胚芽细胞。仅根据大体观及影像学表现，囊性肾瘤和 CPDN 无法鉴别，因此它们可被统称为多房囊性肾肿瘤。MCRT 的好发年龄和性别呈双峰分布，CPDN 最常见于 3 个月～4 岁的男孩，而成人囊性肾瘤患者多为 40～60 岁之间的女性。

MCRT 常为单发，但已有双侧发病的报道。MCRT 的特点为单发肿块，边界清楚，其内可见多个分隔，分隔之间为互不相通的含液小腔。肿瘤为一厚的纤维囊包绕，压迫邻近肾实质。本病患儿最常见的表现是无痛性腹部肿块。血尿和尿路感染在儿童较少见。

腹部 X 线片可能发现肾区巨大肿块。超声是儿童腹内肿块的首选检查方法。超声图像可能会发现有分隔的肾多囊肿块，无实性成分或结节。囊性肾瘤的典型 CT 表现为分界清楚的多囊肿块，有包膜，其分隔呈不同程度的强化，分隔之间的小腔内无造影剂进入。分隔在所有的 MRI 脉冲序列图像均呈低信号，提示其为纤维成分。肾闪烁显像术虽曾用于 MCRT 的检查，但目前认为其并无确切的诊断价值。

MCRT 的临床或影像学征象并不能提示其组织学特征；故肾切除术或保留肾手术，既是诊断方法也是治疗手段。手术后一般预后良好。

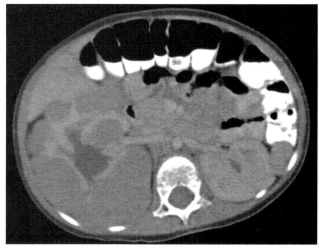
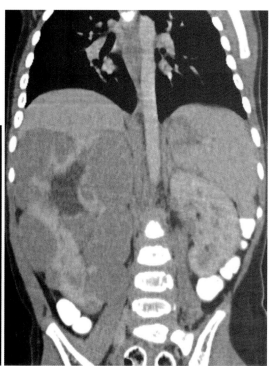

1. 该患者有何影像学表现?
2. 该患者的诊断是什么?
3. 该病的鉴别诊断有哪些?
4. 该病的病因是什么?

胞瘤往往呈不均质病灶。然而，仅依靠影像学手段来鉴别二者是不可能的。

诊断：肾母细胞瘤病

1. 肾皮质多发均质低密度灶，边界清楚，稍强化。
2. 肾母细胞瘤病。
3. 淋巴瘤或白血病、肾盂肾炎、多灶性肾母细胞瘤。
4. 该病的病因为永存后肾胚基（肾源性残余），而正常情况下应于孕 36 周时消失。

参考文献

Lonergan GJ: Nephrogenic rests, nephroblastomatosis, and associated lesion in the kidney, *Radiographics* 18(4):947-968, 1998.

相关参考文献

Blickman JG, Parker BR, Barnes PD: *Pediatric radiology— the requisites*, ed 3, Philadelphia, 2009, Mosby, pp 140-141.

点　评

肾母细胞瘤病由肾内弥漫性或多发性肾源性残余组成。发病年龄为出生到 7 岁。肾母细胞瘤病的典型临床经过为隐匿性，可能因扪及腹部肿块或在对肾母细胞瘤高危患儿进行筛查时被偶然发现。肾母细胞瘤病在所有影像学检查中均呈均质病灶。弥漫性肾母细胞瘤病往往表现为肾增大，其边缘为一厚层组织，该层组织可能有条纹状强化。MRI 图像示结节灶，于 T1WI 和 T2WI 均呈低信号。本病在超声可能表现为低回声结节，但不如 MRI 和 CT 敏感。一侧发病时应排除对侧亦有累及。肾母细胞瘤病有两个病理亚型：①叶周残余型（90%）；②叶内残余型（10%）。可能与叶周残余型有关的综合征有 Beckwith-Wiedemann 综合征和 18 三体综合征。可能与叶内残余型有关的综合征有 Denys-Drash 综合征、散发性无虹膜、WAGR（肾母细胞瘤、无虹膜、生殖泌尿系统畸形、精神发育迟滞）综合征。大多数病例的病变可自行消退。约有 35% 弥漫性增生性叶周型肾源性残余病例的病变将发展为肾母细胞瘤。

本病目前尚无特效疗法。对于患有肾母细胞瘤相关综合征的患儿，一般须定期筛查肾母细胞瘤病和肾母细胞瘤。肾母细胞瘤病表现为均质结节，而肾母细

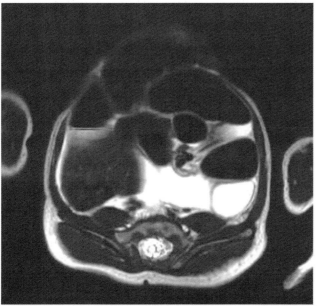

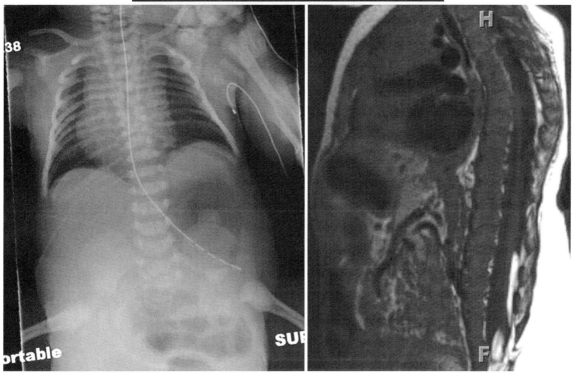

1. 该肌张力减弱、喂养困难的新生患儿有何影像学表现？
2. 该患儿的诊断是什么？
3. 本病是否为遗传性疾病？
4. 本病名称有哪些同义词？

诊断：脐膨出-外翻-肛门闭锁-脊柱畸形

1. 腹部 X 线片示腹部显著膨隆，其内见肠管积气并延伸至骨盆下方。耻骨间隙明显增宽，双侧股骨头向上外侧移位。另外，可见部分胸椎节段（T6～T8）畸形。盆腔轴位 T2WI 可见明显扩张的肠管向外凸出。矢状位 T1WI 见脊髓圆锥低位，其末端位于硬膜内脂肪瘤内。在轴位及矢状位图像上均未见正常膀胱。

2. 脐膨出-外翻-肛门闭锁-脊柱畸形（omphalocele-exstrophy-imperforate anus-spinal defects，OEIS）。

3. 本病有遗传性。在患者的同胞中有散发病例。

4. 本病的同义词有：泄殖腔外翻，膀胱小肠裂，外翻-尿道上裂序列征。

参考文献

Soffer SZ, et al: Cloacal exstrophy: a unified management plan, *J Pediatr Surg* 35(6):932-937, 2000.

相关参考文献

Blickman JG, Parker BR, Barnes PD: *Pediatric radiology—the requisites*, ed 3, Philadelphia, 2009, Mosby, pp 134-136.

点 评

OEIS 是一种罕见的综合征，也是尿道上裂-膀胱外翻序列征最严重的形式，该序列征可表现为阴茎分离伴尿道上裂、耻骨联合分离（pubic diastasis）、膀胱外翻（孤立性）、泄殖腔外翻，至完全性 OEIS。OEIS 在活产婴儿中的发病率为 1/25 万。膀胱外翻的发生率 [1/（30000～40000）] 高于泄殖腔外翻 [1/（20 万～25 万）] 及 OEIS [1/（20 万～40 万）]。OEIS 的实际发生率可能更高，因为很多病例被误诊为脐膨出，这是由于脐膨出是 OEIS 中最突出的表现。人类的泄殖腔是一个系统发育的胚胎结构，是泌尿道、生殖道及胃肠道的共同出口。正常情况下，由泄殖腔生发出下腹壁、膀胱、肠、肛门、生殖器、部分骨盆骨及腰骶椎。OEIS 被认为是始于胚胎发育前 4 周的胚细胞样转化所致。

OEIS 的鉴别诊断包括脐膨出或腹裂（孤立性）、膀胱外翻、肢体-体腔壁畸形复合征（limb-body wall complex）。OEIS 还可合并心脏和肾畸形。

小儿外科、泌尿外科、整形外科、神经外科、妇科、新生儿科医生的多学科协作在泄殖腔外翻患儿的诊治中至关重要。初始诊疗包括确定相关畸形的存在，包括肾解剖情况、肾积水、输尿管积水、脊髓栓系、脊髓发育不良、耻骨联合分离。新生儿一期手术治疗必须修补脐膨出、闭合膀胱外翻（根治术或分期手术，行或不行截骨术）、粪流改道。

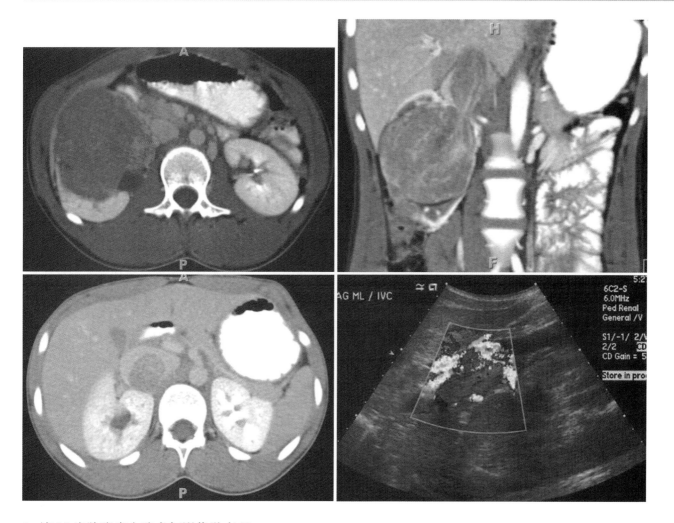

1. 该 12 岁胁腹痛女孩有何影像学表现？
2. 该患儿的诊断是什么？
3. 本例的鉴别诊断是什么？
4. 本病是否与某种遗传性疾病有关？

病例 132

诊断：肾细胞癌

1. 影像学检查可见一个边界清楚的巨大实性肿瘤，几无强化，肿瘤侵入下腔静脉。
2. 肾细胞癌（renal cell carcinoma，RCC）。
3. 本例的鉴别诊断有肾母细胞瘤。
4. 有。肾细胞癌与 von Hippel-Lindau 病有关。

参考文献

Lowe LH, Isuani BH, Heller RM: Pediatric renal masses: Wilms tumor and beyond, *Radiographic* 20(6): 1585-1603, 2000.

Robson CJ: Staging of renal cell carcinoma, *Prog Clin Biol Res* 100:439-445, 1982.

相关参考文献

Blickman JG, Parker BR, Barnes PD: *Pediatric radiology—the requisites*, ed 3, Philadelphia, 2009, Mosby, p 143.

点　评

　　RCC 在儿童罕见，占儿童恶性肿瘤的不到 0.1%，仅占儿童肾肿瘤的 2%～6%。然而，RCC 在 10～20 岁的年龄段的发病率与肾母细胞瘤相当。儿童 RCC 的平均发病年龄为 9～11 岁，男、女性发病率相等。

　　最近的资料表明，儿童 RCC 可能是与成人 RCC 不同的另一种疾病，具有与成人 RCC 不同的临床表现和生物学行为特征、独特的遗传异常和不同的病理学特征。患儿常以与肿瘤相关的症状和体征（肿块、疼痛、血尿）就诊，而成人 RCC 患者往往表现为转移瘤的症状和体征及副肿瘤症状。病理检查中，儿童 RCC 与成人的不同：儿童 RCC 中乳头状 RCC 所占比例高于成人的（儿童 30%，成人 15%），成人 RCC 大部分（75%）为透明细胞型而非乳头状型。肿瘤表现为浸润性实性肿块，有不同程度的坏死、出血、钙化及囊变。肿瘤局部侵犯，并蔓延到邻近的腹膜后淋巴结。肾母细胞瘤与 RCC 在儿童期的发病率之比为 30：1。由于就诊时 RCC 常明显小于肾母细胞瘤，故在静脉尿路造影和超声检查中可能不太明显，CT 或 MRI 则非常容易发现肿瘤，表现为一非特异性肾内实性肿块，有不同程度强化。肿块可能因瘤内出血、坏死而密度不均。RCC 的钙化出现率（25%）较肾母细胞瘤（9%）高。RCC 常侵入肾静脉，可能延至下腔静脉及右心房。癌栓的检出对于手术计划的制订极为重要，因为如有癌栓，则可能需行胸腹部联合手术。此外，还应筛查对侧肾以排除对侧 RCC 的可能。

　　Robson 对 Flocks 和 Kadesky 的分类进行了修正，使得就诊时的分期与预后具有良好的相关性。美国癌症联合委员会（American Joint Committee on Cancer，AJCC）已发布了肿瘤-淋巴结-转移（tumor-node-metastasis，TNM）分期系统。TNM 分期的主要优点是它明确地将有癌栓的 RCC 患者与有区域淋巴结累及的 RCC 患者区分开来。

　　预后受就诊时肿瘤分期的影响，总生存率约为 64%。根治性肾切除术及区域淋巴结切除术的疗效最好。肿瘤对化疗极为耐药，使得肿瘤转移难以治疗。

　　儿童 RCC 极为罕见。因其与成人 RCC 的症状、治疗及预后均不同，故应被视为一种独立的疾病进行治疗。

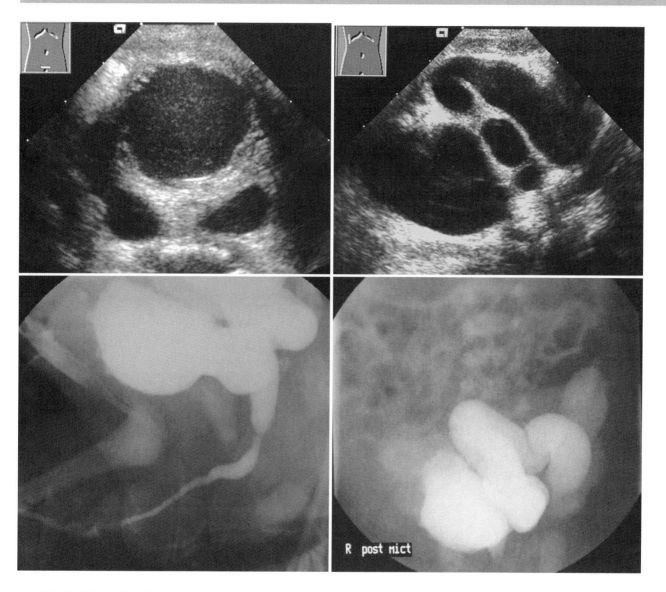

1. 该患者有何超声表现？
2. 排泄性膀胱尿路造影（VCUG）检查有何表现？
3. 如该患儿行产前影像学检查，会有何表现？
4. 肾核医学检查有何价值？

病例 **133**

诊断：后尿道瓣膜

1. 输尿管迂曲、延长。
2. 后尿道扩张，精阜远端有一薄瓣，输尿管扩张、迂曲。
3. 巨膀胱、羊水过少、双侧输尿管积水性肾病、腹水、肺发育不良。
4. 肾核医学检查可评估肾功能受损的程度。

参考文献

Bloom DA: Dilatation of the neonatal urinary tract. In Kuhn JP, Slovis TL, Haller JO, editors: *Caffey's pediatric diagnostic imaging*, ed 10, Philadelphia, 2004, Mosby, pp 204-223.

相关参考文献

Blickman JG, Parker BR, Barnes PD: *Pediatric radiology—the requisites*, ed 3, Philadelphia, 2009, Mosby, pp 133-134.

点　评

　　后尿道瓣膜（posterior urethral valves，PUVs）是男孩尿道阻塞的最常见的原因之一。PUVs 系由紧邻精阜下方的尿道黏膜皱襞融合、粘连所致。精阜是尿道内的隆起或嵴，输精管由此进入尿道。这些瓣膜可能会导致膀胱出口的慢性梗阻。宫内尿道阻塞的程度越严重、持续时间越长，肾功能不全或肾衰竭及肺发育不良的发病率越高。在最严重的情况下，新生儿于出生后不久死于 Potter 序列征。在不太严重的病例中，慢性阻塞导致膀胱壁肥大、增厚，形成小梁、憩室，常引起输尿管间襞肥大。40%～60% 的患者可见膀胱输尿管反流（VUR）和输尿管膀胱连接部梗阻。慢性梗阻和膀胱输尿管反流被认为是肾发育不良的主要因素。少数病例的产前超声图像可见腹水，这可能是肾穹窿破裂后尿液进入腹膜腔所致。

　　PUVs 可由产前超声诊断。阻塞严重者，可见膀胱扩大和输尿管积水性肾病。此外，阻塞及其所致的肾衰竭越重者，越可能发生羊水过少伴肺发育不良。出生后，超声是首选的影像学检查方法。超声对膀胱壁增厚和输尿管积水性肾病高度敏感。此外，超声能够帮助临床评估肾损伤或发育不良的程度。常见肾的体积较小、回声增强，肾皮髓质分界不清。诊断本病的金标准是逆行尿道造影或 VCUG。VCUG 常示后尿道瓣膜上方的后尿道明显扩张。此外，VCUG 可能显示严重的 VUR 至扩张、迂曲的输尿管。偶见肾内反流。膀胱插管引流可能会有困难，因为导尿管可能在瓣膜上方、扩大的后尿道内发生卷曲。使用弯头导管（Coudé 导尿管）可能有所帮助。早期诊断和及时治疗对于控制肾损害或肾衰竭至关重要。

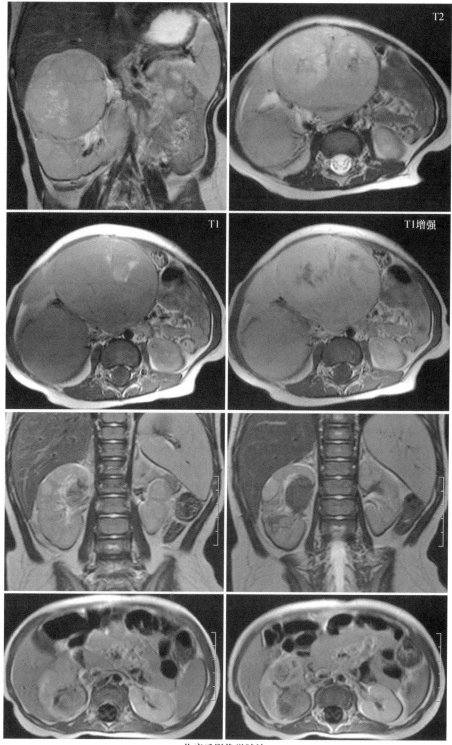

化疗后影像学随访

1. 该患儿最可能的诊断是什么？
2. 哪些关键的解剖结构可能被侵犯或累及？
3. 哪些综合征和遗传异常是本病的易患因素？
4. 本病有哪些鉴别诊断？

诊断：肾母细胞瘤

1. 右侧肾母细胞瘤。
2. 肾静脉及下腔静脉瘤栓，瘤栓可能累及右心房。
3. 肾母细胞瘤病、Denys-Drash 综合征、偏侧肥大、Beckwith-Wiedemann 综合征、无虹膜。
4. 透明细胞肉瘤、肾细胞癌、杆状瘤、中胚叶肾瘤。

参考文献

Feinstein KA: Renal neoplasms. In Kuhn JP, Slovis TL, Haller JO, editors: *Caffey's pediatric diagnostic imaging*, ed 10, Philadelphia, 2004, Mosby, pp 1787-1795.

相关参考文献

Blickman JG, Parker BR, Barnes PD: *Pediatric radiology— the requisites*, ed 3, Philadelphia, 2009, Mosby, pp 141-143.

点　评

肾母细胞瘤是最常见的儿童肾恶性肿瘤。中位发病年龄为 3 岁半。肾母细胞瘤起源于永存的原始后肾胚基。肾母细胞瘤最常单发，然而，7% 的儿童为多发，5% 的儿童双侧发病。本病多为自发性的，1% 的患者有家族史。肾母细胞瘤病（肾内多灶性肾源性残余）患者患肾母细胞瘤风险较高。此外，肾母细胞瘤在一些过度生长综合征患者中发病率增加，如偏侧肥大、Beckwith-Wiedemann 综合征；还可能会出现在非过度生长综合征患者中，如 Denys-Drash 综合征（30%～40% 的风险）。无虹膜患者罹患肾母细胞瘤的风险有 50%。有研究建议这些儿童应每隔 3 个月定期行超声筛查，直至 7 岁。

肾母细胞瘤通常表现为无症状的巨大腹部肿块。偶有患儿间断性腹痛，这可能与肾包膜受牵拉有关。30% 的患儿可见显微镜性血尿，25% 的患者张力过高。偶有左侧精索静脉曲张，可能是由于肿瘤压迫左肾静脉所致。总体预后良好，生存率在 90% 以上。

腹部 X 线片可能会显示间接征象，如占位效应，表现为脏器和肠袢的受压移位。肾母细胞瘤钙化罕见。超声是首选的断层影像学检查方法。超声检查很容易发现肿瘤。由于肿瘤在首诊时往往很大，而超声

的观察野又较小，故可能难以确定肿瘤的确切内部结构和患侧肾的变形程度。如欲行肿瘤分期，则需进一步检查，可选择 CT 增强扫描或多平面 MRI。肾母细胞瘤常呈不均匀强化。肾的结构，尤其是肾盂，可能会明显变形。肾母细胞瘤可能侵及肾周，转移至腹膜后淋巴结，于同侧肾静脉内形成瘤栓。血管内瘤栓可到达右心房。可发生肝、肺转移。推荐应用肺部 CT 扫描用于肿瘤分期。诊断肾母细胞瘤时，应对受累肾和对侧肾仔细检查，以排除另外的肿瘤病灶。鉴别诊断包括其他一些较少见的原发性肾恶性肿瘤。由于影像学检查并不总能准确地鉴别肾母细胞瘤与其他肿瘤，故常需行肿瘤活检。肾母细胞瘤一般对化疗很敏感，化疗可显著缩小肿瘤体积以便于手术切除。

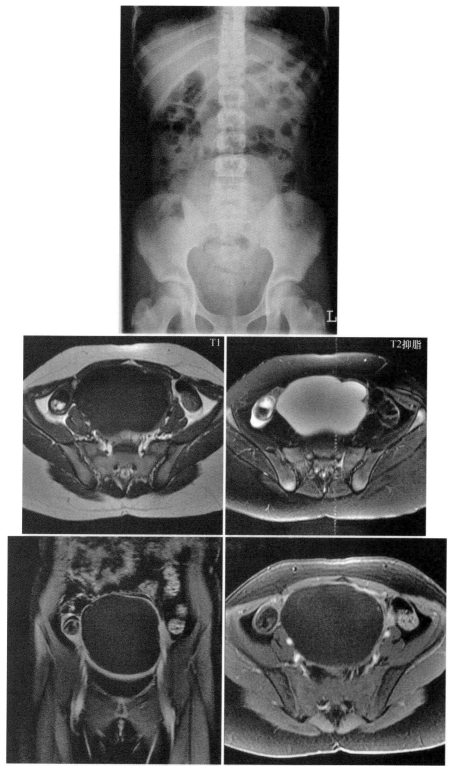

T1增强抑脂

1. 该 16 岁腹痛女孩有何 X 线片表现？
2. 其 MRI 检查有何表现？
3. 该患儿最可能的诊断是什么？有哪些鉴别诊断？
4. 本病可能有何并发症？

病例 **135**

诊断：双侧囊性卵巢畸胎瘤

1. 盆腔巨大软组织肿块，其周边可见钙化。
2. MRI 示双侧卵巢囊实性病变，左侧病灶较大。抑脂序列证实肿块内含脂肪成分。膀胱受压向下移位。
3. 最可能的诊断是双侧囊性畸胎瘤。鉴别诊断包括卵巢囊肿、卵巢囊腺瘤、恶性卵巢生殖细胞瘤及卵巢异位妊娠。
4. 卵巢扭转（可能合并卵巢缺血）、畸胎瘤破裂。

参考文献

Siegel MJ, Coley BD: *Pediatric imaging*, Philadelphia, 2006, Lippincott Williams & Wilkins, pp 359-366.

相关参考文献

Blickman JG, Parker BR, Barnes PD: *Pediatric radiology—the requisites*, ed 3, Philadelphia, 2009, Mosby, p 153.

点 评

良性卵巢畸胎瘤是儿童最常见的良性卵巢肿瘤（50%～65%）。6～11 岁是发病高峰期。在临床上，畸胎瘤可能表现为巨大无痛性盆腔或腹盆肿块。如果患者有急性腹痛，应疑有卵巢扭转导致的卵巢缺血。大部分畸胎瘤以囊性成分为主，常有偏心性的实质成分，内含毛发、脂肪、钙化成分、皮脂腺物（皮样栓）。偶见发育不良的牙齿。如果实性成分较大或逐渐增大，应排除恶变的可能。本病患儿中，双侧卵巢发病者可能占 25%。如囊性畸胎瘤较大，有时难以准确地判断肿瘤来源于哪侧卵巢。受累卵巢可以显著移位。此外，如畸胎瘤较大，可能难以准确定位对侧卵巢。年轻女孩 X 线片检查发现盆腔或腹部巨大肿块并钙化，应疑有囊性卵巢畸胎瘤。然后应选用超声检查，以确定病变和（或）排除怀孕。如果病变较大，超声检查可能会受限。CT 扫描中，囊性成分为低密度。钙化成分、脂肪、牙齿很容易被 CT 识别。MRI 对于确定诊断尤有帮助。使用选择性抑脂脉冲序列，可抑制脂肪的 T1WI 高信号，从而有利于诊断。

本病最严重的并发症包括卵巢扭转（畸胎瘤可作为支点，导致卵巢扭转并使卵巢缺血）、自发性或外伤性囊性畸胎瘤破裂、恶变。囊性卵巢畸胎瘤应予手术切除，同时尽可能保有受累卵巢。

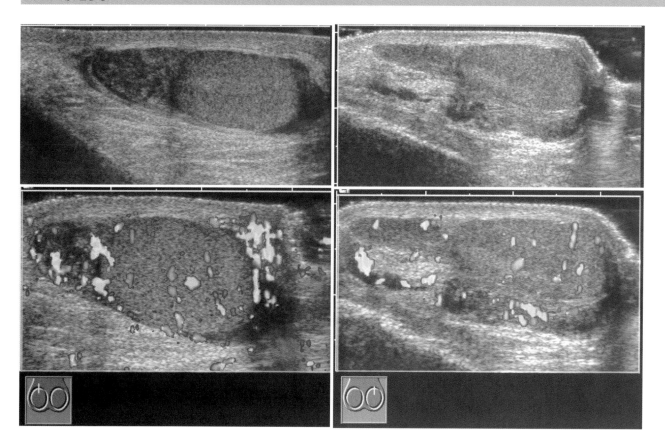

1. 试述本例的超声表现。
2. 最可能的诊断是什么?
3. 鉴别诊断应包括哪些?
4. 诊断本例使用了哪些超声设备或技术?

诊断：附睾炎

1. 右侧附睾增大、回声减低、充血，阴囊壁轻度增厚。
2. 右侧附睾炎。
3. 附睾睾丸炎、阴囊蜂窝织炎、睾丸扭转、阴囊疝。
4. 高频线阵探头，灰阶及彩色多普勒超声，应用对峙垫[①]。

参考文献

Donnelly LF: *Pediatrics, diagnostic imaging*, Salt Lake City, 2005, Amirsys Inc.

相关参考文献

Blickman JG, Parker BR, Barnes PD: *Pediatric radiology— the requisites*, ed 3, Philadelphia, 2009, Mosby, p 154.

点　评

附睾炎为附睾的急性或慢性炎症，患儿以阴囊疼痛、水肿、肿胀、红斑等就诊。疼痛最初可能集中在胁腹及下腹部。随炎症进展，疼痛中心可能会移至阴囊。此外，邻近的睾丸也可能受累，称为附睾睾丸炎。如不治疗，则可能发生附睾脓肿、睾丸脓肿或脓毒症。

附睾炎最好发于开始性活跃的青少年，但是也可发生于婴幼儿和儿童。5%～10%的儿童急性附睾炎为双侧发生。对于青春期前发病的附睾炎患儿，应行泌尿系检查以排除泌尿生殖系统异常（如异位输尿管、异位输精管、尿道重复畸形、后尿道瓣膜、尿道直肠瘘等）。如有泌尿生殖系统异常，则附睾炎最可能是由于细菌逆流进入输精管造成的。如无异常，则应考虑可能为血行播散而来。治疗措施包括抗生素及抗炎治疗、支持治疗（包括使用镇痛剂控制疼痛、卧床休息、用阴囊托带抬高阴囊、冰敷等）。双侧附睾炎可能会导致不育，故尤需积极治疗。如治疗适当，则预后良好。

除尿液检查和血液检查外，超声对诊断附睾炎特别有帮助。灰阶超声图像示附睾增大，回声常减低；彩色多普勒超声图像示附睾明显充血。此外，常见阴囊壁增厚及附睾周围少量游离积液（活动性鞘膜积液）。超声在排除脓肿形成以及并存或发展的睾丸炎时特别有价值。此外，附睾炎和睾丸扭转可能具有相似的急症症状，超声及彩色多普勒超声在排除后者方面特别有帮助。最后，超声易鉴别阴囊壁蜂窝织炎、阴囊疝与附睾炎。

综上所述，儿童阴囊急症时，超声检查必不可少，可用于：①诊断附睾炎；②排除双侧附睾炎；③排除睾丸扭转；④排除并发症，如脓肿形成。此外，对于幼儿，应行泌尿系检查以排除泌尿生殖系统异常。

本病通常不需 CT、MRI 及膀胱输尿管反流检查，但如遇复杂病例，则可能需要考虑应用上述检查。

超声检查时，应使用高频线阵探头，应行灰阶及彩色多普勒检查。使用对峙垫或可提高图像质量，并使患儿在检查时感觉较为舒适。

---

① 即栅栏式接线端子，是一种具有对峙属性的光学材料。——译者注

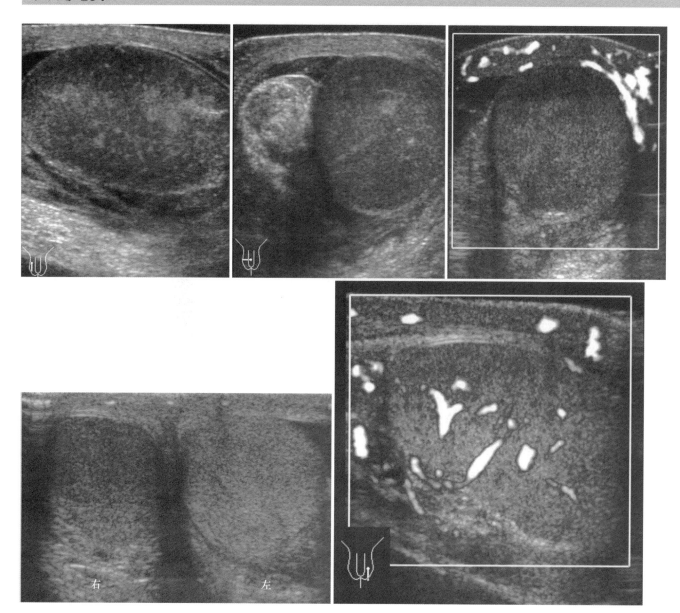

1. 本例有何影像学表现？
2. 本例的诊断是什么？
3. 鉴别诊断时应排除哪些疾病？
4. 出现症状后多少小时以内应开始采取治疗措施？

诊断：睾丸扭转

1. 右侧睾丸增大、呈低回声，附睾肿大、回声增强，睾丸内部未见血流信号，睾丸包膜可见血流信号，可见活动性睾丸鞘膜积液。
2. 急性右侧睾丸扭转。
3. 附睾睾丸炎、睾丸附件扭转、附睾附件扭转、睾丸创伤。
4. 症状出现 6h 以内即应予以治疗。

参考文献

Cohen HL, Haller JA: Abnormalities of the male genital tract. In Kuhn JP, Slovis TL, Haller JO, editors: *Caffey's pediatric diagnostic imaging*, ed 10, Philadelphia, 2004, Mosby, pp 1917-1938.

相关参考文献

Blickman JG, Parker BR, Barnes PD: *Pediatric radiology—the requisites*, ed 3, Philadelphia, 2009, Mosby, p 154.

点　评

　　睾丸扭转是一种真正的泌尿外科急症。睾丸及精索血管蒂扭转会引起静脉和动脉闭塞，从而导致睾丸梗死。早期诊断至为重要。于症状出现 6h 内行手法或手术扭转矫正，可使大多数患者的睾丸得以保全。如 24h 后才行扭转矫正术，几乎 100％的病例会发生不可逆性睾丸损伤或缺血。

　　临床上，本病患儿以突发严重单侧或双侧阴囊痛和（或）腹股沟痛就诊。患儿在此之前常有可自行缓解的间歇性阴囊疼痛，据认为是由于睾丸间歇性扭转和自行复位所致。急性期，可见患侧阴囊红肿、触痛。体检发现受累睾丸肿胀、触痛。睾丸可能上升，呈斜位或水平位。提睾反射常不能引出，普雷恩征（Prehn 征，睾丸托起试验）阴性。恶心、呕吐常见，仅 10％～15％的患儿发热。

　　睾丸扭转见于新生儿和 14 岁左右的男孩。在发育过程中，睾丸逐渐被鞘膜包裹并固定于鞘膜及阴囊壁。在新生儿期，睾丸常尚未下降到阴囊内，由于没有鞘膜的固定作用，故较易发生扭转。对于较大的儿童，由于鞘膜附着处位置较高，睾丸容易随着鞘膜内较长的精索自由节段发生旋转，因此患儿易于发生鞘膜内睾丸扭转。天气寒冷时易发生睾丸扭转，可能与低温下睾丸回缩有关。

　　鉴别诊断包括附睾睾丸炎或睾丸炎、睾丸附件扭转或附睾附件扭转。此外，还应排除睾丸外伤、肿瘤、嵌顿性腹股沟疝或阴囊疝。偶可见急性阑尾炎的临床表现与急性睾丸扭转相似。

　　应用灰阶超声及彩色多普勒超声易诊断本病。受累睾丸常增大且回声减低，同侧附睾亦增大，呈低回声或强回声。阴囊壁常增厚。彩色多普勒超声检查中，受累睾丸内部不见血流信号，睾丸外周及包膜常见环状血流信号包绕。可能会出现活动性睾丸鞘膜积液。双侧睾丸对比扫查有助于诊断。急性双侧睾丸扭转极为罕见。超声检查可鉴别本病与附睾睾丸炎、肿瘤、嵌顿性腹股沟疝以及阑尾炎。通常不需再行其他检查。

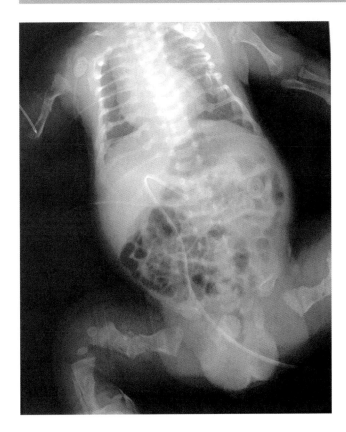

1. 用哪些关键词描述病变有助于确定本病的放射学分型？

2. 导致这些表现的基础缺陷是什么？其遗传方式一般是什么？

3. 有助于本病分型的经典面部特征是什么？

4. 最严重的是哪一型？

病例 138

诊断：成骨不全

1. 骨折、骨质减少、（骨骼）弯与直、（骨皮质）薄与厚。

2. Ⅰ型胶原编码基因缺陷导致成骨不全（osteogenesis imperfecta，OI）。85%~90% 的新发突变为常染色体显性遗传。

3. 巩膜颜色（蓝色与白色）和牙质（正常与易碎）。

4. Ⅱ型。

参考文献

NIH Fact Sheet: Osteogenesis Imperfecta, Available at http://www.niams.nih.gov/Health_Info/Bone/Osteogenesis_Imperfecta/default.asp.

Sillence DO, Barlow KK, Garber AP, Hall JG, Rimoin DL: Osteogenesis imperfecta type II: Delineation of the phenotype with reference to genetic heterogeneity, *Am J Med Genet* 17:407-423, 1984.

Spranger JW, Brill PW, Poznanski AK: *Bone dysplasias: an atlas of genetic disorders of skeletal development*, ed 2, New York, 2002, Oxford University Press, pp 429-449.

相关参考文献

Blickman JG, Parker BR, Barnes PD: *Pediatric radiology—the requisites*, ed 3, Philadelphia, 2009, Mosby, pp 165-167.

点　评

同许多较早被命名的综合征类似，成骨不全（OI）的分型经历了根据表型分型到根据基因型分型的历史。传统的 Sillence 分型（1984 年）建立在更早的多系统模式三部分类法基础上。该分型法用患者的初次骨折年龄、巩膜颜色、牙齿易碎性以及管状骨的表现将本病分为四个基本类型，基本类型又可进一步分为若干亚型。采用该分型法，可大致判断患者的临床预后。

Ⅰ型：（首次骨折发生于）出生时或之后；蓝色巩膜；牙齿正常（A 组），牙齿易碎（B 组）；骨骼直或轻微弯曲；预后良好。

Ⅱ型（先天性成骨不全）：（首次骨折发生于）宫内或出生时；蓝色巩膜；长骨和肋骨广泛皱折（A组），长骨广泛皱折而肋骨完好（B 组），长骨和肋骨皮质变薄、骨折（C 组——隐性遗传型）；通常为致死性。

Ⅲ型（进行性变形性成骨不全）：（首次骨折发生于）宫内或出生后；白色巩膜（出生时为蓝色）；牙齿正常或易碎；出生时骨质较厚，后逐渐变薄并骨骼弯曲、哑铃状变形；是一种严重缺陷且常短寿。

Ⅳ型：（首次骨折发生于）出生时或之后；白色巩膜（出生时为蓝色）；牙齿正常（A 组），牙齿易碎（B 组）；骨骼直，偶有弯曲；预后良好，但会导致身材矮小。

注意：胶原的名称（如Ⅰ、Ⅱ、Ⅲ、Ⅳ型）与成骨不全类型的命名无关。

对表型为Ⅳ型的 OI 患者的基因进行测试，发现了两个无Ⅰ型胶原基因突变的类型：

Ⅴ型：与Ⅳ型 A 组类似，但有增生性骨痂形成并有前臂和小腿的骨间膜钙化。

Ⅵ型：与Ⅳ型类似，但可能为隐性遗传。

进一步研究发现了影响胶原形成并导致Ⅱ型 OI 样隐性遗传综合征的其他基因突变：

Ⅶ型：软骨相关蛋白（cartilage-associated protein，CRTAP）缺陷。

Ⅷ型：由于 *LEPRE*1 基因突变致使脯氨酰-3-羟化酶-1（prolyl 3-hydroxylase 1，P3H1）缺乏所致。

成骨不全的重要的鉴别诊断之一是虐童。成骨不全性骨折主要发生于骨干，而干骺端角骨折是虐童的典型征象。然而，须牢记，Ⅰ型成骨不全患儿有易瘀紫倾向。胶原基因突变测试结果阴性并非决定性的依据，且成骨不全和虐童可并存。

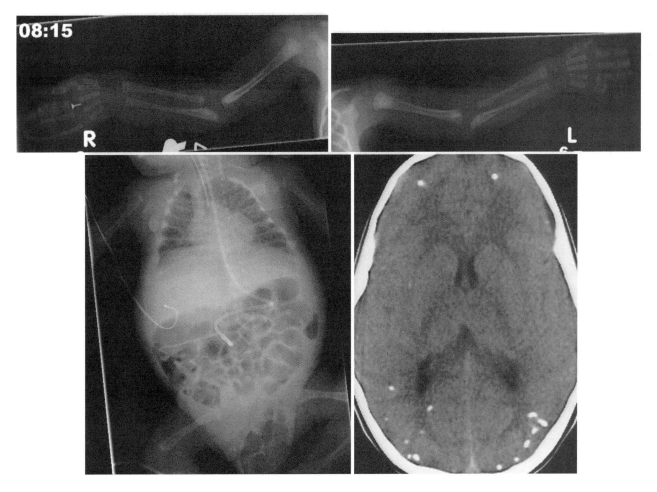

1. 患者 A 的母亲分娩前 1 个月梅毒检测呈阳性，未经治疗，分娩时快速血浆反应素试验（rapid plasma reagin，RPR）呈阳性，为 1：128。婴儿 RPR 活性为 1：16，并具有抗密螺旋体抗体，脑脊液 VDRL（Venereal Disease Research Laboratory）检查呈阴性。摄第一、二幅片。该婴儿应按先天性梅毒治疗吗？

2. 患者 B，早产儿（第三幅图），被转移至新生儿重症监护病房以证实是否存在骨骼发育不良。其长骨有哪些改变？可能有哪些鉴别诊断？

3. 患者 C 出生后不久即出现惊厥。头部 CT 扫描图像有何表现（第四幅图）？

4. 患者 C 的产前史还可能有哪些？

诊断：先天性感染

1. 该患儿应按梅毒施治。尽管患儿 RPR 活性低于其母亲、脑脊液检测阴性、抗体可能来自于母亲，该婴儿仍应按先天性梅毒进行治疗。该病例有明确的母亲病史，患儿所有的长骨（下肢亦受累，但此处未显示）存在特征性的骨骼病变（干骺端毛糙，干骺端下方透亮带），足以证明患儿应按梅毒施治。

2. 长骨表现包括干骺端增宽、毛糙、矿化不良。可能的鉴别诊断有佝偻病、坏血病和先天性感染。

3. 弥漫性脑皮质钙化。

4. 居所内有宠物猫。

参考文献

Barkovich AJ, editor: *Pediatric neuroradiology*, Salt Lake City, 2007, Amirsys Inc, pp I.1.198-202, 208-211.

Silverman FN, editor: *Caffey's pediatric x-ray diagnosis*, ed 8, Chicago, 1985, Yearbook-Medical Publishers, p 827, 835-840.

相关参考文献

Blickman JG, Parker BR, Barnes PD: *Pediatric radiology—the requisites*, ed 3, Philadelphia, 2009, Mosby, pp 227-228.

点　评

病毒、原虫、螺旋体可通过胎盘并感染胎儿，干扰各系统的发育过程。首字母缩略词 TORCHS 原指包括弓形体病（toxoplasmosis）、风疹（rubella，由于免疫接种，本病目前已非常少见）、巨细胞病毒（cytomegalovirus，CMV）感染、疱疹（herpes）和梅毒（syphilis）5 种疾病，目前已扩充至包括人免疫缺陷病毒感染。妊娠期发生感染越早，则造成的损害越严重。肝衰竭、脉络膜视网膜炎、水肿、癫痫发作都可能在出生时发生。

在骨骼，先天性感染好发于生长中的干骺端，中断骨矿化作用，破坏骨松质。所有的先天性感染均常见干骺端炎；干骺端边缘毛糙见于急性期，若感染得以控制，则干骺端下方横行透亮带将逐渐远离修复中的长骨生长部。亦可见骨膜炎。在一急症新生患儿出生后的几个小时内，当临床人员还在忙于处理其多系统受累的病情之时，放射科医生就可能因为在胸部 X 线片上发现肱骨近端干骺端炎而首先提出患儿可能存在 TORCHS。及时治疗的方案可能包括抗病毒药物或治疗梅毒的青霉素。

早期经胎盘感染可干扰最早期的神经组织形成过程，可导致积水性无脑畸形。晚期感染引起炎性反应，包括导致钙化、神经胶质增生和脑积水的脑膜脑炎。CMV 感染，尤其会导致脑皮质发育不全和小脑发育不良；其钙化灶多位于脑室周围。胎儿经过受感染的产道时，可发生疱疹病毒急性感染，可发生多灶性脑炎。

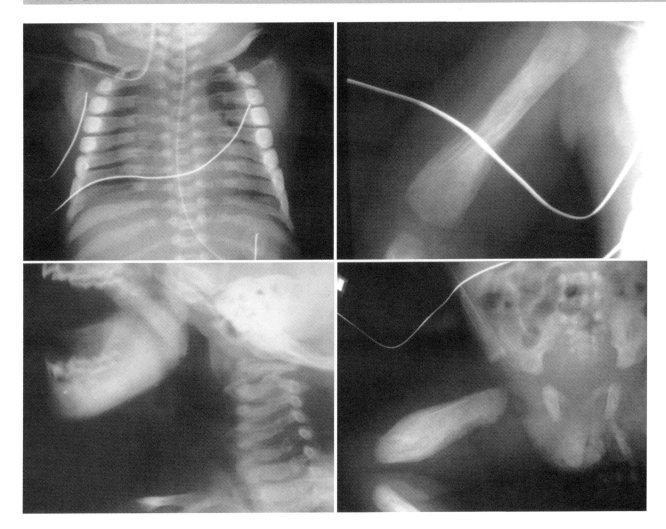

1. 4 个月患儿，易激惹，软组织肿胀。本例有哪些鉴别诊断？
2. 本病最常累及哪些骨骼？
3. 本病的典型临床经过是什么？
4. 请列举可能发生的远期后遗症。

病例 140

诊断：Caffey 病

1. 婴儿弥漫性显著骨膜新骨形成的鉴别诊断包括婴儿骨皮质增生症（infantile cortical hyperostosis，Caffey 病）、坏血病、维生素 A 过多症和外伤。

2. 多骨受累是 Caffey 病的典型表现，最常见于扁骨，尤其是下颌骨，也可见于锁骨、肋骨、肩胛骨、颅骨和髂骨。长骨骨干亦可能受累。

3. Caffey 病的典型临床经过为：临床症状和体征经过多次缓解和复发交替之后自行消退。

4. Caffey 病一般为自限性，但少数病例可有远期后遗症，如面部不对称、突眼、膈麻痹和四肢弯曲。

参考文献

Azouz EM: Infections in bone. In Kuhn JP, Slovis TL, Haller JO, editors: *Caffey's pediatric diagnostic imaging*, ed 10, Philadelphia, 2004, Mosby, pp 2361-2368.

相关参考文献

Blickman JG, Parker BR, Barnes PD: *Pediatric radiology—the requisites*, ed 3, Philadelphia, 2009, Mosby, pp 171-172.

点 评

婴儿骨皮质增生症发于 7 月龄以下的儿童，其特征为应激性过强、软组织肿胀并其下方骨皮质弥漫性增厚。本病发病机制未明，无种族和性别差异。本病常为自限性，但其典型临床表现为症状和体征每 2 周～6 个月出现一次缓解和复发。X 线片可能显示软组织肿胀和（或）骨皮质肥厚，并伴有骨骼显著增粗。骨膜反应进展至骨膜下新骨形成。最常累及的是扁骨——下颌骨（75％受累）、锁骨、肋骨（尤其是腋段）、肩胛骨、颅骨和髂骨。最常累及的管状骨是尺骨，常为非对称性受累。某些病程迁延者，可发生显著的肌肉骨骼系统发育迟缓，病变累及某些部位可出现残障及变形：如面部不对称（下颌骨病变）、眼球突出（眼眶病变）、同侧膈麻痹（肩胛骨病变）、四肢弯曲。可能残留的 X 线片改变包括：骨干膨胀或纵向过度生长（导致下肢不等长）、骨皮质变薄、弯曲畸形、相邻骨（如肋骨、桡骨、尺骨）之间骨桥形成。本病的鉴别诊断包括维生素 A 过多症（一般发生于 1 岁以上小儿，不累及下颌骨）、坏血病恢复期（明显骨质减少、干骺端不规则、碱性磷酸酶减少）、佝偻病修复期（干骺端不规则，呈喇叭口状，临床和放射学改变消退缓慢）、外伤（以骨折为主）、骨髓炎（一般仅累及单骨）、白血病（溶骨性病变伴干骺端"白血病带"）、神经母细胞瘤、成骨不全、新生物。

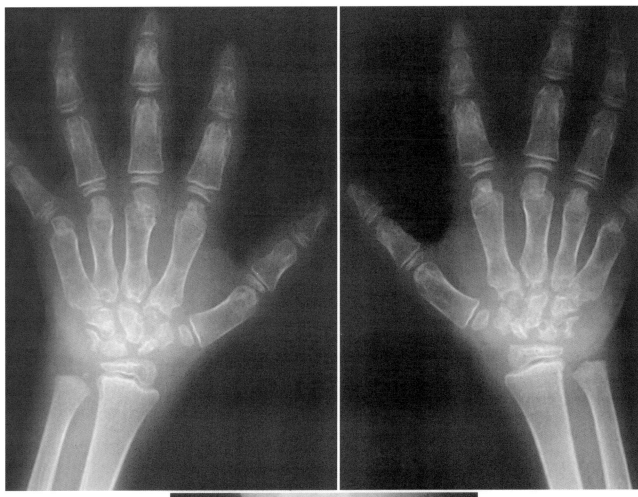

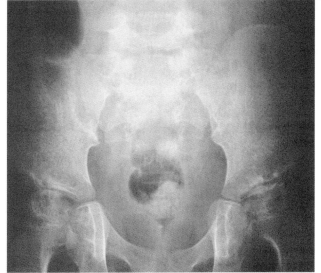

1. 本例 7 岁女孩的诊断是什么?

2. 请举出本症的四个典型影像学特征。

3. 本病最常累及哪些关节?

4. 哪些实验室检查支持该诊断?

诊断：幼年型类风湿关节炎

1. 幼年型类风湿关节炎（juvenile rheumatoid arthritis，JRA）。

2. 骨质减少、关节周围软组织肿胀、关节边缘骨质侵蚀、关节间隙狭窄。

3. 大关节受累最常见于单关节型 JRA；手足小关节受累最常见于多关节型。

4. C 反应蛋白水平升高。另外，25% 患者的抗核抗体阳性。

参考文献

Babyn PS, Ranson MD: The joints. In Kuhn JP, Slovis TL, Haller JO, editors: *Caffey's pediatric diagnostic imaging*, ed 10, Philadelphia, 2004, Mosby, pp 2460-2469.

相关参考文献

Blickman JG, Parker BR, Barnes PD: *Pediatric radiology—the requisites*, ed 3, Philadelphia, 2009, Mosby, pp 182-183.

点 评

JRA 是儿童慢性关节炎最常见的病因，可分为少关节型（最多累及 4 个关节）、多关节型（至少累及 5 个关节）或系统型（发热、皮疹、实性器官受累）。根据定义，本病常于 16 岁之前发病，症状持续至少 6 周，并出现受累关节周围肿胀、活动受限、僵硬、局部触痛及皮温升高。影像学表现包括关节腔积液、软组织肿胀、骨质减少、关节边缘骨质侵蚀、关节间隙狭窄、半脱位、骨膜反应以及生长障碍。鉴别诊断包括银屑病关节炎（大、小关节，脊椎、骶髂关节及指甲病变）、强直性脊柱炎、Reiter 综合征、炎性肠病性关节炎（骶髂关节炎、肌腱末端病）、色素沉着绒毛结节性滑膜炎（有含铁血黄素沉积的单关节型病变）、脓毒性关节炎、暂时性滑膜炎。

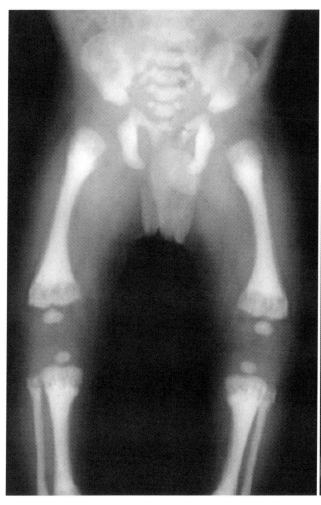
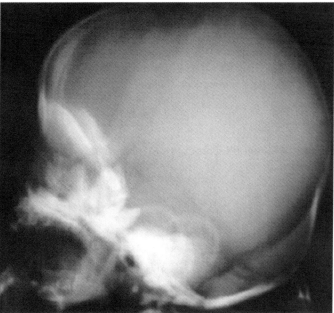

1. 本例 4 个月婴儿的诊断是什么?
2. 在其他哪些疾病中可以看到锥形瓶状畸形?
3. 为什么本病患者会出现贫血及肝大?
4. 颅神经麻痹是本病的特征吗? 为什么?

诊断：骨硬化症

1. 骨硬化症，又称 Albers-Schönberg 病或大理石骨病。
2. 慢性贫血（即镰状细胞病）、糖原贮积症（Gaucher 病，Niemann-Pick 病）和骨纤维性结构不良。
3. 骨髓衰竭导致贫血，髓外造血造成肝大。
4. 是的，因为骨质增厚造成神经孔狭窄。

参考文献

Siegel MJ, Coley BD: *Pediatric imaging*, Philadelphia, 2006, Lippincott Williams & Wilkins, p 421.

相关参考文献

Blickman JG, Parker BR, Barnes PD: *Pediatric radiology—the requisites*, ed 3, Philadelphia, 2009, Mosby, pp 170-171.

点　评

骨硬化症是一组异质性疾病，其特征为因破骨细胞的再吸收障碍造成患骨密度增加、易碎。本病有常染色体显性、隐性遗传两型。影像学特征包括在椎骨和骨盆骨出现骨中骨（bone-in-bone）现象、干骺端增宽或呈喇叭状（锥形瓶状畸形）、巨颅伴颅底骨质增厚、鼻旁窦缺如或发育不全、肋骨-肋软骨交界增宽、骨质密度大、骨骼弯曲以及病理性骨折。

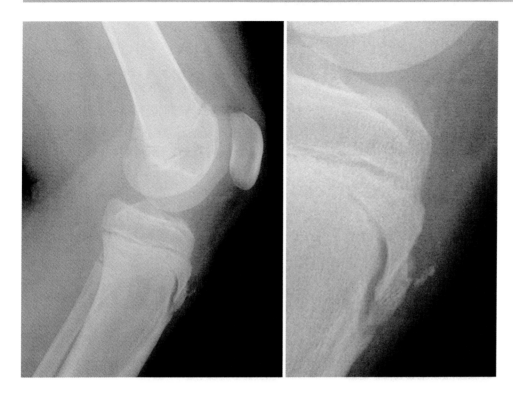

1. 患儿，男，12 岁，进行体育运动时出现膝痛。您的诊断是什么？
2. 本病的典型临床表现是什么？
3. 如何诊断本病？
4. 本病的膝关节侧位 X 线片的特征性表现是什么？

诊断：胫骨粗隆骨软骨病（Osgood-Schlatter 病）

1. Osgood-Schlatter（OS）病。
2. 青少年出现胫骨粗隆局部疼痛并软组织肿胀。
3. OS 病的诊断通过临床表现得出。通常，摄取患侧膝关节侧位 X 线片的目的是排除其他疾病，如新生物或感染。
4. 患侧膝关节的典型侧位 X 线片表现包括胫骨粗隆近端前部表面软组织肿胀，厚度>4mm，髌韧带浅表部位出现小骨（30%～50%患者出现），胫骨粗隆近端不规则骨化，髌韧带内钙化及髌韧带肥厚。软组织肿胀是本病诊断的关键，因为其他表现在正常受检者中亦可能出现。

参考文献

Gholve PA, et al: Osgood-Schlatter syndrome, *Curr Opin Pediatr* 19(1):44-50, 2007.

相关参考文献

Blickman JG, Parker BR, Barnes PD: *Pediatric radiology— the requisites*, ed 3, Philadelphia, 2009, Mosby, p 199.

点　评

Osgood-Schlatter（OS）病，又称为胫骨软骨病或髌韧带胫骨粗隆附着处的牵拉性骨突炎，是青少年膝关节疼痛的最常见原因之一。大多数 OS 病是由于髌韧带深部纤维束胫骨粗隆附着处的慢性微小创伤引起的，继发于股四头肌的过度使用。典型表现为 8～13 岁女孩和 10～15 岁男孩出现胫骨粗隆处疼痛和肿胀；20%～30%患者呈双侧发病，男孩较女孩常见。病变通常为良性并有自限性。约 50%患者于外伤后发病。本病主要靠临床诊断，而膝关节 X 线片常用于排除其他病因，如新生物和感染。摄侧位片时，应使膝关节稍内旋。

显示本病的典型征象对于诊断极有帮助，这些征象包括胫骨粗隆近端前部表面超过 4mm 厚的软组织肿胀，髌韧带浅表部位出现小骨（30%～50%患者出现），胫骨粗隆近端不规则骨化，髌韧带内钙化及髌韧带肥厚。软组织肿胀是诊断的关键，因为其他征象在正常受检者中亦可能出现。一般情况下，患者不行 CT 检查，但 CT 图像可显示胫骨粗隆碎裂、髌韧带内钙化和肥厚并邻近软组织水肿等特征性征象。磁共振 T2WI 可显示胫骨粗隆、髌韧带下部及周围软组织内信号增高（水肿）。

本病的鉴别诊断包括髌骨下滑囊炎、髌腱炎及 Sinding-Larsen-Johansson 病[①]。可能需要用镇痛剂、非甾体类抗炎药缓解疼痛并减轻局部炎症。建议停止相关致病运动。手术治疗仅用于保守治疗无效的病例。

---

① 发生于髌骨骨骺中心下极的缺血性坏死。——译者注

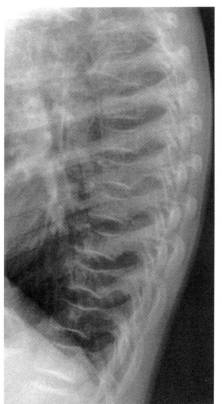

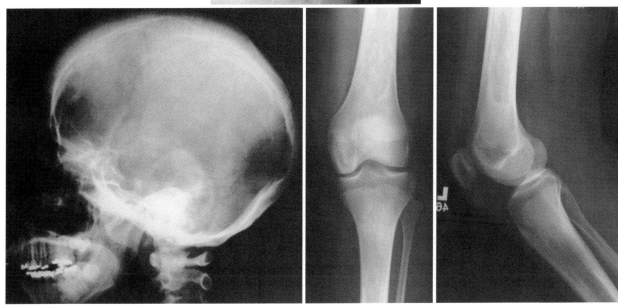

1. 患儿，男，17 岁。该患儿有何影像学表现和鉴别诊断？
2. 导致本病骨骼改变的原因是什么？
3. MRI 图像将显示哪些特征性征象？
4. 本病骨骼受累最常见的临床表现是什么？

诊断：镰状细胞贫血——骨骼改变

1. 颅骨侧位片示板障增宽及竖发状表现。膝关节正、侧位片示股骨远端骨干及干骺端骨质硬化与透亮区并存，符合骨梗死修复后改变。胸椎侧位片示多个椎体终板中部凹陷，呈特征性的 H 形椎体。鉴别诊断有镰状细胞贫血和珠蛋白生成障碍性贫血（地中海贫血）。

2. 骨梗死和骨髓增生。

3. T1WI 示骨髓呈弥漫性低信号，可见造血性骨髓组织而不是黄骨髓。如合并骨梗死，可见骨髓呈等或稍高信号。钆增强扫描时，典型病例可见无强化的缺血性坏死和急性骨梗死区。

4. 疼痛。

参考文献

Kottamasu SR: Bone changes associated with systemic disease. In Kuhn JP, Slovis TL, Haller JO, editors: *Caffey's pediatric diagnostic imaging*, ed 10, Philadelphia, 2004, Mosby, pp 2420-2422.

相关参考文献

Blickman JG, Parker BR, Barnes PD: *Pediatric radiology—the requisites*, ed 3, Philadelphia, 2009, Mosby, pp 175-176.

点　评

镰状细胞病以贫血伴急性疼痛危象为特征，通常于 1～3 岁开始发病。镰状细胞病的骨质表现为由于慢性组织缺氧导致的骨髓及骨骼改变。镰状细胞病的骨梗死、代偿性骨髓增生、继发性骨髓炎、继发性骨生长障碍均导致骨和关节破坏。X 线片可反映骨质改变，如骨梗死并局灶性骨髓质及骨皮质骨质破坏及硬化，以及继发性骨膜新骨形成。骨和骨髓的梗死可导致骨质溶解（急性梗死时）、骨坏死（缺血性坏死或无菌性坏死）、关节退变、椎体终板凹陷、骨髓营养不良性钙化及骨中骨表现。镰状细胞贫血的红细胞生存时间缩短（10～20 天）引起全身骨骼代偿性骨髓增生，导致骨质丧失，从而形成特征性的骨质改变。这些骨质改变包括颅骨密度减低、板障增宽导致的颅骨外板变薄、颅盖骨竖发样条纹、骨质疏松（有时可致双凹椎体）、长骨和扁骨骨小梁粗糙、病理性骨折。

镰状细胞贫血与地中海贫血的骨改变极为相似。地中海贫血的骨髓膨胀更显著，常见由髓外造血形成的椎旁肿块；而缺血性坏死在地中海贫血中比在镰状细胞病中少见。

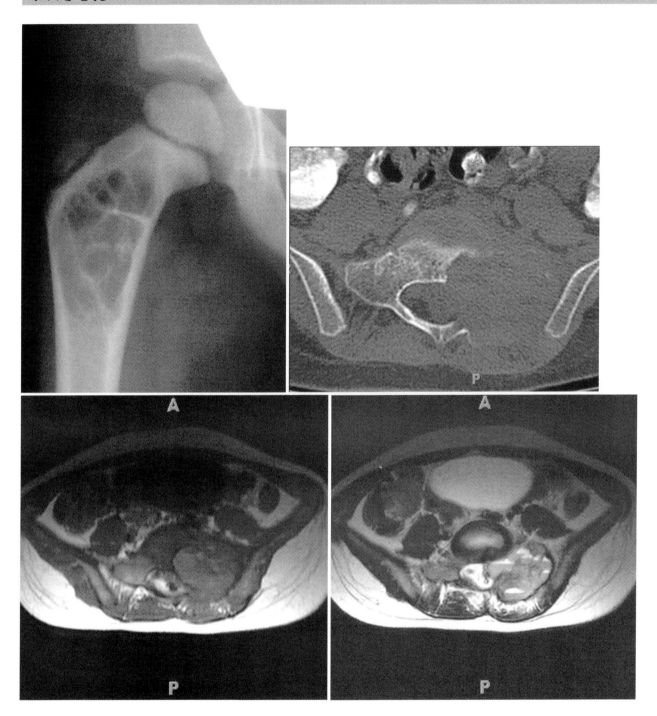

1. 右髋正位 X 线片有何影像学表现?

2. 骨盆 CT 轴位像和盆腔的磁共振 T1WI、T2WI 中有何影像学表现?

3. 这两位患者的诊断是什么?

4. 有液-液平面的骨质病变有哪些鉴别诊断?

病例 145

诊断：动脉瘤样骨囊肿

1. 右股骨近侧干骺端可见边界清晰的膨胀性溶骨性病变，其内可见多个分隔。
2. CT 图像示左侧骶骨翼的边界清晰的膨胀性溶骨性病变。MRI 图像示边界清晰的分叶状病灶，其内可见分隔和多个液-液平面。
3. 动脉瘤样骨囊肿（aneurysmal bone cyst，ABC）。
4. ABC、骨纤维性结构不良、软骨母细胞瘤、巨细胞瘤、骨化性肌炎、非骨化性纤维瘤、单纯性骨囊肿、毛细血管扩张性骨肉瘤。

参考文献

Fletcher BD: Benign and malignant bone tumors. In Kuhn JP, Slovis TL, Haller JO, editors: *Caffey's pediatric diagnostic imaging*, ed 10, Philadelphia, 2004, Mosby, p 2381.

相关参考文献

Blickman JG, Parker BR, Barnes PD: *Pediatric radiology—the requisites*, ed 3, Philadelphia, 2009, Mosby, p 192.

点　评

ABC 是一种膨胀性溶骨性病变，有壁薄及充盈血液的囊腔。本病在放射学和组织学上可能均难以与毛细血管扩张性骨肉瘤相鉴别。ABC 发生于 10～30 岁患者，发病高峰年龄为 16 岁；75% 患者在 20 岁以下。ABC 可见于任何骨，最常位于膝关节构成骨的干骺端部。好发部位按降序排列依次为：小腿（24%）、上肢（21%）、脊椎（尤其是后部附件）（16%）、股骨（13%）、骨盆和骶骨（12%）、锁骨和肋骨（5%）、颅骨及下颌骨（4%）、足（3%）。

本病的常见表现为疼痛急性发作，并在 6～12 周内迅速加重。

创伤被认为是本病的始动因素。约 1/3 的患者，其 ABC 发生于骨肿瘤（或肿瘤样病变）（如软骨母细胞瘤、软骨黏液样纤维瘤、成骨细胞瘤、巨细胞瘤、骨纤维性结构不良）内。

ABC 可起于骨髓腔，完全位于骨内。本例主要为囊性，并缓慢膨胀至骨皮质。ABC 也可能起于骨表面，位于骨外，侵蚀邻近骨皮质并延伸入骨髓腔。根据发病机制，本病可分为四期：①初期溶骨期；②活跃生长期，特征为骨质迅速破坏和骨膜下动脉瘤样改变；③成熟期，亦称稳定期，病灶周围清晰的骨质包壳及内部骨性分隔和小梁形成，呈典型的肥皂泡状表现；④修复期，囊肿进行性钙化和骨化。ABC 的 X 线片表现为膨胀性透亮影，壁薄而光滑，邻近部位可能有骨膜反应。X 线片常足以诊断本病，但有时可能需行断层成像以更好地显示病变特征，尤其对于中轴骨。

CT 图像可显示病变在骨内、外的累及范围。有时可见液-液平面，但液-液平面亦可见于恶性肿瘤或其他良性病变如骨纤维性结构不良、软骨母细胞瘤、巨细胞瘤、骨化性肌炎、非骨化性纤维瘤、单纯性骨囊肿以及毛细血管扩张性骨肉瘤。

MRI 图像可较 CT 图像显示病变更多的细节。T1WI 示病灶以低-等信号为主，有或无液平面。如囊内有急性出血，可能会出现高信号。T2WI 示低-等信号区或一些不均匀高信号区，其信号取决于囊内容物的成分。分隔强化是本病的一个特征性表现。低信号病灶的边缘并内部分隔，可能使 ABC 呈多囊状表现。

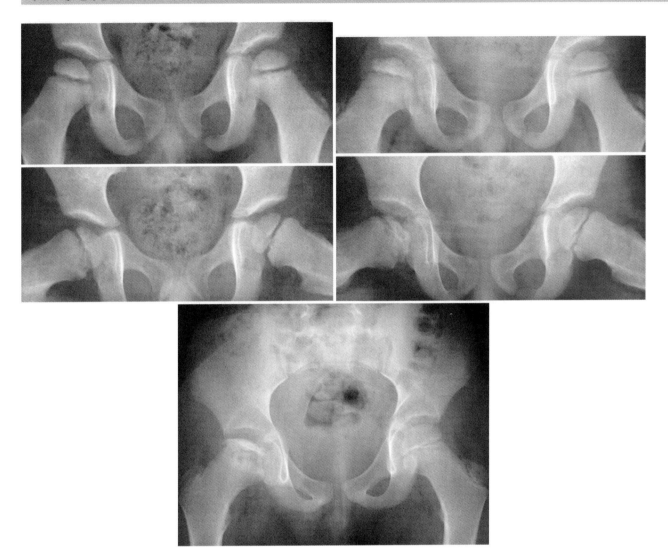

1. 试述本例 8 岁男孩髋关节正位及蛙式位片的影像学表现。

2. 本例的诊断是什么？

3. 本病有何早期 X 线片表现？

4. 本病有何远期并发症？

病例 146

诊断：股骨头骨骺骨软骨病（Legg-Calvé-Perthes 病）

1. 右侧股骨头骨骺扁平、硬化、矿化不规则。
2. Legg-Calvé-Perthes 病——股骨头骨骺缺血性坏死。
3. Legg-Calvé-Perthes 病的早期 X 线片可能正常。最早可见的征象为股骨头向侧方轻度移位。
4. 由于进行性关节软骨破坏，造成髋内翻畸形并痛性骨关节炎。

参考文献

Harcke HT, Mandell GA: Osteochondroses and miscellaneous alignment disorders. In Kuhn JP, Slovis TL, Haller JO, editors: *Caffey's pediatric diagnostic imaging*, ed 10, Philadelphia, 2004, Mosby, pp 2319-2321.

相关参考文献

Blickman JG, Parker BR, Barnes PD: *Pediatric radiology—the requisites*, ed 3, Philadelphia, 2009, Mosby, p 198.

点　评

Legg-Calvé-Perthes 病或特发性股骨头骨骺缺血性坏死，男孩发病率为女孩的 4～5 倍。本病的发病年龄为 3～12 岁，发病高峰年龄为 6～8 岁。约 10% 病例为双侧发病，但一般不会双侧同时发病。患者的典型表现为髋痛、跛行、活动范围受限。

本病的早期 X 线片可为正常或仅见正常的股骨头侧方轻度移位。随着病变进展，可能会出现软骨下透亮影，继而股骨头骨骺扁平、硬化及不规则矿化。进一步发展，则出现硬化的股骨头骨骺塌陷、碎裂，股骨颈缩短、增宽，干骺端囊变，最终形成髋内翻畸形。患者于 20～40 岁可由于进行性关节软骨破坏而发生痛性骨关节炎。基于 X 线片表现的 Catterall 分期，本病分为四期：Ⅰ 期，无异常 X 线片改变，根据临床和组织学表现作出诊断。Ⅱ 期，可见股骨头硬化而正常轮廓保留，伴或不伴囊变。Ⅲ 期可见股骨头结构完整性丧失。Ⅳ 期则伴有髋臼改变。

若 Legg-Calvé-Perthes 病持续 6 周以上，则髋关节超声检查可显示髋关节积液及其造成的关节囊扩张。闪烁显像术可显示 X 线片不能辨别的早期病变。

早期，股骨头因血供障碍而出现摄取降低。随后，由于血供恢复、骨质修复和退行性骨关节炎而导致摄取增加。CT 扫描可早期诊断骨质塌陷和弧形硬化带，并能显示骨小梁的轻微病变。

早期，MRI 图像可见股骨头软骨增厚，股骨头骨骺的髓质正常高信号强度消失，T1WI、T2WI 上代之以不规则低信号。动态对比增强 MRI 示局部灌注减低。

Legg-Calvé-Perthes 病分为 4 期。早期骨质破坏，股骨头血供中断，髋关节发炎、僵直并疼痛。该期可能持续数月至 1 年。第二期可能持续一至数年，股骨头开始重塑成圆形，关节仍发炎、疼痛。在第三期，股骨头继续塑形至圆形，并有新骨，该期持续 1～3 年。第四期即终末期，骨质修复、重新矿化，为修复期，可持续数年。

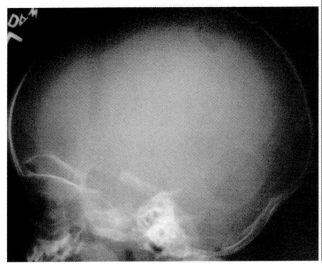
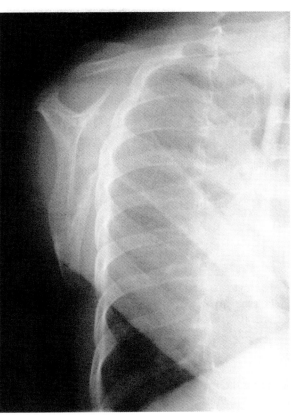

1. 患儿，男，5岁。颅骨侧位及右肩 X 线片有何影像学表现？该例的诊断是什么？

2. 本病最常累及哪些骨骼？

3. 本病最常见的脊椎病变是什么？

4. ^{99m}锝-聚磷酸盐放射性核素骨扫描会有什么明显的表现？

病例 147

诊断：朗格汉斯细胞组织细胞增生症

1. 本例的影像学表现包括边界清晰的溶骨性病变并有扇形硬化边。诊断为朗格汉斯细胞组织细胞增生症（Langerhans cell histiocytosis，LCH）。
2. 骨骼受累发生率依降序为：颅骨、股骨、下颌骨、骨盆骨、肋骨和脊椎。
3. 扁平椎。
4. 局部摄取增加是骨 LCH 的特征性表现。

参考文献

Azouz EM, Saigal G, Rodriguez MM, Podda A: Langerhans cell histiocytosis: pathology, imaging and treatment of skeletal involvement, *Pediatr Radiol* 35 (2):103-115, 2005.

相关参考文献

Blickman JG, Parker BR, Barnes PD: *Pediatric radiology—the requisites*, ed 3, Philadelphia, 2009, Mosby, p 179.

点 评

嗜酸细胞肉芽肿是指局限于骨的朗格汉斯细胞组织细胞增生症。本病最常发生于 10 岁以下男孩，最常表现为疼痛、肿胀。颅骨是最常受累的骨，继之依次为股骨、下颌骨、骨盆骨、肋骨和脊椎。邻近软组织可能会肿胀。约 25% 的病例呈现多发病灶。与多系统受累患者相比，LCH 局限于骨骼者预后较好，前者预后较差，尤其是在诊断时即累及多系统者。

本病的 X 线片特征为边界清晰的溶骨性病变并扇形硬化边。扁平椎是脊椎受累的最常见表现，但也可见椎体后部附件的溶骨性病变。[99m]锝-聚磷酸盐放射性核素骨扫描可能会显示局部摄取增加。MRI 敏感性极高，但对于显示为 T1WI 低信号、T2WI 高信号的活动性病灶无特异性；对于 T1WI、T2WI 均显示为低信号的陈旧病灶具有特异性。常可见广泛软组织和骨髓水肿。

LCH 病因未明。某些 LCH 病例可能未经治疗而自愈。另外一些病例，非常简单的治疗即可导致症状消退和疾病治愈。对于病变广泛的患者，全身性化疗是有益的。

LCH 曾被根据严重程度和累及范围分为三个疾病类型：①嗜酸细胞肉芽肿；②韩-薛-柯病（Hand-Schüller-Christian disease）；③莱-赛二氏病（Letterer-Siwe disease）。这一分类法及其相关危险性分组已被弃用。

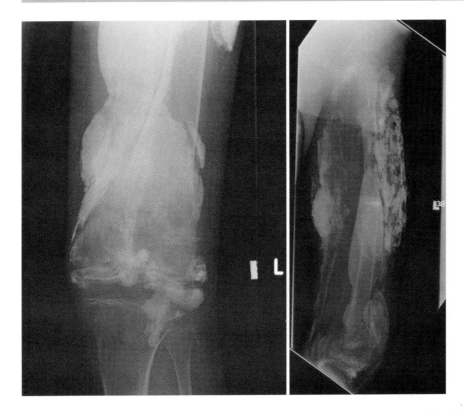

1. 本例 15 岁少年手部肿胀并下肢疼痛、肿胀，其股骨正、侧位 X 线片有何表现？未给予静脉内造影剂。

2. 依据本例患者的 X 线片，该患者将有何典型的实验室检查异常结果？

3. 本病的特征性临床症状是什么？

4. 本病的远期并发症是什么？

诊断：混合型结缔组织病

1. 广泛软组织肿胀并致密钙化。
2. 诊断基于临床表现和患者血液中的抗核抗体（antinuclear antibodies，ANAs）、抗核糖核蛋白抗体（antibodies to ribonucleoprotein，anti-RNP）水平显著升高。
3. 雷诺现象、手部肿胀、关节炎或关节疼痛、肌炎、食管运动障碍等。
4. 肺动脉高压及感染。

参考文献

Ostendorf B, Cohnen M, Scherer A: Diagnostic imaging for connective tissue diseases, *Z Rheumatol* 65: 553-562, 2006.

点 评

混合型结缔组织病（mixed connective tissue disorder，MCTD）于 1972 年被首次提出，是指三种疾病同时发生：系统性红斑狼疮、硬皮病和多肌炎。患者出现所有三种疾病的临床特征表现，一般可见患者血液中的 ANAs 及 anti-RNP 含量极高。MCTD 发病年龄为 5～80 岁，典型发病于 15～25 岁。本病病因未明，但似乎为一种自身免疫性疾病。MCTD 多见于女性，男、女发病率之比约为 1：10。近年来对 MCTD 的认识更为全面，现在已知由下列核心性临床和实验室特征组成：雷诺现象（96%）、手部肿胀（66%）、关节炎或关节疼痛（96%）、肢端硬化病或食管运动障碍（66%）、肌炎（51%）、肺动脉高压（23%）、高效价的抗-U1-RNP 抗体和抗-U1-70kD 小核糖核蛋白（snRNP）抗体。

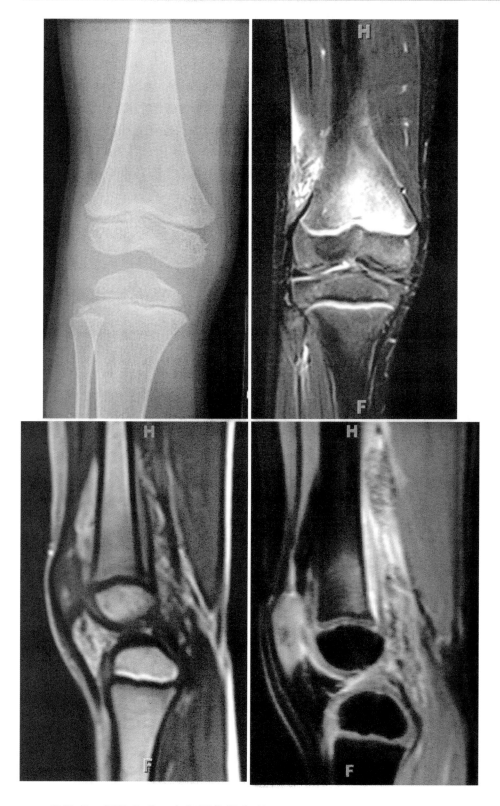

1. 4 岁男童，拒绝负重，有何影像学表现？
2. 您的诊断是什么？
3. 超声有助于本病的诊断吗？
4. 本病有哪些鉴别诊断？

病例 149

诊断：急性骨髓炎

1. X线片显示股骨干骺端内下方局灶性骨质减少并皮下脂肪面稍模糊，未见明显骨皮质破坏和骨膜反应。磁共振 T2WI 示股骨干骺端及邻近软组织信号增高。矢状位 T1WI 示骨膜隆起及少量骨膜下积液。增强抑脂像示骨髓及周围软组织异常强化，提示水肿及炎症的范围。

2. 急性骨髓炎。

3. 感染发生 48h 内即可能会出现超声改变。骨髓炎的超声表现有正常软组织结构丧失、骨膜隆起，后者可呈围绕骨皮质的单一或多重线形回声。超声还可能帮助显示某些骨皮质不规则和中断，尽管这些征象于 X 线片或 CT 图像显示更佳。超声不仅有助于准确诊断，且有助于在影像引导下行积液抽吸。

4. 本病的影像学表现可能并无特异性，可能与其他疾病的表现相似。骨髓炎主要见于婴幼儿，但亦可见于其他任何年龄组。5 岁以下儿童发生渗透性骨质病变，应疑为朗格汉斯细胞组织细胞增生症（LCH）和神经母细胞瘤骨转移。若为 5 岁以上儿童，应考虑尤因肉瘤、淋巴瘤、白血病或 LCH。

参考文献

Saigal G, Azouz EM, Abdenour G: Imaging of osteomyelitis with special reference to children, *Semin Musculoskelet Radiol* 8:255-265, 2004.

相关参考文献

Blickman JG, Parker BR, Barnes PD: *Pediatric radiology—the requisites*, ed 3, Philadelphia, 2009, Mosby, p 181.

点　评

骨髓炎是指继发于感染的骨与骨髓炎症。急性骨髓炎主要见于婴幼儿，大约 50% 的病例于 5 岁以下发病。骨髓炎最常见的致病生物为细菌性微生物，其中最常见的是金黄色葡萄球菌，其次为 β 溶血性链球菌，也可由真菌、寄生虫和病毒导致。有直接穿通伤者，铜绿假单胞菌是最常见的病原微生物。患有镰状细胞病的患儿，其骨髓炎最常由沙门菌导致。

绝大多数病例的感染途径为血源性，其次为邻近部位感染播散及病原生物直接进入骨骼所致。

急性骨髓炎常发生于长骨（股骨、胫骨、肱骨和腓骨）干骺端，其次为短骨、骨盆骨、脊椎和颅骨。干骺端血供丰富，血流相对缓慢，故易受感染。

新生儿因为免疫系统发育不完善，因而更易患骨髓炎。另外，干骺端和骨骺的血管经骺板的血窦相连，使得干骺端和骨骺感染可相互蔓延，从而导致骨骺损害。

急性血源性骨髓炎的 X 线片表现于感染 7～10 天后才出现。最早表现为软组织肿胀和脂肪面移位或消失。骨质破坏于 7～14 天或更晚出现。感染后 7～10 天可见骨膜反应。MRI 上，急性骨髓炎于 T1WI 示骨髓高信号消失，相应地，于 T2WI 和短 T1 反转恢复序列图像信号增高。T1 抑脂增强图像较好，因其可抑制脂肪信号，更利于评估软组织和黄骨髓的强化。骨髓内 T2WI 高信号是由于水肿、充血和渗出所致。骨皮质最初表现正常，可解释其早期正常 X 线片表现。毗邻患骨的肌肉和筋膜面可于 T2WI 和短 T1 反转恢复序列图像呈局灶性或弥漫性高信号。成熟的骨内、骨膜下和软组织积脓的特征是在钆增强 T1WI 呈显著边缘强化，中央呈低信号。MRI 对于解剖细节的显示优于骨锝-闪烁显像术；无电离辐射是其另一个优势，尤其是对于儿童患者而言。三相骨扫描，尽管早期检出感染的敏感性高（可能于发病后 24～72h 即呈阳性），但因缺乏解剖细节，有时不能区分骨髓和软组织病变。骨锝-闪烁显像术或全身 MRI 对于检出多病灶感染优于其他影像学检查。

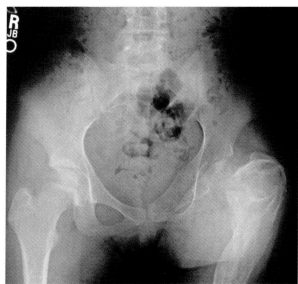
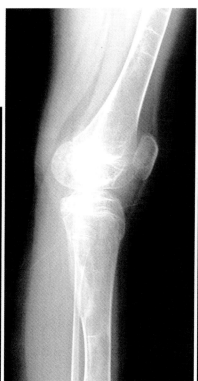
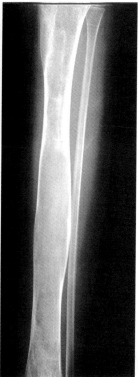

1. 14 岁女孩，左腿不匀称并明显跛行。该患儿有何影像学表现？
2. 本例的诊断是什么？有哪些鉴别诊断？
3. 何谓 McCune-Albright 综合征？
4. 本病的病因是什么？

病例 150

诊断：多骨纤维性结构不良

1. X线片示左股骨近段、远段以及左胫骨近段及骨干中段的正常骨小梁结构消失，呈磨玻璃样改变。股骨颈干角明显增大，因为股骨近段病变造成严重的髋内翻畸形（牧羊杖样畸形），此为本病的特征性征象。

2. 本例的诊断为多骨纤维性结构不良。鉴别诊断有内生软骨瘤、嗜酸细胞肉芽肿、巨细胞瘤、慢性骨髓炎和放疗后骨改变。

3. McCune-Albright 综合征是指女孩性早熟，并多骨纤维性结构不良以及皮肤色素沉着。

4. 多骨纤维性结构不良是一种非遗传性疾病，病因未明。

参考文献

Smith SE, Kransdorf MJ: Primary musculoskeletal tumors of fibrous origin, *Semin Musculoskelet Radiol* 4 (1):73-88, 2000.

相关参考文献

Blickman JG, Parker BR, Barnes PD: *Pediatric radiology— the requisites*, ed 3, Philadelphia, 2009, Mosby, pp 178-179.

点 评

骨纤维性结构不良是一种生骨间充质的发育异常，为成骨细胞分化和成熟缺陷。病变可累及全身几乎任何骨骼。在组织学上，骨髓质被纤维组织取代，后者在 X 线片上一般呈磨玻璃样透亮影。骨纤维性结构不良最常于 3～15 岁起病。70％～80％的患者单骨受累，常累及的部位依次为肋骨（28％）、股骨（23％）、胫骨或颅面骨（10％～25％）、肱骨和椎骨。20％～30％的骨纤维性结构不良是多骨型。多骨纤维性结构不良较常发生于颅骨和面骨、骨盆骨、椎骨和上肢带骨。受累部位概率按降序依次为股骨（91％）、胫骨（81％）、骨盆骨（78％）、肋骨、颅骨和面骨（50％）、上肢骨、腰椎、锁骨和颈椎。

2％～3％的骨纤维性结构不良病例可能伴有内分泌异常，包括女孩性早熟、甲状腺功能亢进、甲状旁腺功能亢进、肢端肥大症、糖尿病及库欣综合征。本病的 X 线片表现为骨干或干骺端的透亮影并骨内缘扇形边，有或无骨膨胀，无骨膜反应。通常，透亮区内结构光滑并较均匀，该表现一般被描述为磨玻璃样改变。可有伴或不伴钙化的不规则硬化区。透亮性病变有厚的硬化边，被称为树皮征（rind sign）。当病变呈现特征性征象时，X 线片有很高的特异性。但当病变发生在解剖结构较复杂的部位如椎骨、颅骨、骨盆骨时，则其特异性下降。CT 图像表现可作为 X 线片的补充。MRI 图像示病灶在 T1WI、T2WI 均呈低信号。通常不做增强扫描。软骨岛可能呈 T2WI 高信号。MRI 有助于手术后观察纤维细胞组织增生。恶变罕见。

2/3 的多骨纤维性结构不良患者在 10 岁前出现症状。初期症状常为患肢疼痛，伴有跛行和（或）自发性骨折。在一组病例中，85％的多骨纤维性结构不良患者出现病理性骨折。约 70％肢骨受累的患者出现不同程度的下肢不等长。目前对骨纤维性结构不良尚无有效疗法，治疗侧重于缓解体征和症状。

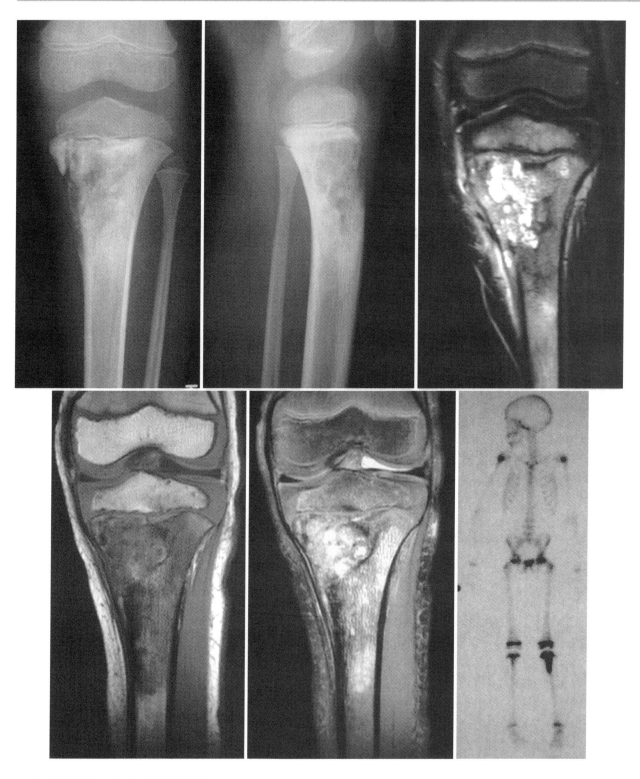

1. 请列举本例三个最可能的诊断。
2. 请列举至少五个提示恶性骨肿瘤的 X 线片征象。
3. 试述如何依据病变部位和患者年龄鉴别骨肿瘤（骨肉瘤与尤因肉瘤）。
4. 核医学检查有何价值？

诊断：骨肉瘤

1. 骨肉瘤、尤因肉瘤、骨髓炎。
2. 提示恶性骨肿瘤的 X 线片征象包括：①骨小梁破坏，边界不清；②渗透性或虫蚀状病灶；③过渡区较宽；④病理性骨折；⑤骨皮质不规则性破坏；⑥侵袭性骨膜反应；⑦骨膜三角（Codman三角）；⑧日光放射状骨针；⑨洋葱皮样层状骨膜反应；⑩合并软组织肿块。
3. 骨肉瘤常累及管状长骨干骺端，尤其是膝关节周围，发病高峰年龄为 10～15 岁。尤因肉瘤累及扁骨及管状骨的骨干，5 岁以下患者极罕见，可起于骨或软组织。
4. 核医学检查可帮助鉴别良、恶性骨质病变，可用于检出尚未被发现的肿瘤部位、骨和骨髓转移，并可提供关于肿瘤活性的信息。

参考文献

Stoller DW: *Magnetic resonance imaging in orthopedics and sports medicine*, ed 3, Philadelphia, 2006, Lippincott Williams & Wilkins, pp 2095-2104.

相关参考文献

Blickman JG, Parker BR, Barnes PD: *Pediatric radiology—the requisites*, ed 3, Philadelphia, 2009, Mosby, p 186.

点 评

　　骨肉瘤是儿童最常见的原发性恶性骨肿瘤。但原发性骨肿瘤总体发病率低。儿童骨肉瘤的年确诊人数约为 560 万。骨肉瘤最常见于 10～15 岁、处于快速生长发育阶段的青春期患者。患儿最常以疼痛、自发性病理性骨折或局部肿胀就诊。据报道，骨肉瘤在某些遗传性疾病（如遗传性视网膜母细胞瘤）患者的发生风险较高，或可发生于已有骨病基础上，如佩吉特病（Paget 病）或骨纤维性结构不良。另外，有辐射暴露史的儿童，骨肉瘤发生风险较高。骨肉瘤可转移至肺、淋巴结、肝、脑和骨。转移灶可能有中央钙化。X 线片常为本病的一线影像学检查方法，可提供良好的影像学概观。然而，进一步的诊断检查至关重要，这些检查应提供关于原发性肿瘤确切部位、累及范围、生物学特性方面的信息。对于保肢手术，整形外科医生和肿瘤科医生尤为关心的是哪些解剖部位受侵、毗邻的生长板和（或）邻近的关节囊可能受侵的范围、肿瘤骨膜下累及的范围。MRI 是肿瘤局部分期的最佳成像方法。成像范围必须包括载瘤骨两端的关节。应用核医学检查（骨闪烁显像术、PET-CT）可检出远处转移灶。应行 CT 检查以排除肺、肝和淋巴结转移，行脑部 MRI 排除脑转移。骨肉瘤与骨髓炎的鉴别可能会比较困难，而核医学检查可能有帮助。有时可能要考虑行活检，但应与整形外科医生共同谨慎安排。若活检证实为恶性肿瘤，整形外科医生可能会不得不切除活检通道，因其有可能发生肿瘤污染。

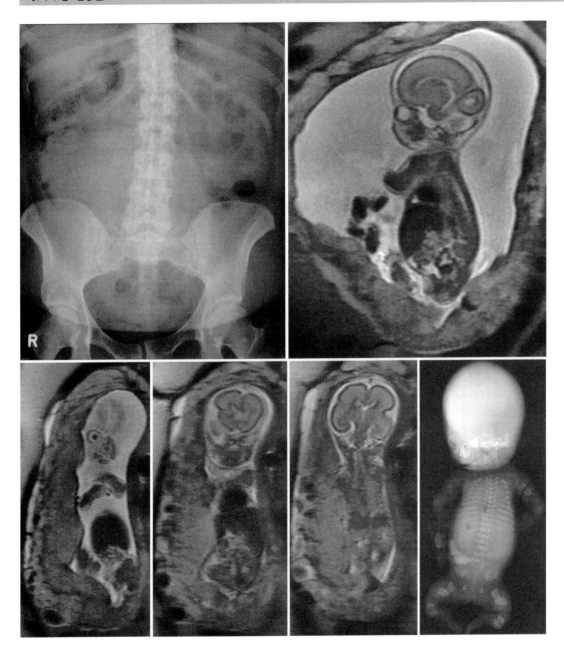

1. 孕 24 周妇女的腹部 X 线片有何惊人表现？
2. 该胎儿的 MRI 检查有何表现？
3. 尸检 X 线片有何影像学表现？
4. 本例的最终诊断是什么？

诊断：Ⅱ型成骨不全

1. 腹部 X 线片未见胎儿骨骼显示（"隐形胎儿"）。
2. 肢体短小、畸形，心脏大小异常（因胸廓狭小且肺发育不全，心脏显得较大）。
3. 骨骼短小、畸形，骨量减少，多发应力性骨折并骨痂过度生成，胸廓狭小。
4. Ⅱ型成骨不全（OI）。

参考文献

Solopova A, Wisser J, Huisman TA: Osteogenesis imperfecta type II: fetal magnetic resonance imaging findings, *Fetal Diagn Ther* 24(4):361-367, 2008.

相关参考文献

Blickman JG, Parker BR, Barnes PD: *Pediatric radiology—the requisites*, ed 3, Philadelphia, 2009, Mosby, pp 165-167.

点　评

成骨不全（OI），又称脆骨病，是一组以骨质脆性增加为特征的遗传性疾病。OI 是由于正常Ⅰ型胶原产生减少或胶原合成异常所引起的，一般分为四型。Ⅰ型最常见，临床症状通常轻微。Ⅱ型最为严重，所有患儿均死于围生期。Ⅲ和Ⅳ型患儿于新生儿期仍可存活，但罹患严重并发症。OI 根据临床表现和分子学分析来分型。

本病的骨骼表现是由于全身性膜性成骨和软骨内成骨不全所致，包括颅盖显著变薄并囟门、颅缝闭合延迟、缝间骨形成过多。典型临床特征包括骨质脆弱、蓝色巩膜和韧带松弛。

本病的骨质改变可能最早于孕 12 周即由产前超声检查检出，其表现包括肢体短小、畸形，长骨声影减弱，颈项透明层增厚。常见宫内发育迟滞。患儿常于新生儿期死于感染、呼吸窘迫（因多发肋骨骨折而致胸廓狭小及肺发育不全）、心功能不全或脑损伤等并发症。

新生患儿表现为颅盖较软、特殊的三角形面孔并钩形鼻和蓝色巩膜。临床上，四肢常因多发骨折而缩短并变形，常呈蛙状体位。本病的 X 线片特征为长骨短小、畸形或成角，处于不同愈合阶段的多发骨折及过量骨痂和缝间骨，骨骼矿化不足。

因为胎儿骨骼矿化不足，孕妇腹部 X 线片不能显示胎儿骨骼（"隐形胎儿"）。尽管（孕妇）很少拍摄腹部 X 线片，但如考虑胎儿患有罕见的潜在致死性骨骼畸形时，亦可考虑行该项检查。

胎儿 MRI 图像可同时显示骨骼畸形和发育不全的胸腔和肺，故很有帮助。这些图像对于新生患儿刚出生时应如何处理提供了有价值的信息。

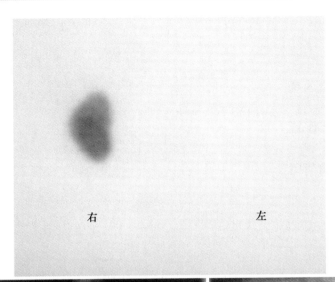

右　　　　　　　左

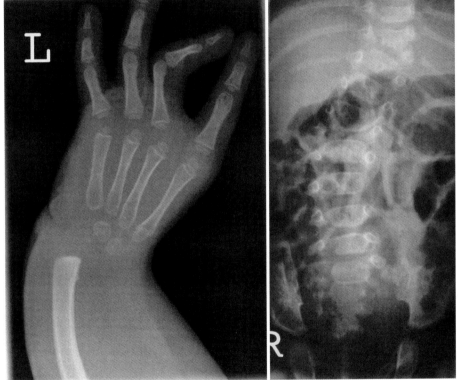

1. 综合以上图像，本例有何影像学表现？

2. 本病是一种联合征或综合征吗？请问其名称是什么？

3. 还需排除其他哪些可能的表现？

4. 本病为遗传性疾病。这一陈述是正确还是错误？

诊断：VACTERL 联合征

1. 本例的影像学表现包括椎体分节异常、左肾及桡骨发育不全。
2. 本病为联合畸形，称为 VATER 联合征或 VACTERL 联合征。
3. 肛门闭锁、心血管畸形、气管食管畸形、食管闭锁、单脐动脉、肢体畸形。
4. 错误。本病并非遗传性疾病。

相关参考文献

Blickman JG, Parker BR, Barnes PD: *Pediatric radiology—the requisites*, ed 3, Philadelphia, 2009, Mosby, pp 76-77.

点　评

VATER 或 VACTERL 是代表一组联合畸形的英文首字母缩略词，与下列表现相关：V—椎体分节异常、A—肛门闭锁、C—心血管畸形、T—气管食管瘘、E—食管闭锁、R—肾和（或）桡骨畸形、L—肢体畸形。十二指肠闭锁和单脐动脉亦有报道。将该病称作联合征较综合征更贴切，因为其表现虽然是相关联的，但未发现特定的基因或染色体缺陷。据估计，VACTERL 联合征的活婴发病率为 16/100000。若在七项缺陷中至少出现三项，则该诊断成立。VACTERL 联合征患儿生长发育和智力正常。约 70％患儿可见椎体畸形、气管食管瘘及肢体缺陷。肾和（或）桡骨缺陷或肛门闭锁较少见（50％～55％）。心脏畸形则更少见。治疗常直接与出生时存在的缺陷相关。

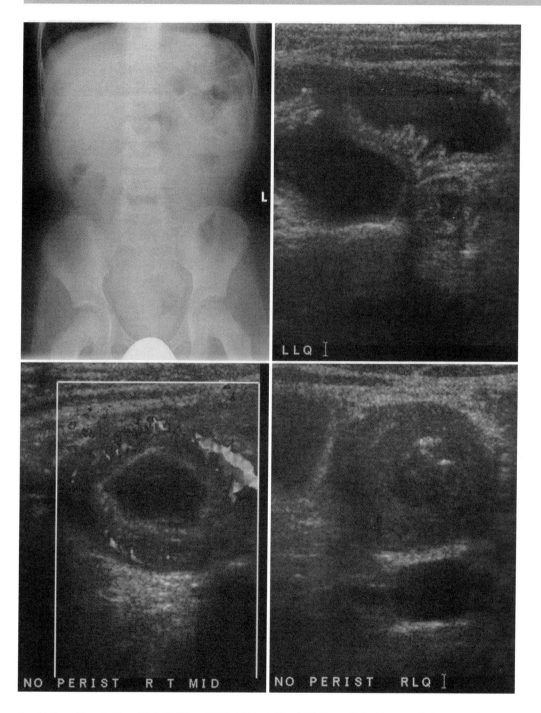

1. 患儿，男，5岁，发育迟滞。因腹部绞痛数日就诊，其儿科医生按便秘施治。腹部 X 线片（第一幅图）有何表现？

2. 急诊科医生将患儿送至超声科检查以排除肠套叠。检查中应注意观察什么？

3. 需注意哪些重要的超声征象（第二～四幅图）？

4. 在扫描过程中观察患儿腹部，其腹股沟区见略带紫色的扁平皮疹。其母亲解释患儿近日曾诉腿痛。急诊科医生还应向患者询问什么问题？

诊断：过敏性紫癜综合征

1. 肠气极少，未见巨大肿块及粪便嵌塞或肠梗阻征象。

2. 该患儿的年龄处于单纯性感染后肠套叠的发病年龄的上限。在本患儿的年龄组，肠套叠更可能有致病点（息肉、血肿、淋巴瘤、脂肪瘤、重复畸形囊肿）。

3. 超声检查示小肠积液、肠壁增厚、杵状黏膜襞（第二幅图）。中腹部的一段小肠肠壁极度增厚、充血（第三幅图）。未见肠套叠的靶征。肠管黏膜下区呈低回声，符合非急性期血肿（第四幅图）。

4. 是否有血尿。

参考文献

Stringer DA, Babyn PS, editors: *Pediatric gastrointestinal imaging and intervention*, ed 2, Hamilton, Ontario, 2000, BC Decker, pp 406-407.

相关参考文献

Blickman JG, Parker BR, Barnes PD: *Pediatric radiology— the requisites*, ed 3, Philadelphia, 2009, Mosby, p 149.

点　评

　　过敏性紫癜综合征是一种病因不明的急性自限性弥漫性血管炎，病变累及肠管、皮肤、关节、肾，偶尔累及中枢神经系统。皮肤可见呈离心性分布的紫癜疹。无血小板减少征象。肠壁（通常为空肠）可多点受累。血肿可作为致病点而引起须行手术治疗的肠套叠。

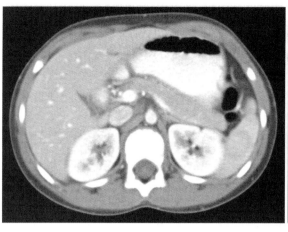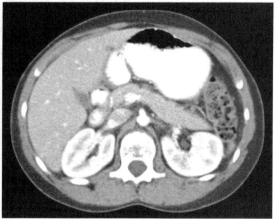

1. 9 岁患儿相隔 8 个月行两次 CT 扫描。两次检查有何不同？
2. 现在，美国的全部辐射负荷中有多少是由于 CT 扫描导致的？
3. 为什么注意辐射剂量这一观念在儿科放射学中尤为重要？
4. 哪四个机械性因素对剂量产生的影响最大？

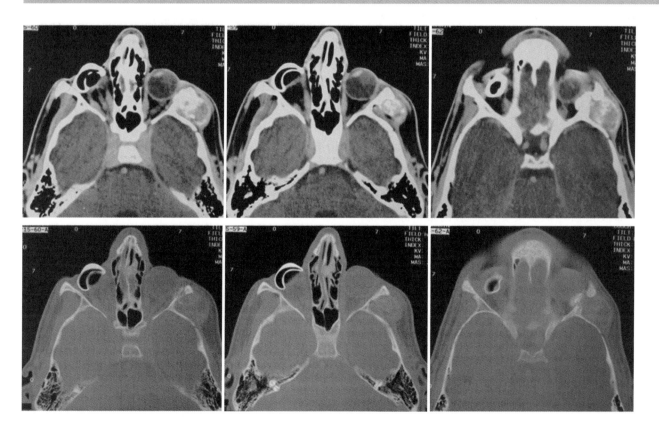

1. 本例有何影像学表现？
2. 本例最可能的病史是什么？
3. 该并发症的病因是什么？
4. 应检查与原发病灶相关的哪一个解剖区域以检出其他病灶？

病例 155

诊断：儿童 CT 辐射暴露

1. 第二次扫描的辐射剂量不到第一次的一半。
2. 25%。
3. 未成熟组织更易遭受辐射损害。儿童活得较久，故可能使 DNA 损害，从而表达为癌症。另外，因为对成人和儿童采用同样的扫描参数，故儿童的较小躯体要承受更大的辐射剂量。
4. 管电流（直接、线性）、管电压（直接；电压较低时为线性，电压较高时，以非线性为主）、机架旋转时间（直接、线性）以及螺距（间接、线性）。

参考文献

Coursey CA, Frush DP: CT and radiation: what radiologists should know, *Applied Radiology* 37(3):22-29, 2008.

Alliance for radiation safety in pediatric imaging: image gently. (Web site) www.pedrad.org/.

点　评

多排 CT 是诊断疾病的有力工具，但其代价是不断增加的辐射剂量。和 X 线片一样，对于 CT 采用的较高剂量尚无可见的不良影响；而其影像则更加明晰、清楚。新的 CT 设备有更宽的有效 X 线束，层面间重叠覆盖更好，这意味着可产生更精细的三维重建图像。但是，因为剂量探测器位于 CT 机内，仅计算全部被扫描容积所接受的辐射剂量，故造成对实际剂量低估达 35%。

减小管电流和管电压、加快机架旋转速度、使患者更快穿过 CT 扫描仪（加快床速），都可降低患者接受的辐射剂量。头部扫描时，加戴含铋的乳罩或眼罩，可进一步减低患者接受的辐射剂量，但图像噪声会增加。依扫描的指征不同，可以接受的噪声水平也不同。说服临床医生选择超声或 MRI 检查是减少辐射剂量的最可靠方式。毕竟，CT 扫描仪只有在不使用的时候，其辐射剂量才是 0。

病例 156

诊断：遗传性双侧视网膜母细胞瘤治疗后及蝶骨翼骨肉瘤

1. 右侧眼球摘除术后，蝶骨左翼一部分钙化的肿瘤（骨肉瘤）。
2. 双侧视网膜母细胞瘤治疗后，右侧眼球摘除，左眼放疗。
3. 骨肉瘤可能由放疗引起。骨肉瘤也可与遗传性双侧视网膜母细胞瘤相关。
4. 松果体。

相关参考文献

Blickman JG, Parker BR, Barnes PD: *Pediatric radiology—the requisites*, ed 3, Philadelphia, 2009, Mosby, p 331.

点　评

视网膜母细胞瘤是儿童期最常见的恶性眼肿瘤。单侧视网膜母细胞瘤的典型发病年龄在 1～3 岁，双眼病例一般于 1 岁以内发病。三侧性视网膜母细胞瘤罕见，并常为遗传性疾病。2%～5% 的遗传性双侧视网膜母细胞瘤患儿可能会在松果体发现第三个肿瘤。遗传性双侧视网膜母细胞瘤患儿在其以后的生命中有继发非眼源性肿瘤的风险。继发性肿瘤平均潜伏期为 9 年，其中常见的是骨肉瘤。局部放疗可能会加速骨肉瘤的发生。骨肉瘤一般发生于辐射野内。其他可能发生的继发性肿瘤有松果体瘤、脑瘤、软组织肉瘤、黑色素瘤。发生继发性肿瘤的患儿预后差。单侧（散发性）视网膜母细胞瘤患儿有 20% 的机会发生对侧眼的视网膜母细胞瘤。须采用 MRI 密切监测。现今，如能早期诊断并充分治疗（联合手术、化疗和放疗），则预后较好。决定预后的主要因素是肿瘤通过视神经或邻近巩膜直接蔓延的范围。

继发性骨肉瘤与原发性骨肉瘤的治疗相同。

挑　战　篇

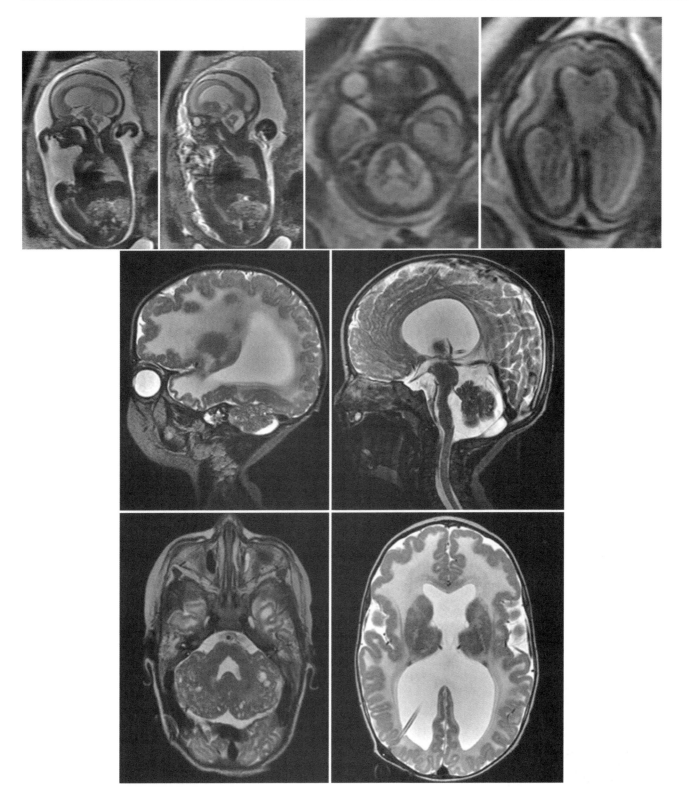

1. 本例胎儿有何 MRI 表现?
2. 该患儿于出生后 5 个月行 MRI 检查,有何表现?
3. 本例最可能的诊断是什么?
4. 本病属于哪一类疾病?

诊断：肌-眼-脑病

1. 巨脑室；脑干发育不良、细小、迂曲。
2. 巨脑室；弥漫性多小脑回；小脑皮质下多发囊肿；脑白质肿胀，呈 T2 高信号；脑桥发育不良；顶盖畸形；中脑延长。
3. 肌-眼-脑病（muscle-eye-brain disease，MEB）。
4. 先天性肌营养不良症（congenital muscular dystrophies，CMDs）。

参考文献

Van der Knaap MS, Valk J: Congenital muscular dystrophies. In *Magnetic resonance of myelination and myelin disorders*, ed 3, New York, 2005, Springer Berlin Heidelberg, pp 451–468.

相关参考文献

Blickman JG, Parker BR, Barnes PD: *Pediatric radiology—the requisites*, ed 3, Philadelphia, 2009, Mosby, p 215.

点 评

肌-眼-脑病是先天性肌营养不良症中的一种，后者是一组先天性、遗传性肌病，常呈进行性。通常，诊断本病要根据合并有眼和脑的异常。本病为常染色体隐性遗传。早期的临床症状包括肌张力减退和少有目光接触。多数患儿有脑积水。患儿常有严重的运动发育迟滞。此外，常见严重的精神发育迟滞及癫痫发作。眼部征象包括严重近视、青光眼、视网膜变性、脉络膜发育不良和视神经发育不良。肌-眼-脑病是由 O-甘露糖聚糖合成缺陷所致，目前尚无有效的治疗方法。

本病的 MRI 表现广泛而显著。脑室常呈轻到重度扩张。其他的显著特征还有脑桥和脑干发育不良、小脑皮质下多发囊肿、不同程度的多小脑回。本病的大脑皮质增厚有其特点：增厚的脑皮质内缘显示多小脑回最为清楚。此外，脑白质水肿、肿胀，其 T2WI 信号明显增高。常见中脑延长和顶盖畸形。上、下丘脑可能融合。此外，还可能出现大脑半球内神经元异位、胼胝体薄而发育不良以及透明隔部分缺如。于产前胎儿 MRI 图像上即可能观察到本病的部分显著特征，特别是巨脑室和脑干发育不良、延长、迂曲。但小脑皮质下囊肿可能由于太小而不能在胎儿期被检出；这些囊肿也可能会在出生后进一步发展。

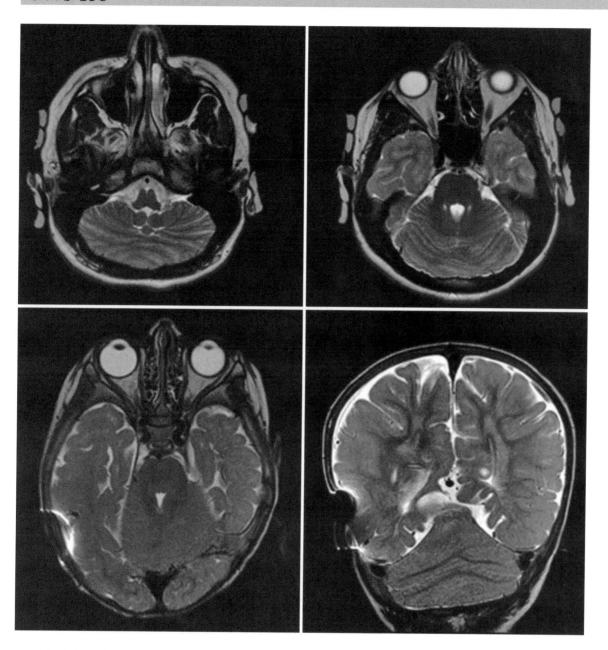

1. 本例有何影像学表现?
2. 您的诊断是什么?
3. 本病的病理学机制是什么?
4. 本病还可能有哪些相关的病变?

病例 158

诊断：菱脑融合

1. 小脑呈单叶状，无小脑蚓，第四脑室呈钥匙孔状，双侧小脑齿状核融合。
2. 菱脑融合。
3. 背侧诱导失败后破坏。
4. 脑积水（本例已行分流）、胼胝体畸形、中线结构畸形。

参考文献

Patel S, Barkovich AJ: Analysis and classification of cerebellar malformations, *AJNR Am J Neuroradiol* 23: 1074-1087, 2002.

相关参考文献

Blickman JG, Parker BR, Barnes PD: *Pediatric radiology—the requisites*, ed 3, Philadelphia, 2009, Mosby, p 212.

点 评

　　菱脑融合是一种复杂的后颅窝先天畸形，以小脑半球及齿状核融合和小脑上脚发育不良或融合（单叶小脑）为特点。此外，伴有小脑蚓缺如或发育不良。据认为，该畸形是由于背侧诱导和（或）小脑中线结构分化缺陷所致。菱脑融合与多个基因的缺陷有关，但亦可见于其他疾病，例如 Gomez-Lopez-Hernandez 综合征。菱脑融合极为罕见，其临床表现常无特异性，包括共济失调、步态异常、发育迟滞等。常见相关异常，如胼胝体缺如或发育不良、透明隔-视神经发育不良、中脑导水管狭窄所致的脑积水。神经元移行异常伴多小脑回亦有报道。菱脑融合可能在宫内由胎儿 MRI 或在出生后由 MRI 诊断。本病的影像学表现常很明显：小脑呈单叶状，小脑脑叶和小脑裂横跨中线（横位小脑叶）。此外，双侧齿状核融合，更靠近中线部位，常见其背侧之第四脑室变窄或呈钥匙孔状。正中矢状位图像可能会误导阅片者；但是中线部位小脑脑裂与小脑蚓的正常解剖结构不符（如原裂缺如）。冠状位和轴位图像对于诊断本病最有价值。本病预后不一；多数患儿于成年前即死亡。如合并其他病变和（或）并发症（如脑积水），将缩短生存期。

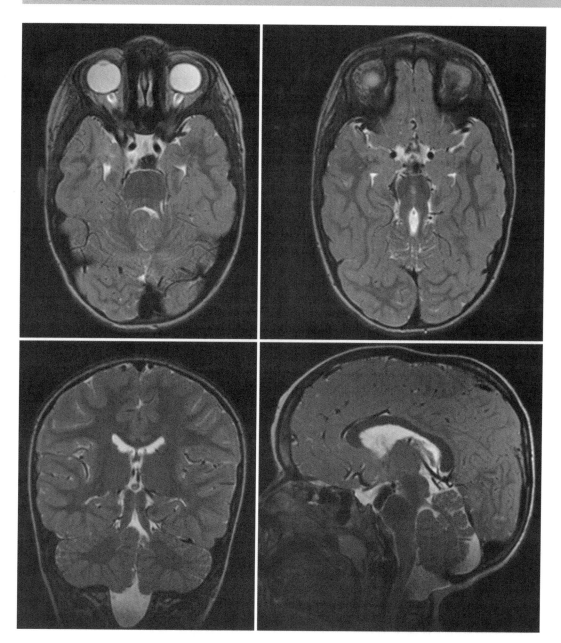

1. 本例患儿有何 MRI 表现?
2. 本例的诊断是什么?
3. 该综合征的皮质脊髓束有何特点?
4. 还有哪个器官可能会出现病变?

诊断：Joubert 综合征

1. 小脑蚓发育不良，脑干呈臼齿状，小脑上脚增厚并呈水平走行，第四脑室呈蝠翼状或伞状。
2. Joubert 综合征。
3. 椎体交叉缺如。
4. 肾。

参考文献

Poretti A, Boltshauser E, Loenneker T, et al: Diffusion tensor imaging in Joubert syndrome, *AJNR Am J Neuroradiol* 28:1929-1933, 2007.

相关参考文献

Blickman JG, Parker BR, Barnes PD: *Pediatric radiology—the requisites*, ed 3, Philadelphia, 2009, Mosby, p 212.

点　评

　　Joubert 综合征最先由 Marie Joubert 博士报道。她描述了几例具有相似临床表现的患儿，这些表现包括阵发性呼吸过度、眼球活动异常、节律性吐舌、共济失调、精神发育迟滞。本病的解剖学改变有小脑蚓缺如。MRI 检查于轴位像可见小脑上脚增厚、呈水平走行，导致脑干呈特征性的臼齿状改变。第四脑室变形，于轴位像呈伞状或蝠翼状。由于小脑蚓缺如，双侧小脑半球于中线处相邻；因此，正中矢状位片显示的是小脑脑裂而非蚓部脑沟。此外，可见齿状核向两侧移位。纤维束成像显示皮质脊髓束在椎体交叉处并无交叉，这或许可部分解释本病的临床表现。目前已发现多个基因位点与 Joubert 综合征有关，但这些基因的表达可能不同，患儿可能会有不同程度的精神发育迟滞和步态异常。目前尚无产前检查方法可供早期诊断之用。本病偶伴有幕上异常，皮质发育不良和灰质异位已有报道。Joubert 综合征患儿之肾亦可能受累及（脑-眼-肾综合征），故在对本病患儿的检查中应加入肾超声检查。经验丰富的儿科神经科医生可能会根据虽非特异但有提示性的面容而疑诊本病。随着研究的深入，已发现有更多的脑干和小脑畸形也具有臼齿样外观。或许，Joubert 综合征只是脑干畸形病谱中的一种而已。

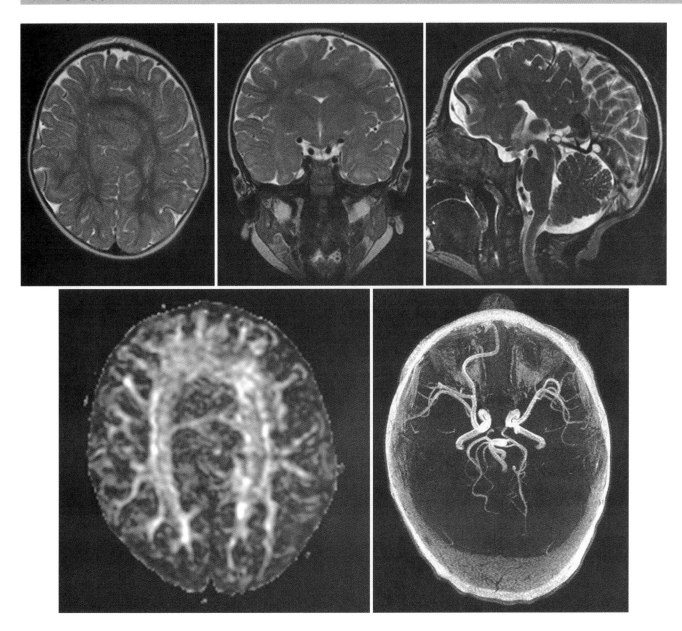

1. 本例有何 MRI 和磁共振血管造影（magnetic resonance angiography，MRA）表现？
2. 本例的各向异性分数图有何表现？
3. 本例的诊断是什么？
4. 本畸形属于哪类异常？

病例 160

诊断：半脑叶型前脑无裂畸形

1. 双侧额叶融合、双侧侧脑室细小、胼胝体前部缺如、单一大脑前动脉（奇动脉）、大脑镰发育不良、双侧侧脑室颞角发育不良、双侧丘脑部分分离。
2. 双侧额叶融合，其纤维束相连续、呈马蹄样外观。
3. 半脑叶型前脑无裂畸形。
4. 腹侧诱导异常或脑憩室化或大脑半球分裂异常。

相关参考文献

Blickman JG, Parker BR, Barnes PD: *Pediatric radiology—the requisites*, ed 3, Philadelphia, 2009, Mosby, pp 212-213.

点　评

前脑无裂畸形是由脑憩室化或大脑半球分裂异常所致，亦称为腹侧诱导异常。前脑无裂畸形包括一整套畸形病谱：最轻的是透明隔-视神经发育不良；最严重的是无脑叶型前脑无裂畸形。此两种畸形均由于器官发生时前脑泡分裂失败所致。本病常伴有相关的面部畸形——"可预测脑的面孔"。独眼畸形可见于无脑叶型前脑无裂畸形。临床上，由于畸形的严重程度不同，可有不同的症状，包括癫痫发作、精神发育迟滞、肌张力障碍、小头畸形、下丘脑-垂体功能障碍、独眼畸形、额缝融合。脑叶型前脑无裂畸形可能症状轻微，而无脑叶型前脑无裂畸形可能症状严重。透明隔-视神经发育不良患儿之侧脑室前角于冠状位 MRI 图像上呈方形；此外，眼底检查可见视神经病变；可有不同程度的下丘脑-垂体功能障碍。脑叶型前脑无裂畸形可见大脑分叶、双侧额叶发育不良、部分额角形成、大脑镰向前部延伸。半脑叶型前脑无裂畸形可见大脑镰和半球间裂仅于大脑后部部分形成，前脑融合，丘脑部分分离，第三脑室细小，双侧侧脑室颞角发育不良；透明隔缺如，胼胝体压部存在而体部缺如；嗅球和视神经可能发育不良。无脑叶型前脑无裂畸形可见双侧大脑半球融合且细小、单脑室、丘脑融合；但无第三脑室、大脑镰或胼胝体、半球间裂及双侧侧脑室颞角；此外，还可见 Willis 环畸形伴单一大脑前动脉。本病预后通常很差，尤其是几个最严重的类型。本病常由产前超声或胎儿 MRI 做出诊断。透明隔-视神经发育不良患儿之预后取决于伴发的畸形。高达 50％ 的病例可于 MRI 检出其他病变。出生后行 MRI 的目的是了解畸形的所有细节。

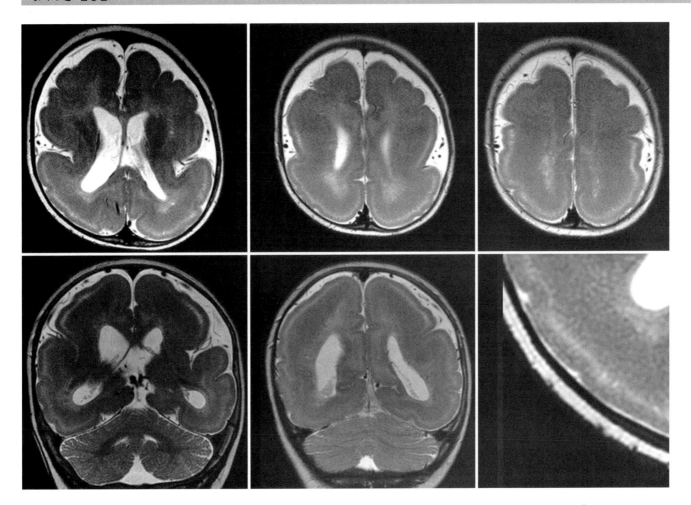

1. 本例有何 MRI 表现？
2. 本例的诊断是什么？
3. 本畸形属于何组病变？
4. 正常的大脑皮质有多少层？你预计本例患儿的大脑皮质有多少层？

诊断：Ⅰ型无脑回畸形

1. 双侧大脑白质内可见对称分布的带状 T2 低信号影，大脑皮质无脑回，轻度巨脑室。
2. 无脑回畸形（Ⅰ型）伴广泛的神经元移行障碍。
3. 神经元移行异常。
4. 正常人的大脑皮质有 6 层，该患儿有 4 层。

相关参考文献

Blickman JG, Parker BR, Barnes PD: *Pediatric radiology— the requisites*, ed 3, Philadelphia, 2009, Mosby, pp 219-222.

点　评

　　神经元移行异常和皮质发育异常发生在孕 2～4 个月间。神经元移行异常是由于本应从脑室周围的生发基质移行至大脑皮质表面的神经元细胞于移行途中受阻所致。这些细胞可能会停留在多处，呈局灶性或带状分布。影像学检查可见异位的灰质可呈位于室管膜下的局灶性细胞团块或呈带状分布于大脑半球的侧脑室周围、中央或皮质下。皮质结构紊乱可能会导致无脑回畸形、巨脑回、多小脑回或局灶性皮质发育不良。常见神经元移行异常与皮质结构不良相伴发。无脑回畸形（Ⅰ型）之神经元移行障碍累及广泛，致双侧大脑半球白质内宽泛的 T2 低信号神经元带影，该带与其表面的皮质间隔以一薄层带状 T2 高信号白质影。被覆皮质一般呈无脑回畸形，仅有 4 层结构且表面平滑。本病常对称分布，可能伴有巨脑室。小脑常无明显异常。患儿可能以顽固性癫痫发作和脑功能发育迟滞就诊。本病病因尚未完全确定，但至少已知与基因介导有关，但也有人认为本病与宫内感染有关。本病的影像学检查首选 MRI，以确定确切的解剖学异常。高分辨率成像还可显示皮质下白质内多个呈带状分布的线条状 T2 低信号影，这些 T2 低信号影最可能为那些几乎移行至无脑回皮质的神经元纹。产前超声可能难以诊断本病，因为胎儿颅骨有碍对皮质的仔细观察；白质内部移行障碍的神经元亦难被检出。无脑回畸形（Ⅰ型）应与神经元移行异常和皮质发育畸形区别开来，以便确定预后。

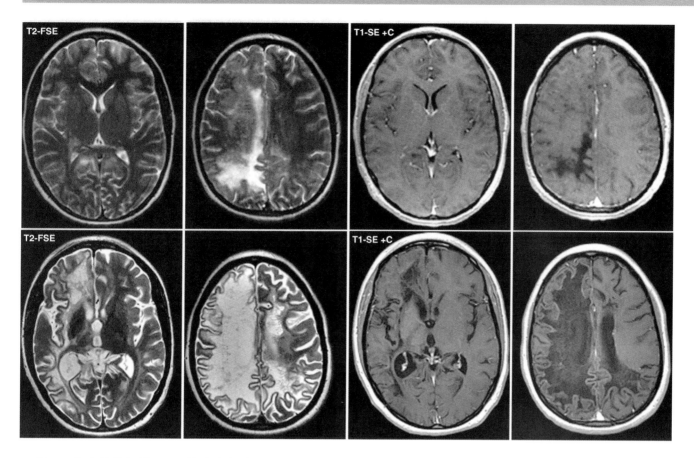

1. 该 15 岁女孩的初诊 MRI 检查有何表现?

2. 13 个月后的 MRI 随访,是否缩小了鉴别诊断的范围?

3. 本例最可能的诊断是什么?

4. 本病预后如何?

病例 162

诊断：进行性多灶性白质脑病

1. 双侧大脑半球（右侧较明显）白质内 T2 高信号区，于 T1WI 呈无强化的低信号区，几乎无占位效应，浅层皮质未受累及，病灶分布不对称。

2. 病变进展迅速，皮质变薄，病灶分布明显不对称。不太可能是代谢性疾病或急性播散性脑脊髓炎。

3. 免疫功能低下合并进行性多灶性白质脑病（progressive multifocal leukoencephalopathy, PML）。

4. 一般而言，人免疫缺陷病毒阳性的 PML 患儿预后很差；病灶迅速增大者预后更差。

相关参考文献

Blickman JG, Parker BR, Barnes PD: *Pediatric radiology—the requisites*, ed 3, Philadelphia, 2009, Mosby, p 231.

点 评

　　进行性多灶性白质脑病是一种严重的中枢神经系统脱髓鞘疾病，是由产生髓磷脂的少突神经胶质细胞感染 JC 乳多空病毒所致。JC 病毒的命名源于源头患者名字的首字母。PML 常发于免疫功能低下患者，如患有先天性人免疫缺陷病毒感染或与 T 细胞功能受损有关的其他疾病的患儿。JC 病毒感染引起的广泛髓磷脂分解导致白质破坏。本病的神经系统症状并无特异性，包括局灶性神经功能受损和痴呆。如不治疗，病情将每况愈下。90%的患者通常在确诊本病后 1 年内死亡。本病可通过聚合酶链反应检测患者脑脊液中的 JC 病毒 DNA 而确诊。许多报告描述了 PML 患者的 MRI 表现，但几乎没有什么 MRI 异常表现与患者的生存相关。常规 MRI 图像示白质内斑片状 T2 高信号、T1 低信号的脱髓鞘区，常无强化，有轻微的或无占位效应，常呈不对称分布。在弥散张量成像上，病灶的各向异性分数减低，从而确认由感染引起的脑白质的损伤。影像学随访可见未经治疗者之病灶可能会迅速增大。相应局部之大脑皮质可能会变薄。任何免疫功能低下患儿，如有快速增大的局灶性脑白质病变，在被证伪前，均应疑为 PML。本病的鉴别诊断包括急性播散性脑脊髓炎和放射性脑坏死或代谢性脑白质病。病变快速进展和临床病史常有助于本病的鉴别。

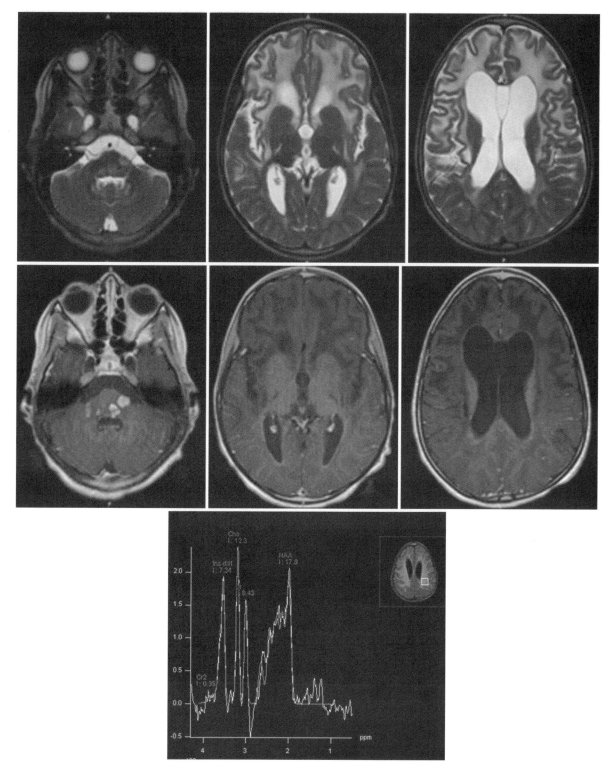

1. 患儿，女，10 岁，精神发育进行性退化，其 MRI 有何表现？

2. 大脑半球白质的 ¹H-磁共振波谱（¹H-magnetic resonance spectroscopy，¹H-MRS）有何表现？

3. 本例最可能的诊断是什么？

4. 如何证实该诊断？

病例 163

诊断：亚历山大病

1. 病灶主要位于双侧额叶白质和内囊后肢，对称分布，呈 T2 高信号和 T1 低信号；脑干多发强化病灶；脑室周围 T1 高信号；皮质下囊肿；轻度巨脑室；透明隔间腔。

2. ^{1}H-MRS 可见白质内肌醇和胆碱水平升高、N-乙酰天冬氨酸水平下降、小的乳酸峰。

3. 亚历山大病——脑白质营养不良症的一种。

4. 脑组织活检可确诊本病，并可见肥大的原纤维星形细胞内罗森塔尔纤维积聚及位于 17 号染色体长臂（q）21 区（17q21）的胶质原纤维酸性蛋白（glial fibrillary acidic protein，GFAP）基因突变。

参考文献

Van der Knaap MS, Valk J: Congenital muscular dystrophies. In *Magnetic resonance of myelination and myelin disorders*, ed 3, New York, 2005, Springer Berlin Heidelberg, pp 416-441.

相关参考文献

Blickman JG, Parker BR, Barnes PD: *Pediatric radiology—the requisites*, ed 3, Philadelphia, 2009, Mosby, pp 267-268.

点 评

亚历山大病是一种脑白质营养不良症，最早由 W. Stewart Alexander 于 1949 年报道。该文报道了一例精神发育迟滞及脑积水患儿，其原纤维星形细胞呈进行性纤维蛋白样变性。本病可分为三型：婴儿型、少年型和成人型。少年型患儿于 4～14 岁发病，精神发育逐渐退化；还可能出现进行性延髓及假性延髓症状、吞咽异常、易发作窒息、语音功能受损或丧失、构音困难、声嘶、痉挛状态、小脑性共济失调、癫痫发作、进行性行为及认知功能退化。本病的平均病程为 8 年，多为散发，但家族性病例亦有报道。本病的影像学表现相当典型，病变以额叶为主，在病程中可能累及至顶叶。本病的 5 条 MRI 诊断标准中符合 4 条即可诊断本病：①以额叶为主的对称性脑白质病变；②脑室周围呈 T1 高信号、T2 低信号；③基底神经节和丘脑区的局灶性病变；④脑干（中脑和延髓）异常；⑤上述病变及视交叉的强化。此外，磁共振波谱示受累白质区肌醇和胆碱水平增高、N-乙酰天冬氨酸峰降低，可能会有乳酸峰。显微镜检查示肥大的原纤维星形细胞满布全脑，其内可见无数的罗森塔尔纤维。本病之大头畸形系由星形细胞增生及大量罗森塔尔纤维沉积所致。

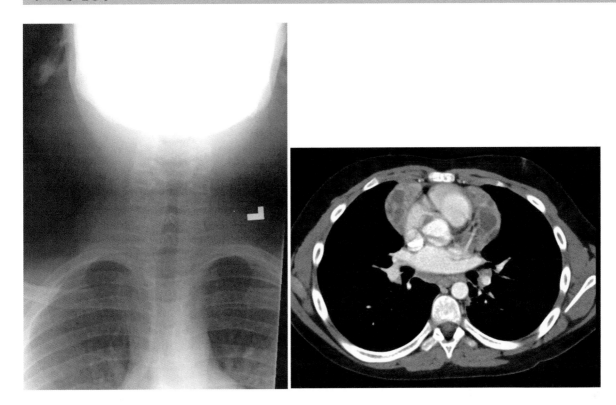

1. 患儿，男，7 岁时以腮腺炎就诊（第一幅图）。此时有哪些鉴别诊断？
2. 12 岁时，患儿出现咳嗽。此时胸部 CT 图像（第二幅图）有何表现？
3. 综合上述表现，有何提示？
4. 本病患儿的感染途径是什么？

诊断：人免疫缺陷病毒阳性：腮腺炎和胸腺囊肿

1. 以下所有的鉴别诊断均非常罕见：急性细菌性腮腺炎、复发性腮腺炎伴涎管扩张、病毒性腮腺炎（流行性腮腺炎、EB病毒感染、人免疫缺陷病毒感染）、干燥综合征（本例首诊时考虑为干燥综合征）。
2. CT图像的表现包括胸腺囊肿。
3. 腮腺和胸腺表现提示人免疫缺陷病毒感染和获得性免疫缺陷综合征（艾滋病）。
4. 本病患儿的感染途径为通过输血传播获得的先天性感染。

参考文献

Kuhn JP, Slovis TL, Haller JO: *Caffey's pediatric diagnostic imaging*, ed 10, Philadelphia, 2004, Mosby, pp 1184-1189.

相关参考文献

Blickman JG, Parker BR, Barnes PD: *Pediatric radiology—the requisites*, ed 3, Philadelphia, 2009, Mosby, pp 324-325.

点　评

　　儿童腮腺炎少见；因此，鉴别诊断中的少见疾病均很有可能正确。EB病毒感染、人免疫缺陷病毒感染、复发性腮腺炎、干燥综合征都有相似的临床表现和复发、缓解的病程。该患儿直到发现胸腺囊肿后才行人免疫缺陷病毒检测。

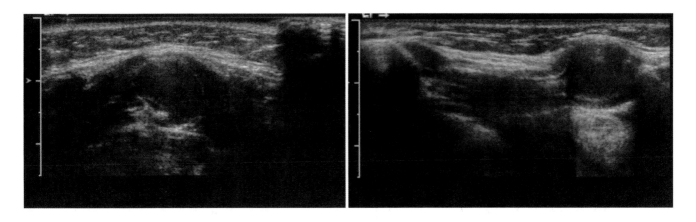

1. 患儿，4 岁，颈前区上部横断面和正中矢状位超声图像有何异常？

2. 本例有哪些鉴别诊断？

3. 该肿块位于颈前区正中。如果位于颈部侧方，则可能的诊断是什么？

4. 为什么确定甲状腺的位置在本病的诊断中非常重要？

病例 165

诊断：甲状舌管囊肿

1. 颈前区上部一直径 1～2cm 的圆形囊性肿块，内部呈较高回声，提示其为一复杂囊肿。
2. 最主要的鉴别诊断包括甲状舌管囊肿和淋巴结炎并脓肿形成。根据肿块的大小和超声图像特征分析，皮脂腺囊肿、淋巴管畸形、胸腺囊肿、皮样囊肿、畸胎瘤、脂肪瘤以及肉瘤的可能性较小。
3. 如果肿块位于颈部侧方，则可能为鳃裂囊肿。
4. 如果在甲状腺区未见甲状腺组织，则甲状腺可能异位或位于甲状舌管囊肿内。

参考文献

Tunkel DE, Domenech EE: Radioisotope scanning of the thyroid gland prior to thyroglossal duct cyst excision, *Arch Otolaryngol Head Neck Surg* 124:597-599, 1998.

相关参考文献

Blickman JG, Parker BR, Barnes PD: *Pediatric radiology—the requisites*, ed 3, Philadelphia, 2009, Mosby, pp 309-311.

点 评

甲状舌管囊肿是颈部最常见的先天性囊肿，占中线部肿块的 75%。本病是由于胚胎期甲状腺由舌底部向下移行至颈部正常位置的过程中，上皮性的甲状舌管残余囊样扩张形成的。该肿块位于颈部中线处甲状舌骨膜水平，与舌骨关系紧密。多数患者于儿童期就诊，但也可于任何年龄才被发现。两性患病率相等。囊肿常无症状，但也可感染，形成脓肿及瘘管。

本例囊肿较小；如其较大，可能会向上推移舌并导致吞咽功能障碍。超声由于可以确定肿块的性质和甲状腺组织的位置，故为首选的影像学检查方法。本例囊肿内部回声复杂，可能是由于曾有感染或出血所致。CT 和 MRI 也可用于诊断，但前者有放射性，后者耗时较多，且费用均较高，因此两者均既不实用又非必需。闪烁显像术可能有助于定位异位的甲状腺。

本病的治疗首选手术切除。如患者甲状腺功能正常，于正常位置可见甲状腺组织，则不需行其他甲状腺影像学检查。如甲状腺功能异常，则需要行核医学检查确定异位甲状腺的位置。10%的甲状舌管囊肿合并的异位甲状腺位于舌下间隙，90%位于舌底部。在约 75%的患者中，异位甲状腺组织是唯一有甲状腺功能的组织。但是由于异位甲状腺组织发育不良，所以患者通常甲状腺功能低下。手术后仔细行组织学检查非常重要，因为少数甲状舌管囊肿可有癌变。

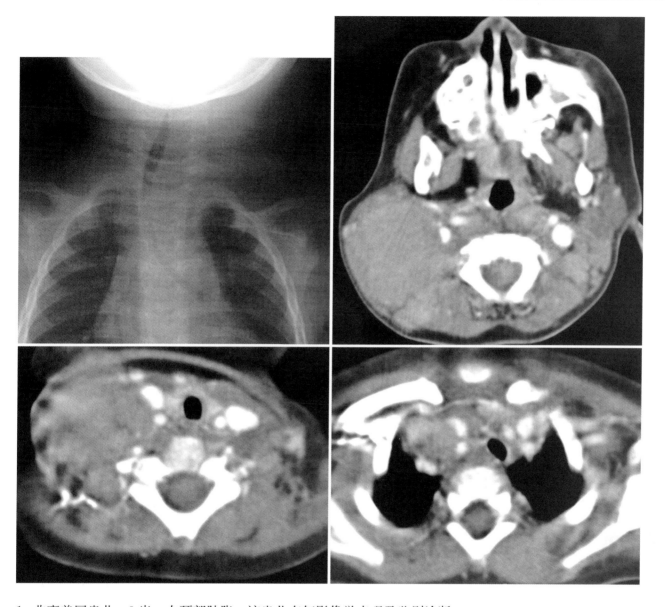

1. 非裔美国患儿，3 岁，右颈部肿胀。该患儿有何影像学表现及鉴别诊断？

2. 何谓 Rosai-Dorfman 病？

3. 何谓 Castleman 病？

4. 本病的病理学表现有何特征？

病例 166

诊断：Rosai-Dorfman 病

1. 正位胸部 X 线片和颈部及上胸部 CT 增强扫描图像示严重的颈部及纵隔淋巴结肿大。鉴别诊断包括淋巴瘤、感染、Castleman 病、Rosai-Dorfman 病。

2. Rosai-Dorfman 病：双侧颈部无痛性淋巴结肿大，可伴有不同程度的结外累及。

3. Castleman 病：淋巴结良性血管滤泡增生，一般不见于儿童。

4. Rosai-Dorfman 病的典型组织学表现为：淋巴结内广泛的反应性改变，包括淋巴窦显著扩张，内含成片的组织细胞，细胞质染色呈嗜酸性，核小，无恶性肿瘤表现。

参考文献

Rosai J, Dorfman RF: Sinus histiocytosis with massive lymphadenopathy: a pseudolymphomatous benign disorder, *Cancer* 30:1174-1188, 1972.

La Barge DV 3rd, Salzman KL, Harnsberger HR, et al: Sinus histiocytosis with massive lymphadenopathy (Rosai-Dorfman disease): imaging manifestations in the head and neck, *AJR Am J Roentgenol* 191(6): W299-W306, 2008.

点　评

　　Rosai-Dorfman 病是一种少见的窦组织细胞增生症，是巨淋巴结的一种良性病因，可能会呈肿瘤样表现。本病常见于儿童和年轻成人，黑人较白人常见。本病的特点为颈部双侧无痛性淋巴结肿大，其他部位淋巴结肿大较少见。高达 43% 的患者有淋巴结外累及，特别是头颈部软组织、鼻旁窦和鼻腔。其他可能累及的部位包括上呼吸道、皮肤、唾液腺、眼眶、骨和睾丸。这些结外病变可能在淋巴结肿大之前即已出现。

　　淋巴结活检的病理表现为极为明显的反应性改变，无恶性肿瘤征象。特征性表现包括淋巴窦显著扩张，内含成片的组织细胞，细胞质染色呈嗜酸性，核小。

　　本病的鉴别诊断包括 Castleman 病、皮肤病性淋巴结炎、黏膜皮肤淋巴结综合征（川崎病）、组织细胞坏死性淋巴结炎（菊池病）、淋巴结内淋巴窦血管转化、淋巴结炎性假性肿瘤。

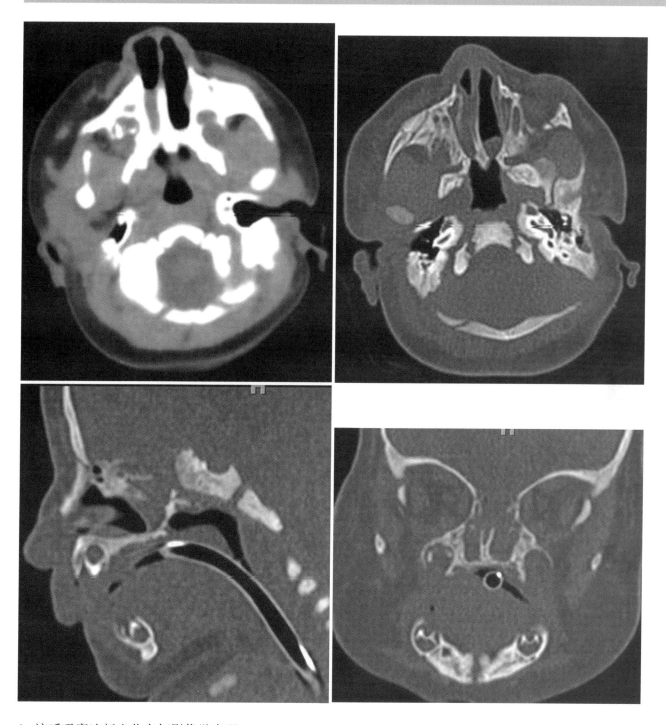

1. 该呼吸窘迫新生儿有何影像学表现？

2. 本例的诊断是什么？

3. 本病是否还与其他先天畸形有关？

4. 造成本病的原因是什么？

病例 167

诊断：后鼻孔闭锁

1. 鼻腔外侧壁增厚、向内侧弯曲，犁骨增厚、与鼻腔外侧壁融合。这些表现在轴位软组织窗、冠状位和矢状位重建图像上显示清楚。

2. 双侧后鼻孔闭锁。

3. 后鼻孔闭锁与 Down 综合征、Treacher Collins 综合征、Apert 综合征、Crouzon 病有关。还可合并有心血管畸形，腭裂，手、手指、耳畸形，生长发育迟滞，气管食管瘘，肌肉骨骼系统畸形。30%的患儿合并有 CHARGE 综合征［全称为眼缺损（coloboma）、心脏畸形（heart anoma-lies）、后鼻孔闭锁（choanal atresia）、生长发育迟滞（retardation of growth and development）、生殖器和耳畸形（genital and ear anomalies）］。

4. 本病病因的学说包括：口咽膜未吸收说、Hochstetter 鼻颊膜残留说、构成鼻腔的中胚层细胞分化异常说等。

参考文献

Valencia MP, Castillo M: Congenital and acquired lesions of the nasal septum: a practical guide for differential diagnosis, *Radiographics* 28:205-223, 2008.

相关参考文献

Blickman JG, Parker BR, Barnes PD: *Pediatric radiology—the requisites*, ed 3, Philadelphia, 2009, Mosby, p 302.

点　评

新生儿必须用鼻呼吸；因此，鼻阻塞是新生儿气道急症。后鼻孔闭锁导致鼻腔气道阻塞，其典型表现为喂养时呼吸窘迫，可能在啼哭时缓解。本病的胚胎学病因学说有：永存口咽膜及口鼻膜说、中胚层流理论（该学说认为，本病是由于局部因素影响，导致神经嵴细胞移行方向错误所致）。当婴儿出现啼哭时有所缓解的发绀和窒息这一征象时，应疑有双侧性先天性后鼻孔闭锁。如为双侧性，本病将仅以呼吸道急症就诊。本病的活婴发病率为 1/8000，常（>75%）伴有一些综合征和全身畸形，约 2/3 为双侧闭锁。本病最严重者，其硬腭和犁骨与斜坡腹侧融合，鼻咽腔极小（鼻咽闭锁）。另一型为后鼻孔膜性闭锁，是由于口咽膜开孔失败所致。超过 90% 的患者，其闭锁为部分或完全骨性，纯膜性闭锁少见。女婴的发病率为男婴的 2 倍。CT 为本病的首选影像学检查方法，可确诊本病并确定阻塞为骨性还是膜性。应行多平面重建以更好地评估局部解剖结构。2 岁以下儿童的后鼻孔直径应大于 0.37cm。8 岁以下儿童犁骨后下部的宽度应小于 0.34cm。约 50% 的患者合并有其他的先天畸形，故对于本病患儿，应积极寻找这些畸形。

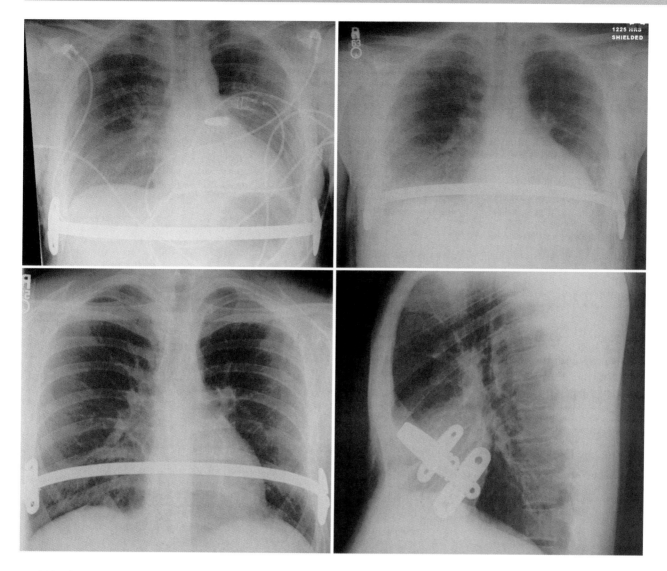

1. 男性青少年漏斗胸患儿，行 Nuss 术后。系列 X 线片示术后并发症。第一幅图摄于术后第 1 天，2 天后摄第二幅图；1 个月后摄后前位和侧位胸部 X 线片（第三、四幅图）。系列 X 线片有何表现？
2. 何谓 Haller 指数？
3. 漏斗胸为什么需要矫形？
4. 通常在什么年龄进行矫形？

诊断：漏斗胸矫形术并发症

1. 术后第 3 天和 1 个月的 X 线片可见 Nuss 胸骨支撑架移位。Nuss 胸骨支撑架上旋了 45°。术后早期 X 线片可见气胸及左肺下叶不张。

2. Haller 指数是指 CT 扫描图像所显示的胸廓最大横径（以肋骨内缘为界）与胸廓最小前后径（胸骨和胸椎前缘之间）之比值。

3. 除形体欠美观外，漏斗胸尚可能会导致心脏受压和限制性肺疾病。

4. 漏斗胸通常于青少年中后期行矫形术，但该手术时机尚有争议。

参考文献

Vegunta RK, Pacheco PE, Wallace IJ, et al: Complications associated with the Nuss procedure: continued evolution of the learning curve, *Am J Surg* 195 (3):313-316, 2008.

相关参考文献

Blickman JG, Parker BR, Barnes PD: *Pediatric radiology— the requisites*, ed 3, Philadelphia, 2009, Mosby, pp 15-17.

点　评

　　漏斗胸是最常见的胸壁先天性畸形，儿童患病率约为 1/1000，男孩多见。Nuss 术是一种较新的术式，于 1998 年被首次报道，是一种微创手术方法。Nuss 胸骨支撑架置入约 36 个月后被移除。通常，Haller 指数超过 3.25 时推荐行矫形术。

　　Nuss 术常见轻微并发症，包括气胸、胸腔积液、肺不张、用于固定侧面稳定板的金属丝断裂、术中的肋间肌破裂、无临床意义的心包撕裂等。严重并发症少见，包括内脏（心脏和肝）穿孔、内乳动脉裂伤、心包积液、Nuss 胸骨支撑架周围骨化及感染、Nuss 胸骨支撑架显著移位等。仔细观察术后 X 线片可以发现 Nuss 胸骨支撑架的移位。虽非常规，但侧位胸部 X 线片可能会有所帮助，正如本例。

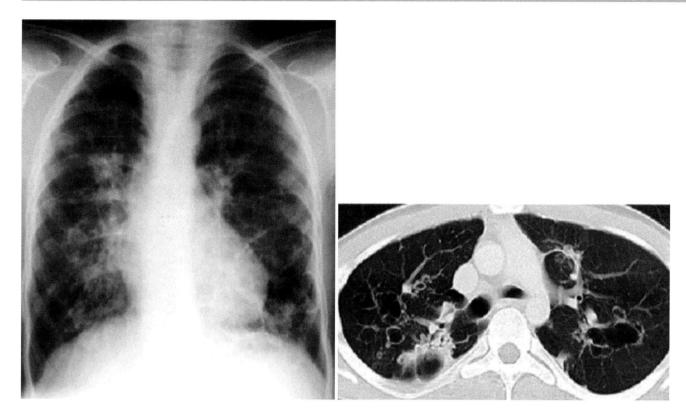

1. 患儿，男，6 岁，以喘鸣就诊。该患儿有何影像学表现？其诊断是什么？
2. 本病最好发于何部位？
3. 本病是如何累及到肺的？
4. 试述本病患者的典型表现。

诊断：呼吸系乳头状瘤病

1. 胸部 X 线片和胸部轴位对比增强 CT 图像示双肺充气过度伴多发结节和空洞，符合呼吸系乳头状瘤病之诊断。

2. 本病最好发于喉。

3. 肺受累及是由于喉部病变沿支气管播散所致。

4. 本病最常表现为声嘶，但亦可能表现为哭声微弱、喘鸣、婴幼儿期生长发育停滞。

参考文献

Kuhn J: Larynx and cervical trachea. In Kuhn JP, Slovis TL, Haller JO, editors: *Caffey's pediatric diagnostic imaging*, ed 10, Philadelphia, 2004, Mosby, pp 812–813.

Effman E: Pulmonary neoplasms, tumor-like conditions and miscellaneous diseases. In Kuhn JP, Slovis TL, Haller JO, editors: *Caffey's pediatric diagnostic imaging*, ed 10, Philadelphia, 2004, Mosby, pp 1129–1130.

相关参考文献

Blickman JG, Parker BR, Barnes PD: *Pediatric radiology—the requisites*, ed 3, Philadelphia, 2009, Mosby, pp 37-38.

点　评

复发性呼吸系乳头状瘤病（recurrent respiratory papillomatosis，RRP）较少见于儿童。但是，乳头状瘤是儿童喉部最常见的肿瘤。

由人乳头瘤病毒感染所致的呼吸消化道良性肿瘤为乳头状瘤。病变大小不一，直径可为 1mm 至数厘米。本病最常位于喉（95%），较少位于气管支气管树、肺实质、鼻咽、口咽、食管。本病的支气管内播散可导致肺结节，后者可能会形成空洞。本病的并发症包括气道阻塞、出血，偶可恶变。

本病最常表现为声嘶，但亦可能表现为哭声微弱、喘鸣和生长发育停滞。多数患儿于 2～5 岁间发病。至少半数患儿的母亲患有尖锐湿疣，但是多数母亲有生殖器乳头瘤病毒感染的婴幼儿并不会出现复发性呼吸系乳头状瘤病。

本病通过喉镜检查做出诊断。大多数病例可以用激光治疗，但常复发。

不到 1% 的喉气管乳头状瘤病患者有肺部播散，此类患者预后不佳。肺乳头状瘤病的 X 线片表现为倾向于外周生长并破坏肺的薄壁囊性及实性病变。病灶主要位于肺下叶后部，常伴肺不张、支气管扩张、感染等。本病的鉴别诊断包括肉芽肿性疾病（韦格纳肉芽肿病）、转移以及脓毒性栓子等。

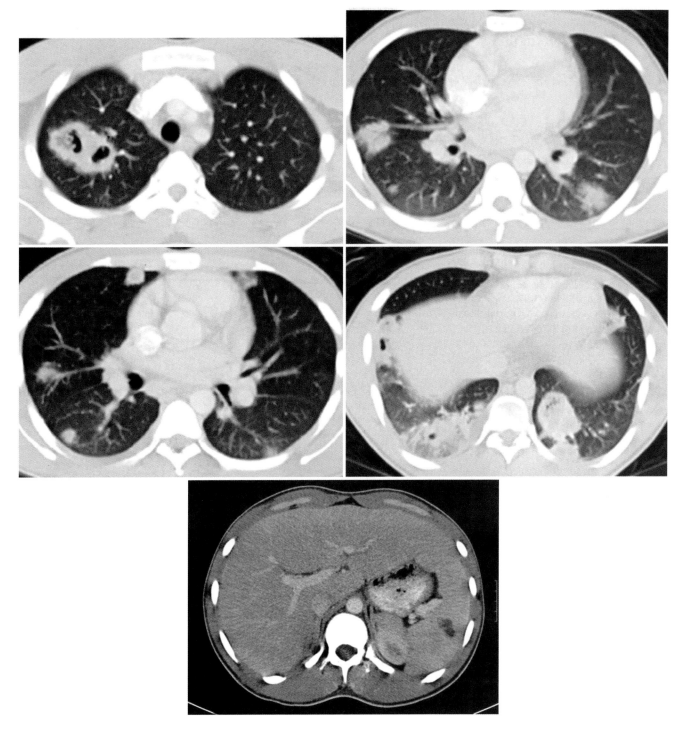

1. 青少年患儿，咽炎 1 周后急性气促发作。本例的诊断是什么？
2. 本病最可能的致病因子是什么？
3. 该综合征有何特点？
4. 本病有何可能的并发症？

诊断：Lemierre 综合征

1. Lemierre 综合征——咽炎伴颈内静脉脓毒性血栓形成。
2. 坏死梭杆菌。
3. 该综合征的特点为发生于咽炎后的颈内静脉脓毒性血栓形成。
4. 脓毒性血栓从颈内静脉直接扩散至纵隔或颅顶。

参考文献

DeSena S, Rosenfeld DL, Santos S, et al: Jugular thrombo-phlebitis complicating bacterial pharyngitis (Lemierre's syndrome), *Pediatr Radiol* 26:141-144, 1996.

Lustig LR, Cusick BC, Cheung SW, et al: Lemierre's syndrome: two cases of postanginal sepsis, *Otolaryngol Head Neck Surg* 112:767-772, 1995.

相关参考文献

Blickman JG, Parker BR, Barnes PD: *Pediatric radiology—the requisites*, ed 3, Philadelphia, 2009, Mosby, pp 8-9.

点　评

　　Lemierre 综合征是指咽炎并发颈内静脉脓毒性血栓形成，常由坏死梭杆菌感染所致。患者多年轻，平素健康。本病最常于口咽部感染后发生，病原体通过局部引流静脉、淋巴组织或经颈部软组织直接蔓延等数个解剖途径进入颈内静脉。细菌穿透颈内静脉壁，形成感染性团块，细菌通过这些团块播散到全身。脱落的感染性团块碎片游走到肺部形成栓子，阻塞了肺动脉的分支。如不治疗，感染可能会直接蔓延至耳、纵隔和颅顶。本病患者的临床检查表现相当多样。渗出性扁桃体炎、咽炎、厚的灰色假膜、口腔溃疡等均有报道。但是，口咽检查亦可能正常，因为脓毒症通常在原发感染后 1 周才出现，体检时原发感染可能已消退。单侧颈内静脉的脓毒性血栓性静脉炎可表现为同侧胸锁乳突肌前缘及下颌角疼痛、肿胀和牙关紧闭。患者可能以肺栓塞的症状和体征就诊，特别是口咽部临床表现已经消退者。临床出现抗生素难以控制的持续性发热和寒战，继以胸膜炎性胸痛、咯血或呼吸困难，即可拟诊本病。

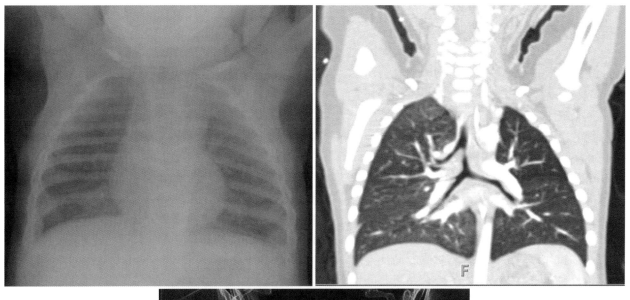

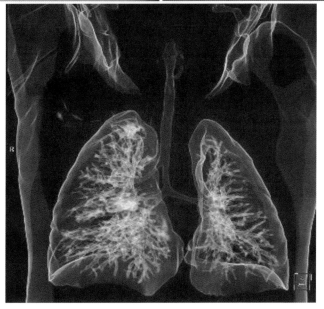

1. 患儿，女，6个月，以慢性咳嗽、喘鸣、呼吸作响就诊。该患儿有何影像学表现？

2. 本例的诊断是什么？

3. 有何鉴别诊断？

4. 本病有何相关的先天畸形？

诊断：气管支气管异常（猪支气管）

1. 本例的影像学表现包括从支气管右上侧壁分出一额外支气管，清楚显示为一额外支气管；肺实质、肺间质正常。此额外支气管分支为偶然发现，X线片上未见显示。

2. 本例的诊断为右侧真性气管性支气管（tracheal bronchus）。这种类型的气管支气管异常被称为猪支气管（pig bronchus），因为这种气管的形态在猪体内是正常的。

3. 根据CT图像表现，无其他鉴别诊断。

4. 本病患者还可能同时患有支气管扩张、局灶性肺气肿和囊性肺畸形。气管性支气管合并婴儿叶性肺气肿的患病率尚未知晓，但左侧气管性支气管较易合并婴儿叶性肺气肿。

参考文献

Berrocal T, Madrid C, Novo S, et al: Congenital anomalies of the tracheobronchial tree, lung, and mediastinum: embryology, radiology, and pathology, *Radiographics* 24(1):e17, 2004.

点　评

支气管造影或支气管镜检查发现，各类先天性气管支气管变异或畸形的发生率为1%～12%。与数目繁多的肺叶或肺段支气管分支变异相比，支气管异位起源于气管或主支气管者较少见。

气管性支气管于1785年被首次报道，当时是指右上段支气管起于气管的一种气道畸形。气管性支气管这一术语包括各种累及气管或主支气管的支气管异常，这些异常分支均指向上叶区域。异常的支气管常起于气管隆突上方2cm内的气管右侧壁，可为整个上叶或上叶尖段供氧。气管性支气管可分为移位型和额外型。如解剖学上叶支气管缺少一个分支，则视其为移位型；如右上叶支气管有正常的尖段、后段、前段支气管分支，则视其为额外型。额外支气管如止于盲端，则亦可称为气管憩室。如额外支气管止于充气的或支气管扩张的肺组织，则称为肺尖副叶（apical accessory lungs）或气管性肺叶（tracheal lobes）。支气管造影和支气管镜检查发现，右侧气管性支气管的患病率为0.1%～2%，左侧为0.3%～1%。移位型的发生率高于额外型。

多排CT可准确、无创地诊断气管性支气管。多排CT诊断本病的敏感性为100%。气道三维重建使得诊断更加容易。气管性支气管与气管的夹角在22°～108°。气管内插管时，导管可能堵塞气管性支气管开口，导致相应肺叶或肺段不张。了解气管性支气管与隆突间的距离、气管性支气管的大小及其与气管之间的夹角对麻醉科医师的意义在于助其避免插管并发症。

本病患者常无症状。但如有持续或反复发作的上叶肺炎、肺不张或空气潴留以及慢性支气管炎，则应考虑气管性支气管之诊断。发现此种解剖学变异，可使在临床上相应调整对患者的气道处理方法。

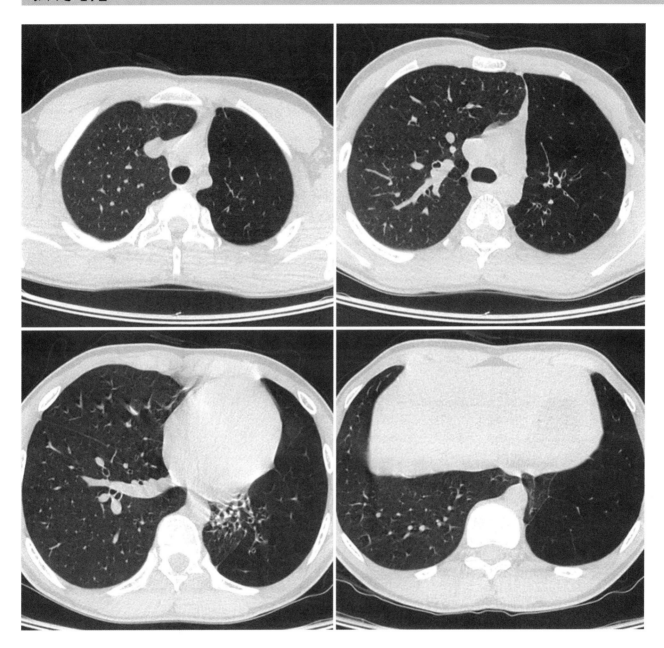

1. 本例有何影像学表现?
2. 您的诊断是什么?
3. 鉴别诊断有哪些?
4. 本病的病因是什么?

诊断：Swyer-James 综合征

1. 左肺透亮度增高、灌注减低、体积缩小，并可见支气管扩张。

2. Swyer-James 综合征（Swyer-James syndrome，SJS）。

3. 本病需与肺动脉发育不良、原发性或继发性肺发育不良相鉴别。

4. 患儿于年幼时（＜8 岁）患严重的闭塞性细支气管炎。

参考文献

Fraser RG, Paré PD, Fraser RS, Genereux GP: *Diagnosis of disease of the chest*, ed 3, Philadelphia, 1996, Saunders, pp 2177-2186.

相关参考文献

Blickman JG, Parker BR, Barnes PD: *Pediatric radiology— the requisites*, ed 3, Philadelphia, 2009, Mosby, pp 22-23.

点　评

　　SJS 是指一侧肺体积缩小、透亮度增高、肺泡过度膨胀和肺灌注减低。SJS 系由年幼时患闭塞性细支气管炎所致；换言之，在肺泡化完全之前（＜8 岁）即已患病。闭塞性细支气管炎先是导致终末支气管的黏膜下及支气管周围组织的向心性纤维化。后者又引起进行性外周性空气潴留和肺血管减少，继而导致肺发育不良。SJS 可见于支原体、链球菌或葡萄球菌感染后，亦可于严重的呼吸道合胞病毒或流感病毒性细支气管炎后发生。

　　本病的临床表现并无特异性。多数患儿以哮鸣、低氧血症发作、肺炎或肺不张就诊。有时，患者并无临床症状，而仅是在拍摄胸部 X 线片时被偶然发现。肺功能检查可见吸气相时间衰减曲线异常和用力呼气相延长。常见空气潴留。体检可能会发现一侧胸廓较小。SJS 患儿在 8 岁以前一般有重症肺炎、支气管炎或细支气管炎病史。SJS 可能在数月后即有明显的影像学改变，亦可能需数年才比较明显。

　　本病常可通过 X 线片提示诊断，特别是有儿童早期重症肺炎病史者。胸部 X 线片可见一侧肺缩小、透亮度增高、血管细小。由于对侧肺过度充气，纵隔结构可能会向患侧移位。X 线片示呼气相及吸气相肺容积相差不大。胸部 X 线片随访可能会有所帮助，因为患肺将无显著的生长。

　　高分辨率 CT 图像可见马赛克样透亮影、肺血管减少、肺段支气管不规则扩张及变形（圆柱状或囊状支气管扩张）。对侧肺常过度充气。应尽可能在吸气相和深呼气相分别行高分辨率 CT 扫描。尤其是，用力呼气相 CT 图像可显示局部空气潴留和马赛克样灌注。

　　本病的鉴别诊断包括原发性先天性肺发育不良、先天性膈疝修补术后的继发性肺发育不良、肺动脉发育不良引起的肺发育不良。临床病史通常可将鉴别诊断限制在一定范围之内。诊断本病通常不需要活检。

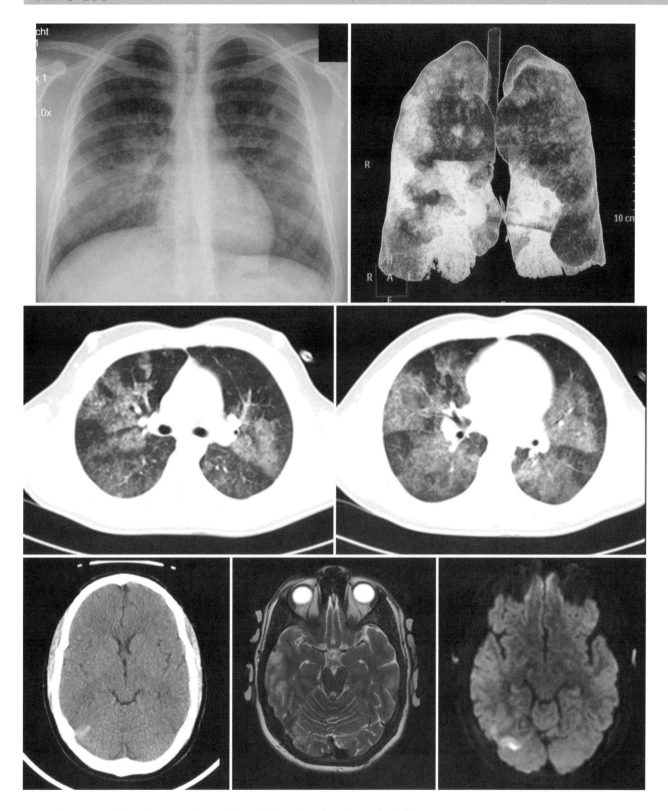

1. 患者 15 岁，突发咯血、呼吸困难和咳嗽。该患者有何影像学表现？
2. 应如何描述该患者的胸部 CT 图像表现？
3. 本例有何鉴别诊断？
4. CT 和 MRI（轴位 T2WI 和弥散张量成像）图像可见哪种并发症？

诊断：系统性红斑狼疮

1. 双肺实变影，边界不清；未见胸腔积液。
2. 双侧斑片状磨玻璃影，主要位于中央部位。
3. 本例的鉴别诊断有系统性红斑狼疮（systemic lupus erythematosus，SLE）伴急性狼疮性肺炎与肺出血肾炎综合征（Goodpasture 综合征）。
4. 急性右侧静脉血栓形成伴颞枕叶静脉性缺血。

参考文献

Swigris JJ, Fischer A, Gillis J, et al: Pulmonary and thrombotic manifestations of systemic lupus erythematosus, *Chest* 133:271-280, 2008.

点　评

急性狼疮性肺炎可能表现为急性发作的呼吸困难、咳嗽、发热、胸膜炎性胸痛，偶可见咯血。本病的胸部 X 线片表现通常广泛。本病的 CT 图像表现无特异性，表现为多发磨玻璃影，可能与弥漫性肺泡出血的表现相似。其分布与可见于 Goodpasture 综合征的“鹅卵石”征相似。

SLE 是一种全身性自身免疫性疾病，可累及多个系统。整个肺系统包括气道、肺实质、血管、胸膜或呼吸肌均可能受累。

SLE 的一个严重的肺部并发症是弥漫性肺泡出血。对于突发呼吸困难、有急性磨玻璃影、血细胞比容下降、伴或不伴咯血的患者，应疑为弥漫性肺泡出血。SLE 患者由于应用糖皮质激素或免疫调节药物治疗，较易患肺炎。5%～15% 的患者可能会出现呼吸窘迫综合征。如 SLE 累及肺动脉，可能会出现肺动脉高压。

相当多的患者可能有抗磷脂抗体，而后者与包括硬膜在内的血栓形成风险增加有关，正如本例。

SLE 的诊断可能比较困难，需要结合影像学表现和免疫学检查综合分析。SLE 可能于儿童期起病，女孩远多于男孩。除了肺部表现外，还可能会看到胸腔和心包积液。本病的影像学表现无特异性，早期的鉴别诊断包括 Goodpasture 综合征、外源性变应性肺泡炎以及其他各种胶原血管病。

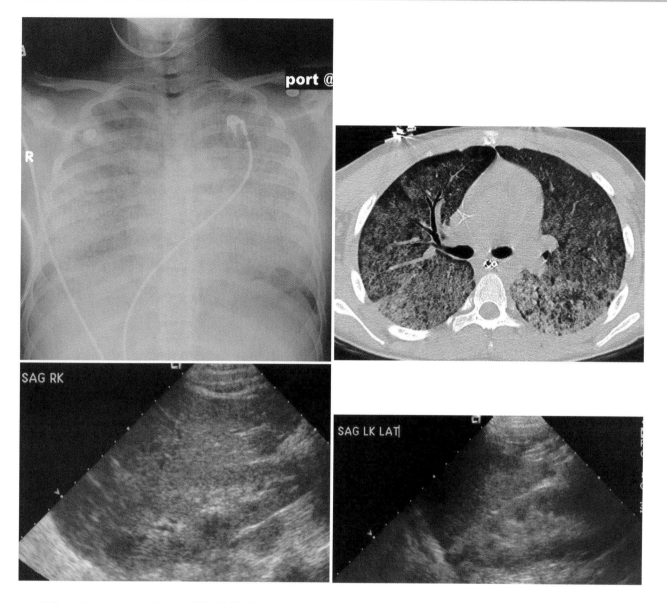

1. 患儿,女,13 岁,以咯血到急诊就诊。行胸部 X 线片(第一幅图)和胸部 CT(第二幅图)检查。有何影像学表现?

2. 该表现有何鉴别诊断?

3. 她的尿液分析可见透明管型和红细胞;随后,行肾超声检查(第三、四幅图)。超声图像有何表现?

4. 该超声检查表现会如何改变鉴别诊断?

病例 174

诊断：显微镜下多血管炎

1. 弥漫性肺泡浸润，符合肺出血表现。
2. 血管炎、特发性肺含铁血黄素沉着症、肺毛细血管瘤、淋巴管平滑肌瘤病、结节性硬化症。
3. 肾肿大（长径 11.5cm）、实质回声增强。
4. 鉴别诊断范围缩小到累及肺和肾的疾病，包括Goodpasture 综合征、韦格纳肉芽肿病、显微镜下多血管炎。

参考文献

Bansal PJ, Tobin MC: Neonatal microscopic polyangiitis secondary to transfer of maternal myeloperoxidase-antineutrophil antibody resulting in neonatal pulmonary hemorrhage and renal involvement, *Ann Allergy Asthma Immunol* 93(4):398-401, 2004.

Fotter R, editor: *Pediatric uroradiology*, ed 2, Berlin Heidelberg New York, 2008, Springer, pp 366-367.

Kuhn JP, Slovis TL, Haller JO, editors: *Caffey's pediatric diagnostic imaging*, ed 10, Philadelphia, 2004, Mosby, pp 1057-1059.

点　评

自身免疫性疾病有不同的临床表现，这取决于相关抗体的组织特异性。血管炎的一种抗体标记物——髓过氧化物酶-抗中性粒细胞胞浆抗体（myeloperoxidase-antineutrophil cytoplasmic antibody，MPO-ANCA）在本例呈阳性。12%的本病患者因毛细血管炎症及脆性增加导致肺出血。

超声图像所见肾肿大和回声增强反映了肾的水肿和炎症。肾活检发现局灶性坏死性及新月体性肾小球肾炎，是MPO-ANCA 阳性血管炎的特征性表现，可见于约 80%的患者中。Goodpasture 综合征亦累及肾和肺，不过它是通过抗基底膜（antibasement membrane，ABM）抗体累及肾和肺；其患者 ABM 抗体阳性而 MPO-ANCA 阴性。

韦格纳肉芽肿病虽亦呈 MPO-ANCA 阳性，但有明显的肉芽肿性炎，特别是在上呼吸道；而肉芽肿性炎并非显微镜下多血管炎的特征。

MPO-ANCA 是一种非常强大的抗体，它能通过胎盘，从而导致肺炎和新生儿肺出血以及肾疾病。换血疗法可减少患儿体内的抗体负荷，类固醇药物可降低已活化了的抗体的效价。只要婴儿停止产生新的抗体，其症状即会有所缓解。

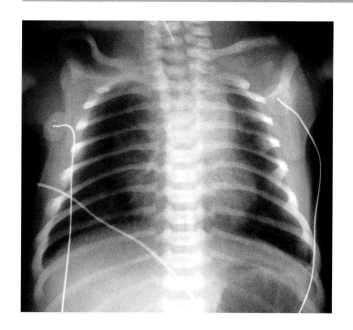

1. 该新生儿的肤色为蓝色还是粉红色?

2. 为什么必须保持动脉导管开放?

3. 该患儿于矫正术成功后即发生心肌梗死。这是为什么?

病例 175

诊断：室间隔完整型肺动脉瓣闭锁

1. 该新生儿的肤色呈蓝色。
2. 动脉导管是闭锁的肺动脉的最大供血来源，必须保持开放。必须给予前列腺素以防止动脉导管闭合。
3. 本病患者的右心室较小，室内压高，右心室通过窦状隙与冠状动脉相通而减压，否则就会造成阻塞。术后因流出道开放、右心室内压不再处于高位，故窦状隙闭合，而冠状动脉和心肌都失去了血供。

参考文献

Park MK: *Pediatric cardiology for practitioners*, ed 4, St Louis, 2002, Mosby, pp 214-218.

相关参考文献

Blickman JG, Parker BR, Barnes PD: *Pediatric radiology—the requisites*, ed 3, Philadelphia, 2009, Mosby, pp 47-56.

点 评

　　室间隔完整型肺动脉瓣闭锁是一种少见的先天性心脏病，发病率占先天性心脏病的不到1%。在某些方面，本病较经典法洛四联症及伴肺动脉瓣闭锁的变异型法洛四联症更为严重。上述两种畸形中均有室间隔缺损，右心室内至少还有少量血流，其右心室发育不良的程度要轻于本病。本病有肺动脉瓣闭锁而又不伴室间隔缺损，会使右心室完全孤立。此外，由于胎儿血管系统的形成在很大程度上依赖于通过其中的血流，故本畸形亦会导致中央肺动脉细小。同时，连接主动脉和肺动脉血管床的胎儿体循环侧支血管（包括动脉导管）仍持续存在。房间隔缺损亦须存在，从而允许无氧血液自右向左分流。

　　本病患儿出生时即有严重的低氧血症。手术必须先增加肺血流量。如中央肺动脉发育充足，常采用Glenn分流术（上腔静脉-肺动脉分流术）。如中央肺动脉发育不良，但有足够的大的主动脉侧支血管，可将这些侧支单源化为可供分流的中央肺动脉。如果右心室大小足够，可将其与重建的肺动脉相连接；否则，可通过旁路导管将下腔静脉血流引入肺循环中。

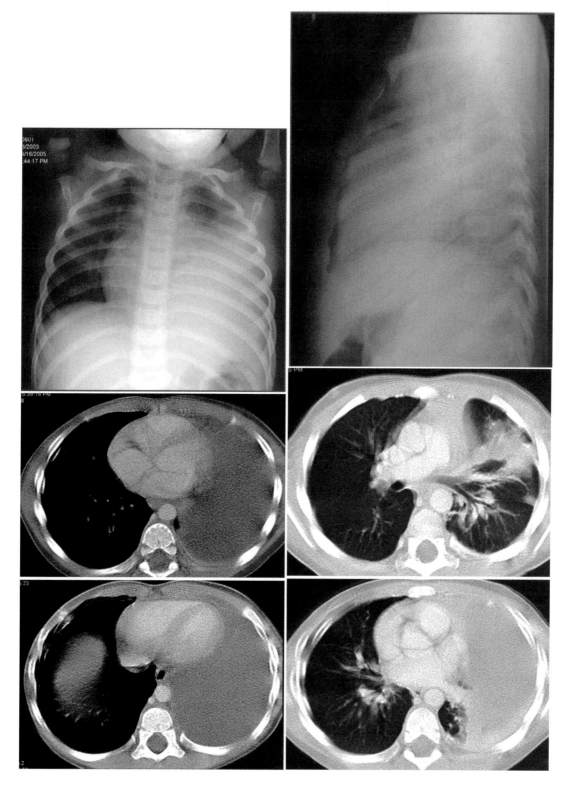

1. 年幼患儿，呼吸困难。该患儿有何胸部 X 线片表现？

2. 症状缓解 2 周后行 CT 扫描，但所见之表现并无明显变化。该患儿有何 CT 表现？

3. 本例有何鉴别诊断？

4. 最常见的先天性胸内囊肿是什么？

病例 176

诊断：心包囊肿

1. 左中下肺野密度增高，纵隔未见明显移位征象，故肺不张可能性不大。鉴别诊断包括肺浸润伴大量胸腔积液及占位性病变。

2. 巨大心包囊肿。其表现为：起于中纵隔的液体密度灶，占据左侧胸腔大部，并不下垂。

3. 本例的鉴别诊断包括：心包囊肿、支气管源性囊肿、胸腺囊肿。

4. 最常见的胸内囊性病变是支气管源性囊肿。绝大多数见于中纵隔，但也可见于后纵隔，少数可见于肺内动脉之间。

相关参考文献

Blickman JG, Parker BR, Barnes PD: *Pediatric radiology—the requisites*, ed 3, Philadelphia, 2009, Mosby, p 59.

点　评

心包囊肿是一种位于中纵隔的少见的良性先天性畸形，占纵隔肿块的 6%、纵隔囊肿的 33%。纵隔内的其他囊肿有支气管源性囊肿（34%）、肠源性囊肿（12%）、胸腺囊肿及其他囊肿（21%）。中纵隔肿块中，囊肿占 61%。中纵隔肿块中以淋巴瘤最为常见，心包囊肿和支气管源性囊肿并列第二。

心包囊肿的发病率约为 1/10 万。心包囊肿被认为是由于构成心包囊的间叶间裂未融合所致；75% 的患者无相关症状，常于常规胸部 X 线片检查或超声心动描记术检查时被偶然发现。

心包囊肿的 CT 表现为椭圆形薄壁肿块，边界清晰，密度均匀。其 CT 值稍高于水，为 30～40HU。增强扫描时肿块无强化。

心包囊肿的手术切除指征有：囊肿较大、患者有明显的症状、患者本人要求切除、不能排除囊肿恶变可能性者、为防止危及生命的紧急情况等。在胸腔镜检查发展之前，开胸术曾是首选的手术方法。但视频辅助胸腔镜手术（video-assisted thoracoscopic surgery, VATS）已是目前最常用的方法。VATS 较开胸术有许多公认的优势，包括创面较美观、术中视野较好、术后恢复较快、疼痛较轻、患者易于接受等。

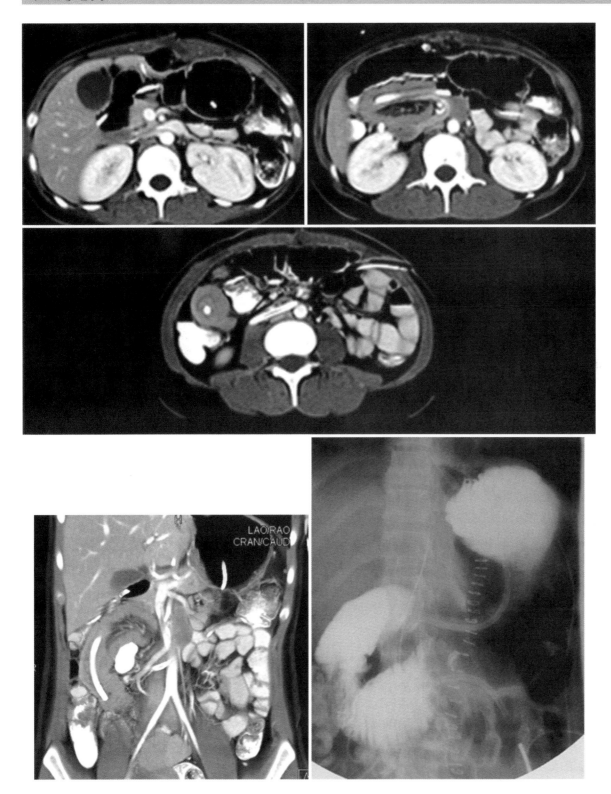

1. 青少年患儿，右上腹和胸部刺伤恢复后，其最重要的 CT 和上消化道造影表现是什么？
2. 该患儿会有什么症状？
3. 本病可能的原因是什么？
4. 还应考虑其他哪些原因？

诊断：饲管周围十二指肠空肠肠套叠

1. 由于十二指肠空肠肠套叠，十二指肠几乎完全梗阻。一段尖端为金属的小肠插管从套叠的肠腔内穿过。
2. 胆汁性呕吐及腹痛。
3. 饲管可能是引起肠套叠的致病点。
4. 还应考虑其他的致病点。本例可能会有肠壁血肿或其他肠壁损伤。先前存在的肠壁肿块也可能是本例的致病点。

参考文献

Redmond P, Ambos M, Berliner L, Pachter HL, et al: Iatrogenic intussusception: a complication of long intestinal tubes, *Am J of Gastroenterol* 77:39-42, 1982.

相关参考文献

Blickman JG, Parker BR, Barnes PD: *Pediatric radiology—the requisites*, ed 3, Philadelphia, 2009, Mosby, pp 73-75.

点 评

众所周知，高位小肠肠套叠是胃造口插管和胃及小肠插管的少见并发症。这种肠套叠可能为一过性的；但常引起部分或完全性高位小肠梗阻。胃造口管可能会移入十二指肠甚至空肠内，当将其撤回时，可能导致逆行性十二指肠胃套叠或空肠十二指肠胃套叠。另外，较长的小肠导管周围可能会发生顺行性套叠。

肠套叠可能通过上消化道造影、CT 或超声检查诊断。本例上消化道造影片示十二指肠几乎完全梗阻，于梗阻水平可见腔内占位效应。CT 图像示一圆形或腊肠状肿块，内含有多层结构，为套入的肠祥。本例患者的套叠肠管内可见肠道导管。当进行肠管横断面超声检查时，可见典型的靶征性肿块。

小心地撤出肠道或胃内的导管后，肠套叠一般可缓解。然而，本例患者在尝试取出饲管及两次内镜手术均告失败后，通过开腹术才能轻易地将套叠之肠管复位。然而，由于术中于空肠近端扪及一个小肿块，故切除了一小段空肠。病理检查示溃疡并肉芽肿形成，可能是所留置的饲管刺激所致。

回结型肠套叠最常位于末段小肠并延至结肠。此型肠套叠最常见于 6 个月～3 岁的幼儿。该型常为特发性；然而，亦可能由肠壁的淋巴组织所致，后者在病毒性疾病后增生更加明显。在特发性肠套叠年龄范围以上和以下的患者，应该考虑有淋巴瘤、梅克尔憩室、重复畸形囊肿或肠壁血肿等致病点的可能。

小肠-小肠型肠套叠可分为两大类：肿瘤相关性肠套叠和术后肠套叠。它们都不大可能为特发性。肿瘤或肿块相关性肠套叠常由肠壁致病点诱发肠管异常蠕动所致。除前所列，其他的致病点有平滑肌瘤、息肉、脂肪瘤、转移瘤以及一些更罕见的疾病。术后肠套叠可能为肠粘连、异常蠕动或肠内插管（如本例）所致。由于 CT 的广泛使用，肠套叠越来越常见，而且很多情况下，肠套叠并不是显著的发现。

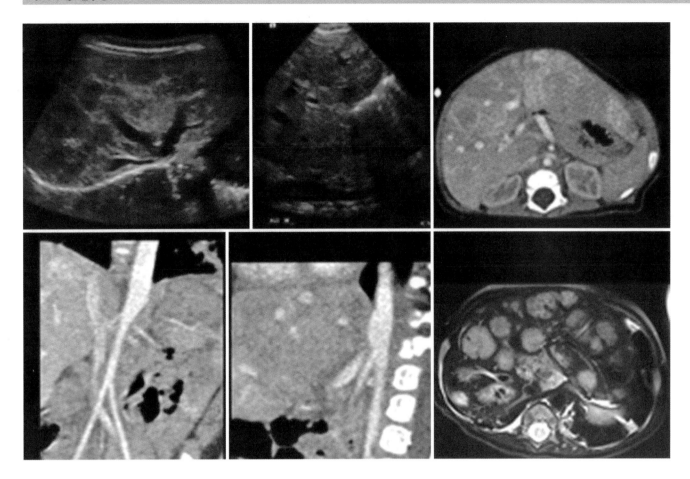

1. 本例有何影像学表现?
2. 该3个月的婴儿可能的诊断是什么? 是否还有其他的考虑?
3. 导致主动脉表现的原因是什么?
4. 该患儿需要治疗吗?

诊断：婴幼儿肝血管瘤

1. 肝内多发散在病变，于超声图像呈低回声，在CT图像呈低密度（门静脉相）。MRI图像示病变为散在的T2高信号。CT、超声图像示主动脉在腹腔干开口近端管径较粗，而其远端较细。

2. 本例的诊断为多灶性婴幼儿肝血管瘤。本例不太可能为多灶性肝母细胞瘤或神经母细胞瘤肝转移。上述疾病可呈不典型血管瘤的影像学表现，故可能需行活检。

3. 肝血流量显著增加及肝内分流使得血管管径呈明显的变化。

4. 如患儿有症状，则需治疗。本例患儿因肝内大量分流而以心力衰竭就诊。

参考文献

Kassarjian A, Zurakowski D, Dubois J, et al: Infantile hepatic hemangiomas: clinical and imaging findings and their correlation with therapy, *AJR Am J Roentgenol* 182:785-795, 2004.

相关参考文献

Blickman JG, Parker BR, Barnes PD: *Pediatric radiology—the requisites*, ed 3, Philadelphia, 2009, Mosby, pp 108-109.

点　评

婴幼儿肝血管瘤是一种增生性内皮细胞肿瘤，其特点为在出生后数月内开始迅速生长以及自行消退。这与婴幼儿皮肤和其他器官的血管瘤十分相似。然而，婴幼儿肝血管瘤须与上皮样血管内皮瘤区分开来，后者为潜在恶性肿瘤，且不能自愈。

婴幼儿肝血管瘤可呈较大的单发病灶，亦可呈多发性或弥漫性。本病的影像学表现很有特点，结合临床表现，可能无需活检即可确定随访和治疗方案。本病在超声图像常表现为边界清楚的低回声灶，多普勒超声图像可见相当多的血流进入病灶、肝动脉及静脉增粗、门静脉和肝静脉内血流可能类似动脉血流。主动脉在发出腹腔干后逐渐变细。本病在CT图像上呈低密度，病灶从外周向中央逐渐强化并最终呈等密度。病灶于T1WI呈稍低信号，于T2WI呈高信号。本病的MRI增强图像与CT图像所见的相似。CT和MRI图像均可见其主动脉表现。可有与本病相关的钙化。

本病患儿可能会出现高排血量型心力衰竭。如果病灶很大或呈弥漫性、累及肝，可能会出现腹腔隔室综合征。本病与甲状腺功能减退相关，尤其是弥漫型，这可能是因为肿瘤产生高水平的3型碘甲状腺原氨酸脱碘酶。患儿常有皮肤血管瘤。本病多见于女孩〔女、男孩比例为（2～3）：1〕，半数以上患者无症状。

本病可行内科治疗、通过无创技术行栓塞治疗或行手术治疗。内科治疗主要是是采用类固醇药物治疗。自从有过双侧痉挛性瘫痪的副作用的报道后，干扰素 α2a 的使用已有所减少。最近有报道称，在类固醇疗法中加入普萘洛尔，对伴有心力衰竭的巨大皮肤血管瘤取得了令人鼓舞的疗效。此疗法对于本例患者很成功。导管介入、手术切除或肝移植用于内科治疗无效者。

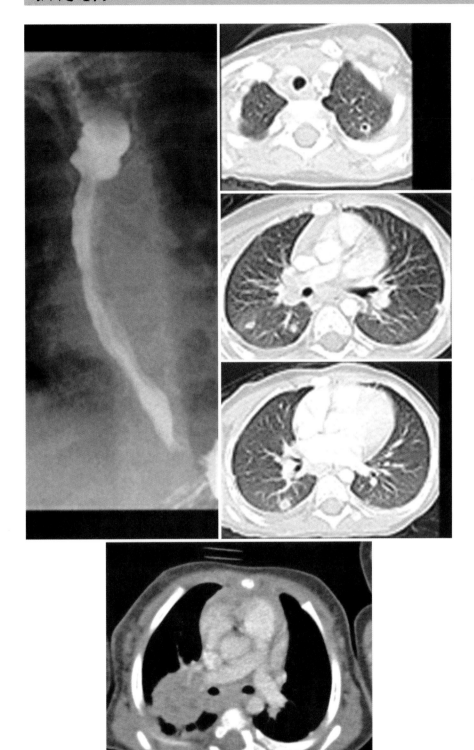

1. 此三名 10 岁以下患儿有何影像学表现？

2. 此三名患儿均有不明原因的发热。他们最可能患有哪类疾病？

3. 如其中两人肺部病灶活检示肉芽肿，则应该考虑何种疾病？

4. 食管病变的病因是什么？

诊断：慢性肉芽肿病

1. 此三名患儿的影像学表现分别为多发结节及食管中下段2/3弥漫性狭窄；肺内多发小结节，其中一个有空洞形成；右肺一较大圆形浸润灶或肿块，隆突下饱满。
2. 此三名患儿最可能患有免疫缺陷类疾病。
3. 应考虑慢性肉芽肿病（chronic granulomatous disease，CGD）。
4. 该CGD患者吞咽困难的病因可能有肉芽肿形成（引起梗阻性症状）和（或）食管运动功能障碍。

参考文献

Marciano BE, Rosenzweig SD, Kleiner DE, et al: Gastrointestinal involvement in chronic granulomatous disease, *Pediatrics* 114(2):462-468, 2004.

相关参考文献

Blickman JG, Parker BR, Barnes PD: *Pediatric radiology—the requisites*, ed 3, Philadelphia, 2009, Mosby, pp 38-39.

点 评

慢性肉芽肿病（CGD）是一种由于超氧阴离子产生减少而导致吞噬细胞不能杀死某些细菌和真菌的遗传性免疫缺陷疾病。免疫缺陷导致了反复感染；此外，由于对炎症的反应异常，故形成了肉芽肿。感染常由过氧化氢酶阳性微生物所致。肉芽肿最常见于胃肠道，但亦可见于几乎任何器官。

65%的CGD为X连锁遗传病，其余为常染色体隐性遗传病。本病于20世纪50年代始见报道，其表现为一系列反复感染征象——高丙种球蛋白血症、肝脾大、淋巴结肿大，多为男孩，且往往于10岁内死亡。现已知本病是由吞噬细胞的烟酰胺腺嘌呤二核苷酸磷酸（nicotinamide adenine dinucleotide phosphate，NADPH）氧化酶缺陷所致。本病最常见的分子水平的缺陷是在细胞色素b的b亚基（cytochrome b，b subunit，CYBB）基因突变。该基因位于X染色体上，编码细胞色素b558的b亚基——gp91。

本病的鉴别诊断包括其他的免疫缺陷综合征，其中有：白细胞黏附缺陷、人免疫缺陷病毒感染、重症联合免疫缺陷、Wiscott-Aldrich综合征等。

检测吞噬细胞氧化酶活性的标准方法是四唑氮蓝（nitroblue tetrazolium，NBT）试验。无色化合物NBT通过NADPH或吞噬细胞氧化酶（phagocyte oxidase，phox）的酶系统的作用被分解为蓝色的甲䐶。

本病的治疗包括预防感染、改善中性粒细胞功能、治疗急性感染、根除疾病。干扰素γ通过提高吞噬作用而减少感染，已被证明具有较好的远期疗效。造血干细胞移植可能有疗效，但是，它具有潜在的高发病率。

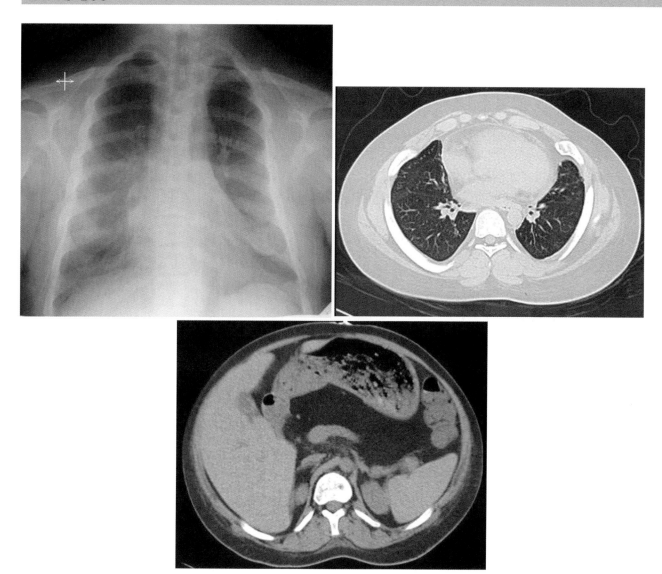

1. 该身材矮小症、干性皮肤的 16 岁患儿有何影像学表现？
2. 本例的诊断是什么？
3. 本例有何鉴别诊断？
4. 本病的病因是什么？

诊断：Shwachman-Diamond 综合征

1. 胸廓窄小，肋软骨增厚，下肋呈短喇叭状，胰腺为脂肪替代。

2. Shwachman-Diamond 综合征（Shwachman-Diamond syndrome，SDS）。

3. 囊性纤维化、Pearson 综合征、重症联合免疫缺陷、血小板减少-桡骨缺失综合征。

4. 多数患者的 SDS 与位于 7 号染色体的 Shwachman-Bodian-Diamond 综合征基因突变有关。SDS 为常染色体隐性遗传病。

参考文献

Robberecht E, Nachtegaele P, Van Rattinghe R, et al: Pancreatic lipomatosis in the Shwachman-Diamond syndrome. Identification by sonography and CT-scan, *Pediatr Radiol* 15(5):348-349, 1985.

点　评

　　SDS 是一种以胰腺外分泌功能不全、骨髓功能障碍、骨骼异常为特征的罕见的先天性疾病。SDS 是仅次于囊性纤维化的、造成遗传性胰腺功能不全的第二常见原因，也是位居范科尼贫血和 Blackfan-Diamond 贫血之后第三常见的遗传性骨髓衰竭综合征。文献已有超过 200 例 SDS 的报道。

　　本病患者表现为腹泻、身材矮小、消瘦、干性皮肤。由于中性粒细胞减少-中性粒细胞迁移缺陷，常见上呼吸道反复细菌感染、中耳炎、鼻窦炎、肺炎、骨髓炎、菌血症、皮肤感染、口疮性口炎、真菌性皮炎、甲沟炎等。患者可能会有消瘦以及由于肌张力减退和肝大而加剧的腹胀。

　　由于脂肪浸润，超声图像示胰腺回声增强，而在 CT 图像则表现为胰腺密度的减小。胰腺的大小可以正常或萎缩。

　　本病的 X 线片表现包括骨龄延迟、胸廓骨发育不良，后者包括肋软骨增厚、下肋呈短喇叭状、胸廓窄小，而后者于 2 岁以内最为明显。可见干骺端软骨发育异常、四肢短缩、干骺端增宽、肋骨"杯"状畸形（40%～80%）、肘关节及膝关节外翻畸形等。

　　肛门闭锁和 Hirschsprung 病可能会与 SDS 并发。这些并发疾病可能会延迟 SDS 的诊断，因其症状为便秘而非腹泻。发汗试验有助于鉴别 SDS 与囊性纤维化。SDS 的汗液氯化物浓度不增高。病理学上，与囊性纤维化相反，SDS 患者的胰腺导管结构不受累及；因此，胰腺的阴离子分泌和胰液流动正常。

　　目前尚无完全逆转中性粒细胞减少、贫血或血小板减少症的成功的疗法。患儿常死于严重的脓毒症或恶性疾病。所有 SDS 的患者的中位生存期为 35 岁。病程中并发再生障碍性贫血者，其中位生存期为 24 岁；而并发白血病者，其中位生存期仅为 10 岁。

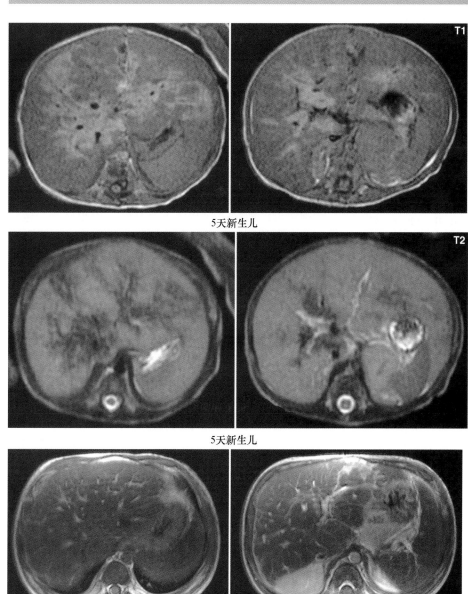

5天新生儿

5天新生儿

10个月后随访

1. 该新生儿最可能的诊断是什么?

2. 如无其他病变存在,该患儿应处于哪一期?

3. 随访片有何表现?

4. 该患儿预后如何?

诊断：神经母细胞瘤——ⅣS期

1. 左肾上腺神经母细胞瘤并广泛肝转移。
2. 根据国际神经母细胞瘤分期系统为ⅣS期。
3. 肿瘤自行消退。
4. 预后良好。

参考文献

Daneman A: Adrenal gland. In Kuhn JP, Slovis TL, Haller JO, editors: *Caffey's pediatric diagnostic imaging*, ed 10, Philadelphia, 2004, Mosby, pp 1894-1908.

相关参考文献

Blickman JG, Parker BR, Barnes PD: *Pediatric radiology— the requisites*, ed 3, Philadelphia, 2009, Mosby, pp 143-145.

点　评

神经母细胞瘤是儿童最常见（8%～10%）的实体肿瘤，也是1岁内最常见的恶性肿瘤。本病诊断的中位年龄是22个月。神经母细胞瘤起于肾上腺髓质内或交感神经链内的神经嵴细胞，这也解释了为什么从颈部到盆腔都能发现神经母细胞瘤。在90%～95%的患儿的血样或尿样中可检出儿茶酚胺类物质。

神经母细胞瘤可能于出生前即已存在；宫内神经母细胞瘤最常位于肾上腺。多数患儿有由肿瘤压迫功能性结构产生的局部症状。霍纳综合征可见于颈部或纵隔神经母细胞瘤，张力过高可能是由于肿瘤包绕肾动脉所致。神经母细胞瘤可能偶尔于X线片中因局部占位效应或瘤内散在钙化而被意外发现。高达80%的患儿可见转移。肝、骨髓、皮肤和淋巴结可能会受累。可能因蝶骨及眼球后软组织转移导致典型的突眼和眶周瘀斑，即所谓的浣熊眼。此外，可能会有硬膜转移伴颅缝增宽。临床上，神经母细胞瘤可能表现为被称为斜视眼阵挛-肌阵挛综合征亦称为眼足舞蹈综合征（dancing eyes-dancing feet syndrome）的副肿瘤综合征。这些患儿表现为小脑性共济失调和眼球快速运动。高达50%的该综合征患儿患有神经母细胞瘤。新生儿神经母细胞瘤的原发肿瘤和转移灶可能会因肿瘤细胞分化为良性神经节瘤而自行消退。已发现一些生物因子可能帮助预后。乳酸脱氢酶及铁蛋白水平升

高、N-myc基因扩增，均提示预后不良。最终预后取决于肿瘤分期、患者的年龄、原发性肿瘤的部位、组织学因素等。目前，Ⅰ、Ⅱ期神经母细胞瘤的治愈率为85%～90%。此外，ⅣS期神经母细胞瘤〔定义为原发肿瘤为Ⅰ～Ⅱ期，扩散仅限于肝、皮肤和（或）骨骼〕亦预后良好。

神经母细胞瘤于初诊时通常即已很大。影像学检查应确定原发肿瘤的位置（腹膜内还是腹膜后，肾上腺内还是肾上腺外）并检出远处转移灶。以下征象提示神经母细胞瘤：肿瘤位于脊柱旁、侵犯椎管、包绕腹膜后血管、肿瘤推移大血管使其远离脊柱。Ⅱ期和Ⅲ期神经母细胞瘤的区别在于肿瘤是延至还是超过对侧椎弓根。如果肿瘤包绕腹膜后某一大血管周边的75%以上，则常为外科手术的禁忌证。肿瘤延入椎管伴急性脊髓受压者，应行急诊减压性椎板切除术或放射治疗。

本病的初诊影像学检查常包括X线摄片（观察钙化和占位效应）和超声检查。最终分期应通CT增强扫描或更好是多平面MRI检查，也可能还需结合MR血管造影。间碘苯甲胍（metaiodobenzyl guanidine，MIBG）核医学检查有助于检出原发肿瘤和骨髓转移。

本病的鉴别诊断范围很广泛。最常见的新生儿肾上腺肿块是肾上腺出血。然而，超声随访图像将显示肾上腺出血特征性的进展或消退。肾上腺癌在所有肾上腺肿瘤中仅占不到1%。肾上腺腺瘤、醛固酮瘤、嗜铬细胞瘤在儿童中极罕见。

本例令人难忘地展现了ⅣS期神经母细胞瘤是如何在未经化疗、放疗或手术治疗的情况下自行消退的。肝的信号强度接近完全恢复，肾上腺的原发灶也已消失。

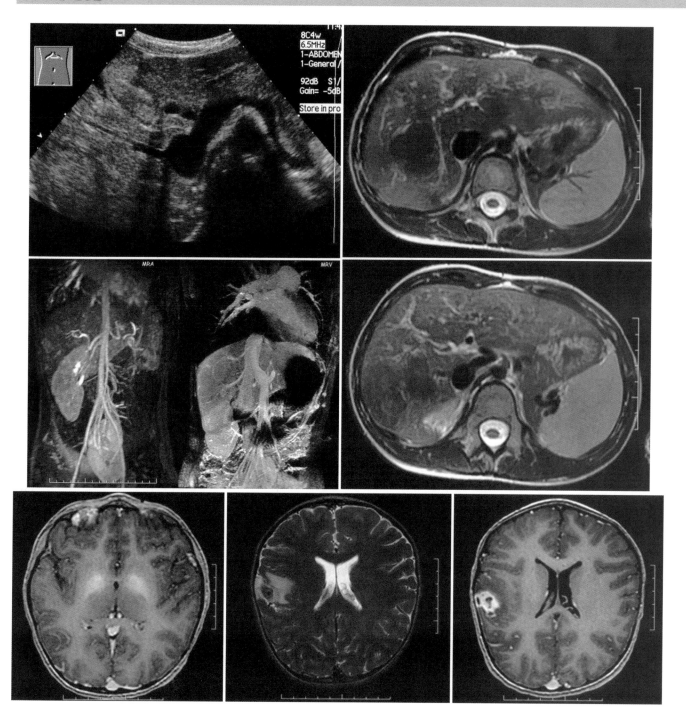

1. 患儿，女，6 岁，发绀、心动过速。该患儿有何超声、MRI、MR 血管造影和 MR 静脉造影表现？
2. 其脑部 MRI 有何表现？
3. 本例的诊断是什么？
4. 应如何解释患儿的脑部并发症？

病例 182

诊断：先天性门静脉缺如（Abernthy Ⅰb型）

1. 超声示脾静脉异位引流至下腔静脉。MRI、MR血管造影、MR静脉造影示门静脉缺如、肝动脉开放、脾静脉和肠系膜上静脉异位引流至下腔静脉、左侧盆腔肾、肝内多发局灶性结节。
2. 豆状核的T1高信号，提示肝性脑病；右侧颞叶内一外周强化的脓毒性栓子。
3. 先天性门静脉缺如（Abernthy Ⅰb型）伴门体分流。
4. 该患儿的脑部并发症系多发性肺动静脉短路所致的脓毒性栓子进入脑内引起。

参考文献

Niwa T, Aida N, Tachibana K, et al: Congenital absence of the portal vein: clinical and radiologic findings, *J Comput Assist Tomogr* 26(5):681-686, 2002.

点 评

先天性门静脉缺如是一种罕见的畸形，患者的肠系膜静脉和脾静脉直接引流至下腔静脉、肾静脉或髂静脉。这种先天性门体分流基本上都是肝外分流。肝具有正常的肝动脉及其血供，并通过肝静脉引流入下腔静脉。先天性门静脉缺如是门静脉系统在孕4～10周期间发育异常的结果。门体循环畸形分为两型：Ⅰ型，由于门静脉缺如，门静脉血流完全引流至下腔静脉；Ⅱ型，门静脉完整，但是门静脉血流通过肝外侧-侧分流引流至下腔静脉内。Ⅰ型再细分为Ⅰa型（肠系膜上静脉和脾静脉无汇合）和Ⅰb型（肠系膜上静脉和脾静脉在进入体静脉系统前汇合）。由于血流绕过肝，门体分流引起高半乳糖血症。血中半乳糖浓度增加时，应考虑门静脉畸形的可能性。

先天性门静脉缺如可伴有其他先天畸形，包括心脏缺陷、胆道闭锁、多脾等。

门体分流伴高氨血症可能会导致门体脑病，常表现为豆状核的T1高信号。此外，高氨血症可能导致肺内多处动静脉短路，其原因尚不清楚。肺内动静脉短路可能会导致发绀和心动过速，如本例患儿。此外，肺动静脉短路据认为会增加脓毒性栓子进入其他部位（例如脑内）的风险。本例患儿在癫痫发作后行脑部MRI检查，于右颞叶皮髓质交界区发现一脓毒性栓子。

最终，先天性门静脉缺如可能会导致肝局灶性结节性增生。此外，还可能会有肝肿块，如腺瘤、肝母细胞瘤、肝细胞癌等。

通常，超声是显示先天性门静脉缺如、脾静脉和肠系膜静脉异位引流的首选影像学检查方法。MRI有助于更准确地显示这些畸形并排除其他病变。应考虑行胸部CT或肺灌注-通气闪烁显像以排除肺动静脉瘘。本病通常采用对症治疗；如药物治疗无效，则可能需考虑行肝移植。

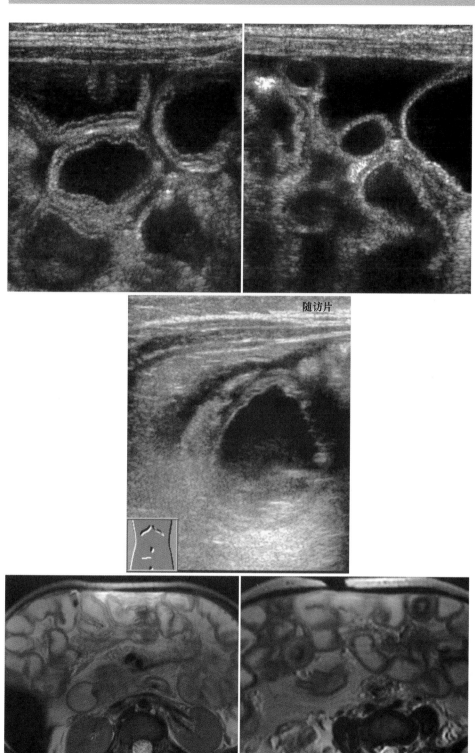

随访片

1. 该双下肢水肿的男孩有何超声和 MRI 表现？

2. 本例最可能的诊断是什么？

3. 有何鉴别诊断？

4. 在超声随访前实施了何种治疗措施？

诊断：原发性肠淋巴管扩张（Waldmann 病）

1. 沿多个小肠节段黏膜下积液、肠腔积液、腹水。
2. 原发性肠淋巴管扩张（primary intestinal lymphangiectasia，PIL）。
3. 本病须与肠淋巴瘤、淋巴管肠瘘、Whipple 病、克罗恩病、肠结核或结节病所致的继发性肠淋巴管扩张相鉴别。
4. 低脂饮食，食谱中补充中链甘油三酸酯。

参考文献

Vignes S, Bellanger J: Primary intestinal lymphangiectasia (Waldmann's disease), *Orphanet J Rare Dis* 3:5, 2008.

点　评

原发性肠淋巴管扩张（Waldmann 病）罕见，于 1961 年由 Waldmann 及其同事首次报道，其特点是小肠黏膜下淋巴管扩张。因此，淋巴液漏入肠腔和腹膜腔，可能会导致伴有低白蛋白血症、低丙种球蛋白血症和淋巴细胞减少的蛋白丢失性肠病。血清白蛋白减低和低蛋白血症患者可能会出现双下肢水肿、全身水肿、胸腔积液、心包积液、乳糜性腹水等。此外，患儿可出现疲劳、腹痛、恶心、体重不增（甚至体重下降）、生长发育迟滞以及肠道吸收不良导致的各种症状（如维生素缺乏和低钙血症导致的惊厥）。本病的诊断常在 3 岁前作出，病因尚不清楚。高分辨率肠管超声检查显示黏膜下线状积液（提示肠淋巴管扩张），结合肠腔积液和腹水，可帮助确定诊断。本病的 MRI 表现与超声相似，可见黏膜下 T2 高信号积液、小肠绒毛内扩张的淋巴管以及"晕征"或"靶征"。确诊可能需要依靠小肠活检。本病的治疗包括低脂饮食及补充中链甘油三酸酯。饮食中缺乏脂肪可限制肠淋巴管扩张的程度。因此，维持低脂饮食前、后的肠道 MRI 对比图像可显示 PIL 的动态变化。如本例所示，在 1 周无脂饮食后，黏膜下肠淋巴管扩张减轻，乳糜性腹水减少（图像未给出）。PIL 应与可能由肠淋巴瘤、淋巴管肠瘘、Whipple 病、克罗恩病和肠结核或结节病引起的继发性肠淋巴管扩张相鉴别。如患者终生遵从低脂饮食，则预后良好。

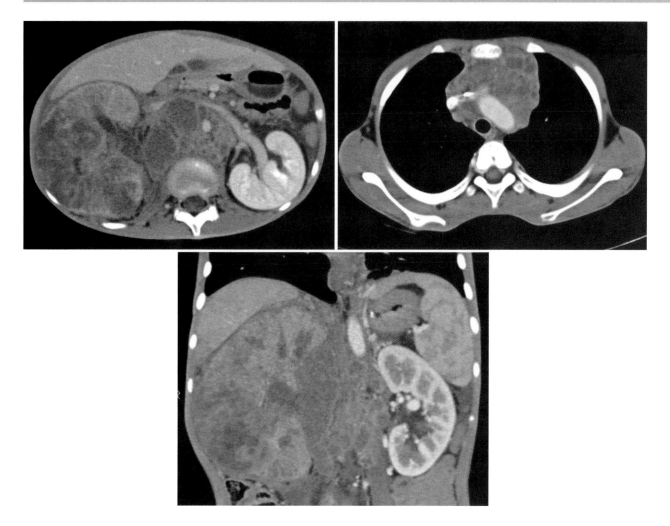

1. 该青少年患者有何影像学表现？
2. 本例有何鉴别诊断？
3. 如该患者有镰状细胞病，则其可能的细胞类型是什么？
4. 本病的预后如何？

诊断：肾髓质癌

1. 右肾多发肿块，弥漫性腹腔及腹膜后肿块，纵隔内混杂密度肿块。
2. 原发性肾肿瘤伴广泛转移，例如肾细胞癌（透明细胞）及其少见的亚型、肾母细胞瘤、透明细胞肉瘤、杆状瘤、中胚叶肾瘤。因仅累及单侧肾，故不太可能是淋巴瘤。
3. 肾髓质癌。
4. 本病几乎总是在诊断时即已有转移，最终会导致死亡。

参考文献

Prasad SR, Humphrey PA, Catena JR, et al: Common and uncommon histologic subtypes of renal cell carcinoma: imaging spectrum with pathologic correlation, *Radiographics* 26(6):1795-1806, 2006.

相关参考文献

Blickman JG, Parker BR, Barnes PD: *Pediatric radiology— the requisites*, ed 3, Philadelphia, 2009, Mosby, pp 140-145.

点　评

肾髓质癌，亦称为第七镰状细胞肾病，是一种极为罕见的恶性肿瘤，几乎仅见于镰状细胞血红蛋白病患者。本病据认为起源于髓质的集合管，可能在组织学上与另一种被称为集合管癌的肾细胞癌的少见类型相混淆。与镰状细胞病伴发有助于正确诊断本病。肾髓样癌的发病人群较年轻：年龄范围为 10～40 岁（平均 22 岁）。集合管癌在 13～83 岁之间发病（平均 55 岁）。此两种肿瘤均具有侵袭性，发病时常已有转移。肾髓质癌自诊断时算起，患者的平均生存时间为 15 周。

肿瘤较小时，其大体观为具有髓质中心的浸润性、不均质的肾肿块。肿瘤于肾内可能有多发病灶。组织学分析可于炎性、纤维性或水肿性间质层内见低分化的、产生黏蛋白的嗜酸性细胞。多数肿瘤中可见镰状红细胞。

在所有影像学检查中，肿瘤均为不均质性，这是由于肿瘤内有部分坏死和出血所致。血管造影片示肿瘤缺乏血供。本病的转移途径为淋巴和血行转移；除局部及远处淋巴结，常有肝和肺转移。

镰状细胞病和肾髓质癌之间的关系尚不清楚。一种理论认为，肿瘤起源于肾盏上皮，而镰状细胞病患者的邻近肾乳头状黏膜的终末集合管上皮增生。这种上皮增生可能会使患者较易发生肾髓质癌。

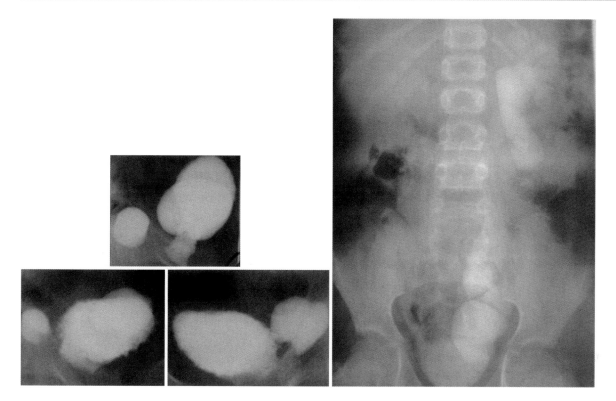

1. 该学龄男童的排泄性膀胱尿道造影（VCUG）的排尿后片和随后的静脉肾盂造影（intravenous pyelogram，IVP）片有何表现？

2. 本例的诊断是什么？

3. 该异常的原因是什么？

4. 本病有哪些相关的综合征和疾病？

诊断：膀胱憩室

1. VCUG 片于膀胱底部见两个憩室，分别朝向两侧，考虑为所谓的 Hutch 憩室。IVP 片示左侧输尿管远端梗阻。
2. 膀胱憩室，继发于 Hutch 憩室（输尿管旁憩室）的左侧输尿管膀胱连接处（UVJ）梗阻。
3. 由于逼尿肌的缺陷，膀胱黏膜疝入缺损处。
4. Menkes 综合征、Ehlers-Danlos 综合征、皮肤松弛症、Williams 综合征等与先天性膀胱憩室有关。

参考文献

Nguyen HT, Cilento BG Jr.: Bladder diverticula, urachal anomolies, and other uncommon anomalies of the bladder. In Gearhart JP, Rink RC, Mouriquand PD, editors: *Pediatric urology*, Philadelphia, 2001, Saunders, pp 565-568.

相关参考文献

Blickman JG, Parker BR, Barnes PD: *Pediatric radiology— the requisites*, ed 3, Philadelphia, 2009, Mosby, pp 125-126.

点　评

膀胱憩室可为获得性或先天性。获得性膀胱憩室常与小梁样膀胱有关，且为多发性，常由膀胱出口梗阻、感染或医源性原因（例如输尿管再植术的并发症）引起。先天性憩室更可能为单发，好发于男孩，除憩室外，患者的膀胱无其他异常。膀胱憩室可为广基性或窄颈性，视膀胱肌肉组织缺陷的大小而定。先天性膀胱憩室常发生于膀胱三角区附近，且可能会累及邻近的 UVJ，还可能会促进膀胱输尿管反流的形成（只有输尿管直接进入憩室时，膀胱输尿管反流才是不可避免的）。然而，与输尿管旁憩室有关的反流可能会自行缓解。有 5% 的输尿管旁憩室患者可能会有输尿管梗阻，如本例。憩室压迫输尿管、炎症或感染导致纤维化和瘢痕形成，最终导致梗阻。大憩室可能会导致尿潴留，使得患者易发生尿路感染。

检出膀胱憩室有时比较困难，因其具有动态变化且难以显示。在 VCUG 片中，可能在排尿末期较易发现憩室。膀胱超声难以检出膀胱憩室，IVP 片偶可见膀胱憩室。

如果出现任何前述并发症，则应行手术治疗。

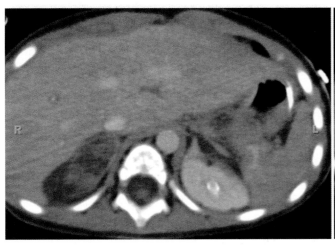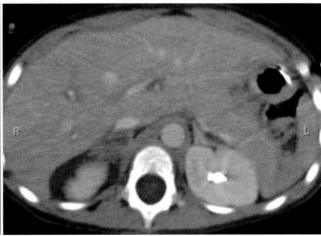

1. 该婴儿的两幅 CT 图像有何表现?
2. 其原因可能是什么?
3. 本病可为自发性吗?
4. 其他什么影像学检查可用于随访或进一步评估本病?

病例 186

诊断：肾上腺出血

1. 右侧肾上腺增大，其内部及其周边可见低密度影；左侧肾上腺周围亦见积液。

2. 腹部外伤所致的肾上腺出血是常见原因。肾上腺肿瘤性肿块在 CT 图像上通常主要不是低密度；但神经母细胞瘤可由于并发出血或有囊性成分而导致其内有低密度区。

3. 在新生儿，肾上腺出血可能为自发性；也就是与生产或其他围生期疾病的应激有关。

4. 如果考虑为自发性出血，超声是最好的随访方法。如果担心有肿瘤，应采用 MRI 进行随访，因为 MRI 可检出任何显著的实性成分，且可明确识别血液及其副产物。

参考文献

Westra SJ, Zaninovic AC, Hall TR, et al: Imaging of the adrenal gland in children, *Radiographics* 14(6): 1323-1340, 1994.

相关参考文献

Blickman JG, Parker BR, Barnes PD: *Pediatric radiology— the requisites*, ed 3, Philadelphia, 2009, Mosby, pp 143-144.

点　评

本例为一名受虐患儿，且有严重的脑损伤。腹部的意外和非意外外伤均少导致肾上腺出血。通常情况下，即使累及双侧，也不会有明显的后遗症。肾上腺功能正常。常伴有肝右叶或肾损伤。

新生儿肾上腺出血常无症状，但可能会扪及腹部肿块，出现低血容量性休克、贫血、黄疸等。其病因未明，但已有人提出产伤（特别是在较大的新生儿）、严重疾病（脓毒症、缺氧）等为其原因。肾上腺出血与肾静脉血栓形成有关，特别是在左侧。

肾上腺中心内卵圆形低密度影、肾上腺大体保留三角形外观是外伤性肾上腺出血的典型 CT 图像表现。

新生儿肾上腺出血常由超声发现，多数病例可用超声随访。出血量不一，从很少到多至肾上腺本身显示不清、肾向下移位。出血于急性期可能为强回声，然后逐步消退：首先是呈混合回声，最后到血块液化时呈透声区。肾上腺出血部位可见钙化。出现钙化时，肿块常已完全溶解。如新生儿肾上腺肿块内可见钙化，则更可能为神经母细胞瘤。

虽然 MRI 可在其他检查不能明确诊断时区分肿瘤和出血，但 MRI 不能准确地鉴别所有的肾上腺出血与出血性肿瘤。MRI 的最大作用在于证实与肾上腺肿块有关的出血并判断其出血时间。当疑为虐童时，确定肾上腺出血的时间尤为有用。由于红细胞内的去氧血红蛋白的作用，7 天内的急性肾上腺出血于 T1WI 呈等或稍低信号，于 T2WI 上呈显著的低信号。亚急性期（1～8 周），血块开始进展。于 T1WI 可见高信号环；如果出血较多，于液化的血块内可见 T2WI 高信号影。在慢性期，血块内的含铁血黄素和钙化使其在 T1WI 和 T2WI 均呈低信号。

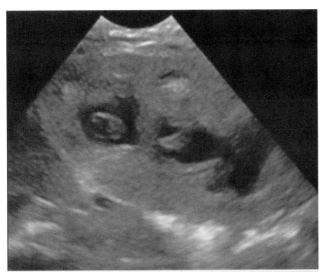

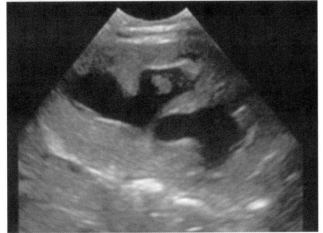

1. 该早产儿有何超声表现?
2. 本例有何鉴别诊断?
3. 哪些检查有助于鉴别该表现的原因?
4. 为什么早产儿的肾易患真菌病?

诊断：肾真菌病

1. 肾集合系统扩张，其内可见数个圆形无声影的高回声肿块。
2. 本例的鉴别诊断包括真菌球、血块、其他感染引起的成型碎屑、无声影的结石。
3. 尿液分析和尿培养。
4. 众所周知，早产儿可患全身念珠菌病。由于肾的血供占心排血量的 25%，故肾常被感染。

参考文献

Benjamin DK Jr, Fisher RG, McKinney RE Jr, et al: Candidal mycetoma in the neonatal kidney, *Pediatrics* 104:1126-1129, 1999.

点　评

　　早产、低出生体重、中央静脉通路、使用广谱抗生素、经静脉输入脂质、全肠外营养等均为念珠菌血症的好发因素。念珠菌血症的另一个常见表现为血小板计数在数日内持续进行性下降。本文引用的参考文献报道，33%的念珠菌血症患儿在随后的肾超声检查中发现真菌球或足菌肿。但是并非所有患者尿培养均呈阳性。肾真菌病的超声表现无特异性，包括集合系统内出现无声影的高回声碎屑、扩张的集合系统内发现真菌球或者不扩张的集合系统内出现高回声灶。尚未发现与真菌培养阳性有关的尿液分析异常，但尿液分析结果可能会提示引起超声图像异常的其他原因。如其临床情况符合真菌感染，一旦发现上述异常超声征象，即可开始抗真菌治疗。

　　尚无文献报道肾真菌病对肾功能的远期效应。由于真菌感染以后异常超声征象可能会长期存在，所以在异常超声征象消失之前或可停止抗真菌治疗。实际上，尿培养阴性以后长时间内超声图像未见明显改善的情况并非少见。然而，继续抗真菌治疗至尿培养阴性是非常重要的。

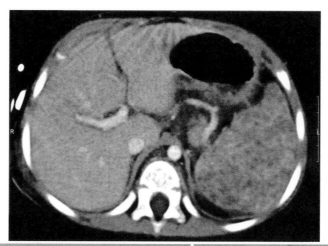

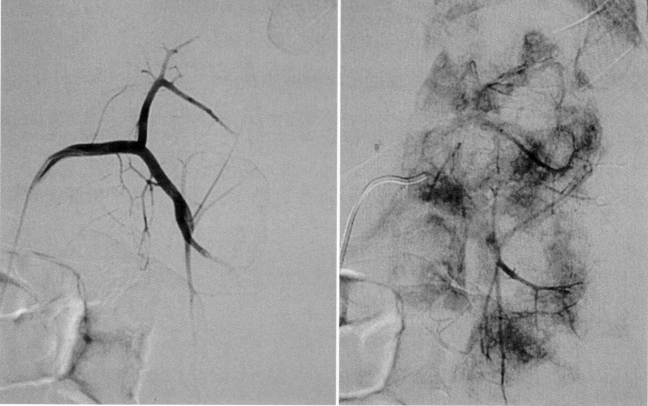

1. 该婴儿有皮肤病变和血小板减少症。其影像学检查有何表现？本例可能的诊断是什么？
2. 导致本病的肿瘤中，哪种最为常见？
3. 本病的典型临床表现是什么？
4. 本病应如何治疗？

诊断：卡萨巴赫-梅里特综合征（Kasabach-Merritt 综合征）

1. CT 轴位增强扫描和 CT 血管造影片示一巨大的脾血管性肿瘤。本例最可能的诊断是 Kasabach-Merritt 综合征（Kasabach-Merritt syndrome, KMS），亦称为血管瘤-血小板减少综合征。本病由血管性肿瘤所致的血小板减少和凝血病构成。血管性病变会引起血管内凝血，导致血小板消耗、凝血因子活化及消耗。

2. 血管内皮瘤是 KMS 中最常见的血管性肿瘤。

3. KMS 患者典型的表现为在躯干、上下肢、腹膜后和颈面部有红棕色皮肤病变，并且逐渐隆起形成肿块。

4. 本病一般行外科手术切除；如有可能，也可利用介入放射学方法对血管性病变行栓塞治疗。

参考文献

Blei F, Karp N, Rofsky N, et al: Successful multimodal therapy for kaposiform hemangioendothelioma complicated by Kasabach-Merritt phenomenon: case report and review of the literature, *Pediatr Hematol Oncol* 15(4):295-305, 1998.

相关参考文献

Blickman JG, Parker BR, Barnes PD: *Pediatric radiology— the requisites*, ed 3, Philadelphia, 2009, Mosby, p 109.

点　评

KMS 一般见于新生儿或小婴儿，是一种由血管性肿瘤引起血小板减少和凝血病的罕见疾病，亦称为血管瘤-血小板减少综合征。血管性病变会引起血管内凝血，导致血小板消耗、凝血因子活化及消耗。本病多见于男性。

KMS 常由血管内皮瘤引起，尤其是卡波西样血管内皮瘤。尽管这些肿瘤较常见，但很少引起 KMS。卡波西样血管内皮瘤的自然病程为缓慢地消退，最终留下一块红棕色变色病变。较大的病变不能完全消退。当这些肿瘤很大或者快速增长时，可消耗血小板，引起严重的血小板减少症。

KMS 可能会致命，据估计其总死亡率为 10％～37％。典型患者的最初表现为红棕色皮肤病变，然后逐渐隆起形成肿块，可出现在躯干、上下肢、腹膜后及颈面部。一般来说，治疗本综合征的基础性病变，即血管性肿瘤，可使得 KMS 消退。如可完全切除肿瘤，则治愈的可能性很大。如果肿瘤不可切除，可采用一些其他方法控制肿瘤，尤其是介入栓塞治疗。

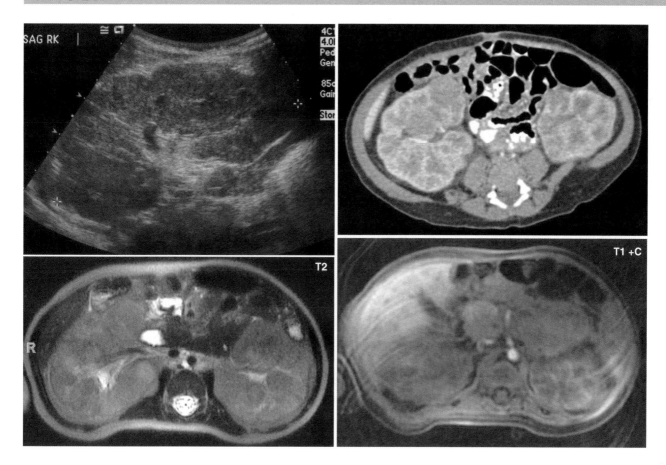

1. 该 1 岁男孩有何影像学表现?
2. 本例的诊断是什么?
3. 本例的鉴别诊断有哪些?
4. 本病的原因是什么?

诊断：Beckwith-Wiedemann 综合征

1. 本例的影像学表现包括双肾明显增大，其内可见多个位于外周的呈新月形排列的低密度（低信号）肿块，这些肿块提示肾母细胞瘤病。另可见胰头增大。双下肢 X 线片示右下肢非对称性过度生长（图片未给出）。

2. Beckwith-Wiedemann 综合征（Beckwith-Wiedemann syndrome，BWS）。

3. 本例须与 WAGR（肾母细胞瘤、无虹膜、泌尿生殖系统畸形、精神发育迟滞）综合征、Perlman 综合征、Simpson-Golabi-Behmel 综合征、Sotos 综合征、糖原贮积症、垂体功能亢进、脐膨出和腹裂、婴儿期持续性高胰岛素血症性低血糖症等相鉴别。

4. BWS 由位于 11 号染色体 15.5 区位点的生长调节基因异常所致。

参考文献

Cohen MM: Beckwith-Wiedemann syndrome: historical, clinicopathological, and etiopathogenetic perspectives, *Pediatr Dev Pathol* 8(3):287-304, 2005.

相关参考文献

Blickman JG, Parker BR, Barnes PD: *Pediatric radiology—the requisites*, ed 3, Philadelphia, 2009, Mosby, p 113.

点　评

BWS 是最常见、最为人所知的先天性生长过度综合征，其特征表现为脐疝（前腹壁缺损）、巨舌、巨人症、偏侧肥大和内脏大。1964 年，德国的 Hans-Rudolf Wiedemann 报告了一种家族型伴巨舌的脐膨出。1969 年，美国加利福尼亚 Loma Linda 大学的 J. Bruce Beckwith 描述了一组类似的患者。起初，Wiedemann 教授创造了一个术语——EMG 综合征，用以描述先天性脐膨出、巨舌和巨人症这一联合畸形。然而，随着时间推移，这一联合畸形已被重新命名为 BWS。

据估计，本病在出生婴儿的发生率约为 1/13700。在已知的病例中，85% 为散发；其余为常染色体显性遗传，其表现度和不完全外显率各异。

本病的临床特征为出生前及出生后的过度生长、巨舌、前腹壁缺损（最常表现为先天性脐疝）、新生儿低血糖症。常见精神发育迟滞和轻微的小头畸形。严格保持正常血糖水平可降低神经组织受损的风险。可见下颌前凸畸形、器官巨大症（最常表现为巨肾）以及肝大。可能会有骨龄提前、干骺端增宽和骨皮质变厚。除此之外，BWS 伴肾上腺出血或出血性囊肿及肾上腺钙化的风险增加。

据报道，本病患者患胚胎性肿瘤的风险增加。肾母细胞瘤是 BWS 患儿最常见的恶性肿瘤，发生于 5%～7% 的 BWS 患儿。BWS 患儿第二常见的恶性肿瘤是肝母细胞瘤，好发于 1 岁以下的儿童。大部分 BWS 患儿的肾母细胞瘤发生在 4 岁前。

BWS 患儿的肿瘤监测包括每季度行腹部超声检查至 8 岁及血清甲胎蛋白检查至 5 岁。尽管大部分 BWS 患儿不会发生癌症，但仍推荐行癌症筛查。10 个 BWS 患儿中约有 1 个罹患癌症；然而，这一风险已然高到需要进行癌症筛查的程度。癌症的风险取决于年龄：该风险在 4 岁前较高。建议每隔 3～6 个月行一次影像学检查。考虑到超声没有电离辐射、筛查间隔时间较短，腹部超声是影像学随访的首选检查方法。对于诊断有困难者，可行 MRI 或 CT 增强扫描。甲胎蛋白水平也可用于监测肝母细胞瘤。BWS 患者还可能发生神经母细胞瘤、横纹肌肉瘤或肾上腺皮质癌。好在这些癌症罕见于 BWS 患儿，对这些肿瘤进行筛查并无确切价值。

WAGR 综合征患者的肾母细胞瘤发生率超过 50%（与 BWS 患者的 5% 相比），其不同于 BWS 之处在于其与 11p13 缺失或 WT1 抑瘤基因突变、无虹膜、泌尿生殖系统缺陷有关。

本病的预后取决于基因的表现度以及是否恶变。

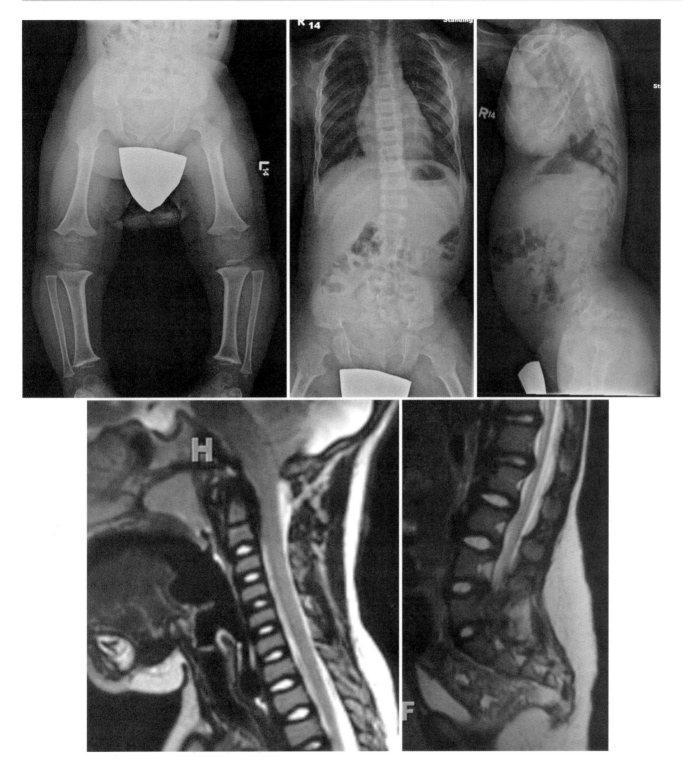

1. 试述本例骨骼发育不全的 3 岁幼儿的影像学表现（第一～三幅图）。

2. 该患儿如摄颅骨 X 线片，会有何种改变？

3. 哪两处骨骼病变导致本病患者的大部分神经系统症状（第四、五幅图）？

诊断：软骨发育不全

1. 所有的管状骨均缩短，且近端肢骨缩短更明显（肢根性短肢），胸椎至骶椎椎弓根间距缩小，枕大孔狭窄，椎体后缘呈扇贝形凹陷。
2. 颅盖骨增大并前额突出、颅底骨窄小。
3. 腰椎管和枕大孔。

参考文献

Spranger JW, Brill PW, Poznanski AK: *Bone dysplasias: an atlas of genetic disorders of skeletal development*, ed 2, New York, 2002, Oxford University Press, pp 83-89.

Taybi H, Lachman RS: *Radiology of syndromes, metabolic disorders, and skeletal dysplasias*, ed 4, St. Louis, 1996, Mosby, pp 749-755.

相关参考文献

Blickman JG, Parker BR, Barnes PD: *Pediatric radiology—the requisites*, ed 3, Philadelphia, 2009, Mosby, pp 164-168 and 281-283.

点　评

　　软骨发育不全系由控制成纤维细胞生长因子的相关基因突变导致软骨内生长障碍所致。本病为常染色体显性遗传；但大多数病例之基因突变为新发，其父母均未受累及。由于该畸形常于出生前即被诊断（超声图像示股骨缩短），故能提供适当的围生期护理支持，使大多数婴儿得以存活。因而软骨发育不全是日常实践中较常见的一种侏儒症类型。

　　软骨内生长障碍于颅骨表现最为明显：颅盖骨正常或扩大（膜内成骨）而颅底骨窄小（软骨内成骨）。本病起病时主要表现为由鼻道狭窄和胸廓狭小造成的呼吸系统症状。颈髓受压于儿童期明显，而骨赘形成和椎间盘突入本已狭窄的椎管造成的神经根受压则困扰中年患者。

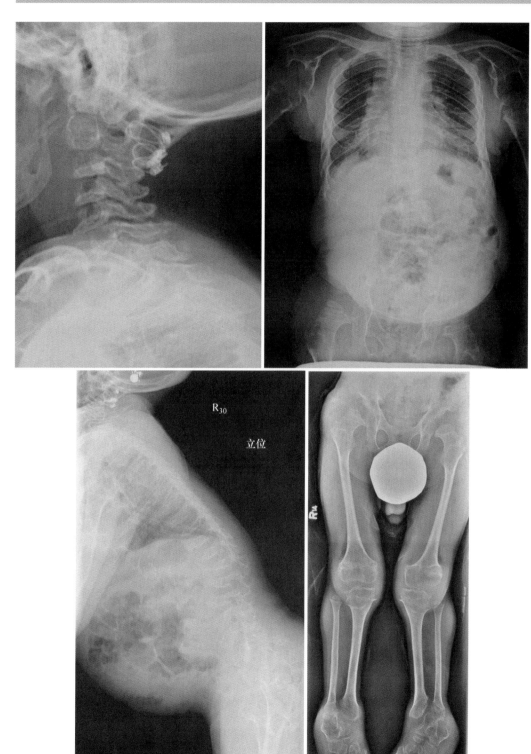

1. 16 岁男性青少年前来评估脊柱侧凸。X 线片有何表现（第一～四幅图）？
2. 该组骨质病变被称作什么？
3. 哪一类化合物在尿液分析中将呈阳性？
4. 哪些以人名命名的综合征会有这些相同的骨质改变？

诊断：多发性骨发育障碍——Ⅳ型黏多糖贮积症：莫基奥综合征（Morquio综合征）

1. 扁平椎、胸腰段脊柱后凸、桨状肋骨、胫腓骨远端呈楔形和"V"形扭曲、跗骨小而发育不良、肩胛骨小而厚且位置较高、肩胛盂成形不良、股骨头无菌性坏死、髋臼成形不良、肢骨缩短并干骺端增宽、枢椎齿突发育不良并寰枢椎失稳（需行融合术）。
2. 多发性骨发育障碍。
3. 本例尿液分析黏多糖（硫酸角质素）将呈阳性。
4. Morquio 综合征、Hunter 综合征、Hurler 综合征、Maroteaux-Lamy 综合征、Scheie 综合征、Sanfilippo 综合征以及 Sly 综合征。

参考文献

Spranger JW, Brill PW, Poznanski AK: *Bone dysplasias: an atlas of genetic disorders of skeletal development*, ed 2, New York, 2002, Oxford University Press, pp 261-262 and 281-286.

Taybi H, Lachman RS: *Radiology of syndromes, metabolic disorders, and skeletal dysplasias*, ed 4, Baltimore, 1996, Mosby, p 669 and 677-679.

相关参考文献

Blickman JG, Parker BR, Barnes PD: *Pediatric radiology—the requisites*, ed 3, Philadelphia, 2009, Mosby, pp 167 and 282-283.

点　评

　　该种骨质改变也可见于其他复杂的糖类贮积症（例如黏脂贮积症、神经节苷脂贮积症、涎酸贮积症、甘露糖苷贮积症、半乳糖苷贮积症、岩藻糖苷贮积症），尽管每种疾病均较罕见，但这些疾病合称多发性骨发育障碍，其总发病率并不低。多发性骨发育障碍的其他表现尚未在此说明，如大头畸形合并"J"形蝶鞍、腕骨发育不良、第2～5掌骨近端逐渐变细，导致尺、桡骨远端均有变形且呈"V"形改变。各种综合征之间及综合征内，甚至在同一患者的不同年龄段，其骨质改变的表现度均有较大差异。但其基本的共通表现很有特点，甚至描述这些表现即可引导临床进行相关检查从而准确诊断。

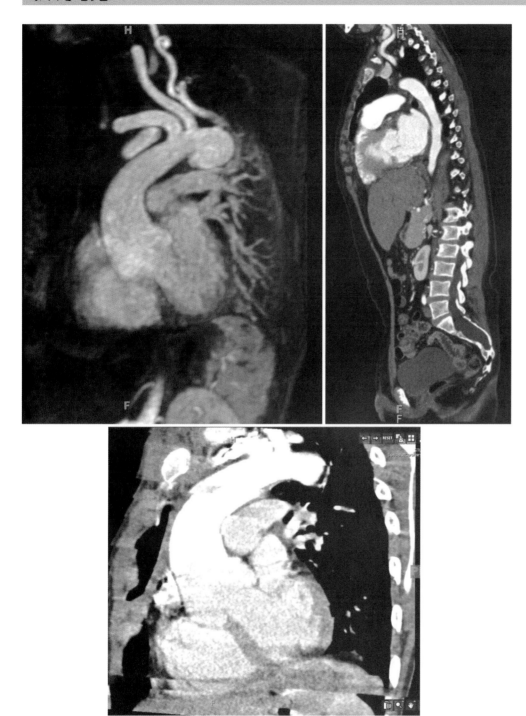

1. 患者 A，男，5 岁，有何 MR 血管造影（第一幅图）表现？

2. 1 年后，该患者行 CT 血管造影（第二幅图）。与前片比较，有何变化？

3. 患者 B，14 岁，与患者 A 诊断相同，在第三幅图中还可发现哪些其他征象？

4. 该综合征最早可于何时发病？

病例 192

诊断：Loeys-Dietz 综合征

1. MR 血管造影表现包括主动脉根部扩张（直径 2.2cm）、胸主动脉明显迂曲。
2. 主动脉根部扩张（现在直径达 3.5cm）和胸主动脉迂曲加重。
3. 脊柱侧凸、硬脊膜扩张、颈动脉迂曲。
4. 出生时。

参考文献

Johnson PT, Chen JK, Loeys BL, et al: Loeys-Dietz syndrome: MDCT angiography findings, *AJR Am J Roentgenol* 189:W29-W35, 2007.

Yetman AT, Beroukhim RS, Ivy DD, et al: Importance of the clinical recognition of Loeys-Dietz syndrome in the neonatal period, *Pediatrics* 119(5):1199-1202, 2007.

相关参考文献

Blickman JG, Parker BR, Barnes PD: *Pediatric radiology—the requisites*, ed 3, Philadelphia, 2009, Mosby, pp 281-283.

点 评

Loeys-Dietz 综合征（Loeys-Dietz syndrome，LDS）与其他影响骨、关节和纤维组织形成的综合征有类似的表型特征。在新生儿期，这些特征表现为关节挛缩，该术语意为关节短缩、扭曲。其他婴幼患儿的关节可能松弛且活动度过大。Larsen 综合征、Beals 综合征、Ehlers-Danlos 综合征、马方综合征等和 LDS 一样，均可有上述表现。与马方综合征或 Ehlers-Danlos 综合征的血管亚型患者相似，LDS 患者有动脉壁病变，导致动脉扩张。但这些征象在 LDS 表现为病变累及整个动脉系统，病程迅速进展，在幼龄时发生动脉夹层或破裂的可能性很高。不同于另外两个综合征，LDS 患者术后效果很好，可明显改变病程。某一基因突变似乎是本病的病因 [*TGFbR2*（染色体 3p22）或 *TGFbR1*（染色体 9q22）]。对于所有疑有血管性综合征的患者，都应检测有无该基因突变。

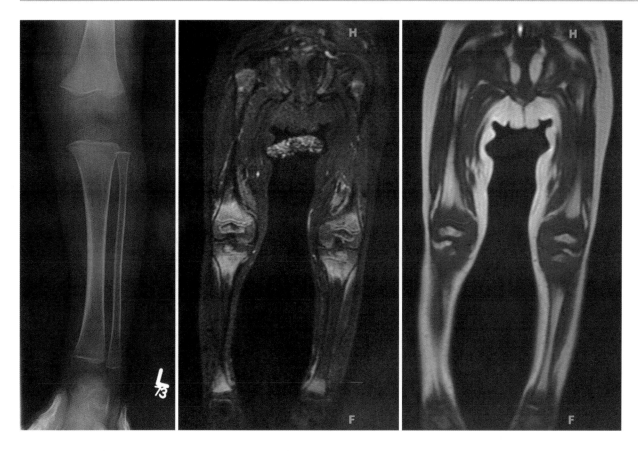

1. 2 岁男孩，拒绝行走。患儿左腿 X 线片（第一幅图）有何表现？

2. 这些 X 线片表现提示哪些鉴别诊断？

3. 因担心患有肿瘤，故行 MRI（第二幅图为冠状位短 T1 加权反转恢复序列图像，第三幅图为 T1WI），有哪些异常发现？

4. 其后得到的病史值得注意，患儿的饮食仅包括米饭、牛奶、蛋类和鸡肉。本例的诊断是什么？

诊断：坏血病

1. 骨质减少；干骺端致密带明显，沿其骨干侧见骨质减少带；骨骺中央密度减低，边缘绕以环形高密度影。
2. 干骺端的浸润性病变（神经母细胞瘤、淋巴瘤、白血病）和代谢性疾病（坏血病、早期佝偻病）。
3. 干骺端水肿样异常信号（于 T1WI 呈低信号、于短 T1 加权反转恢复序列图像呈高信号）；股骨远端包壳样骨膜信号（于 T1WI、短 T1 加权反转恢复序列图像均呈高信号），符合血液产物特征。
4. 维生素 C 缺乏症。

参考文献

Silverman FN, editor: *Caffey's pediatric x-ray diagnosis*, ed 8, Chicago, 1985, Yearbook Medical Publishers, pp 674-679.

相关参考文献

Blickman JG, Parker BR, Barnes PD: *Pediatric radiology—the requisites*, ed 3, Philadelphia, 2009, Mosby, p 174.

点　评

维生素 C 缺乏影响全身各部分的细胞活性。骨骼的矿化是细胞活动（成骨细胞和破骨细胞）以及非细胞性、弥散介导的钙盐沉积与重吸收两方面共同作用的结果，由此形成了特征性的 X 线片表现。钙盐沉积于临时钙化带（zone of provisional calcification, ZPC），而由于 ZPC 缺乏细胞作用，ZPC 骨骺侧之静息软骨不再转化为增殖软骨，故 ZPC 密度持续增高。ZPC 增厚是因为其骨干侧软骨不再向松质骨转化。由于骨干，特别是紧邻 ZPC 骨干侧的部分骨质持续吸收，使得 ZPC 更加显著。这一萎缩带被称为坏血病线。ZPC 呈水平方向增宽是由于破骨细胞的正常塑形作用失活及骨刺形成所致。骨刺、ZPC 的其余部分和坏血病线均质地较脆，易裂易折，由此形成另一个特征性征象，即角征。骨骺表现类似干骺端并有同样的变化。ZPC 在失矿化的骨化中心边缘形成高密度的环。

坏血病改变了毛细血管内皮细胞间"紧密黏合"的特性，从而导致在凝血因子正常的情况下还会发生出血。这种骨膜下出血可包绕长骨。

因为正常人体对维生素 C 的需要量很少，故需 3～6 个月摄取不足，才会出现明显症状。当维生素 C 的补充恢复时，以上征象就会逆转：骨质重新矿化、ZPC 重新塑形、骨质生长重新开始。骨膜下血肿常发生营养不良性钙化，此时才可辨别其真正的范围。增厚的 ZPC 的中央部分常完整，随着骨骼开始远离 ZPC 而生长，可见其呈一横行线状影。

美国最近一次坏血病暴发流行是在 20 世纪 50 年代，当时流行饮用煮沸的牛奶。当发现加热会使抗坏血酸失活后，人们即通过其他途径在饮食内加入抗坏血酸，坏血病的流行就得到了控制。现在，坏血病主要发生在以谷类作物为主要食品或饮食结构单一、缺少水果和蔬菜的欠发达国家或难民营，而新移民或临时工家庭也可成为新的地方性病例的来源。

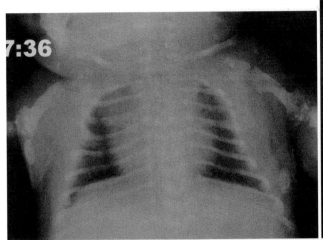

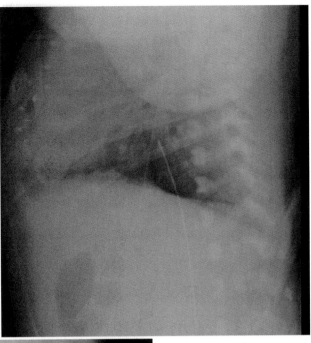

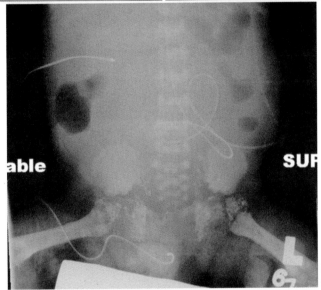

1. 试述本例新生儿的异常征象。
2. 本例为何种类型的骨发育不良?
3. 本病的遗传方式是什么?
4. 本病患者能存活吗?

诊断：点状软骨发育不良

1. 本例的异常征象包括：肱骨近、远端及股骨近端点状骨骺。近端肢体短缩。椎体前后径缩小，椎体可见冠状裂。肺体积缩小，胸骨软骨呈斑点状。下腹部可见肿块影。
2. 本例的骨发育不良为点状软骨发育不良。对称性分布常见于肢根型。
3. 常染色体隐性遗传。
4. 本病患儿常于 1 岁内死亡。

参考文献

Hertzberg BS, Kliewer MA, Decker M, et al: Antenatal ultrasonographic diagnosis of rhizomelic chondrodysplasia punctata, *J Ultrasound Med* 18:715-718, 1999.

相关参考文献

Blickman JG, Parker BR, Barnes PD: *Pediatric radiology—the requisites*, ed 3, Philadelphia, 2009, Mosby, pp 165-166.

点　评

　　本例患者由胎儿超声检查诊断为肢根型点状软骨发育不良（rhizomelic chondrodysplasia punctata, RCDP）。患儿之肺发育不良可能与长期尿路梗阻及羊水过少有关。盆腔内软组织肿块影经超声检查证实为扩大的膀胱，可能继发于后尿道瓣膜。患儿出生后 2 天即死亡，未能进行进一步影像学检查。患儿有与本病相关的典型的分子学改变：本病与过氧化物酶体生物发生和过氧化物酶体蛋白-7 基因相关。

　　RCDP 为常染色体隐性遗传病。本病症状包括前述的骨骼改变以及小脑萎缩、面中部发育不良、白内障、颈段椎管狭窄、皮肤病变、挛缩以及严重的发育迟滞。本病预后差，大部分患儿于 1 岁[①]前死亡；有的于新生儿期即死亡（如本例）。点状骨骺并非 RCDP 所特有，也可见于其他疾病，如 Conradi-Hünermann 综合征和远节短指（趾）骨型软骨发育不良等。

---

① 原文为 10 岁，原文有误。——译者注

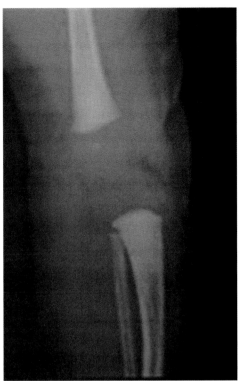

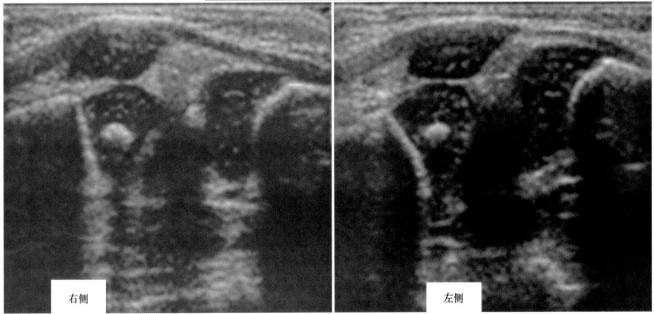

右侧　　　　　　　　　　　　　　　左侧

1. 哪一侧膝关节有异常？
2. 试述矢状位超声图像所示的异常。
3. 体格检查中，患侧膝关节会有哪些表现？
4. 本病该如何治疗？

诊断：先天性膝关节脱位

1. 左侧膝关节。
2. 胫骨向前半脱位。
3. 膝关节过伸。可能会出现屈曲受限。
4. 采用石膏或夹板外固定等非手术治疗方法。

参考文献

Kamata N, Takahashi T, Nakatani K, et al: Ultrasono-graphic evaluation of congenital dislocation of the knee, *Skeletal Radiol* 31:539-542, 2002.

Laurence M: Genu recurvatum congenitum, *J Bone Joint Surg* (Br) 49:121-134, 1967.

点　评

先天性膝关节脱位（congenital dislocation of the knee，CDK）少见，发生率是髋关节发育不良的 1/80。本病常单独发生，也可并发多关节脱位，如关节挛缩或一些综合征（如 Larsen 综合征或 Ehlers-Danlos 综合征等）。Laurence 将 CDK 分为三个临床类型：①过伸型，即膝关节过伸超过 15°，但可正常屈曲；②半脱位型，即膝关节过伸超过 15°，伴屈曲部分受限或自觉膝关节失稳；③脱位型，即膝关节不稳定，伸曲程度不定。膝关节过伸不伴半脱位或脱位被称为膝反屈。本病治疗首选牵引和石膏外固定等保守疗法。但出现如脱位等较严重的畸形时，则可能需要手术治疗。

CDK 的病因尚不清楚。孤立性 CDK 的病因学说包括宫内体位异常，例如臀位和羊水过少。股四头肌纤维化和挛缩是 CDK 的特征表现。此外，文献报道的表现还包括前部关节囊组织紧张、髌上囊发育不良和前交叉韧带异常。但这些病变与关节脱位的因果关系尚未明确。

如未经手法处理，本病的 X 线片表现为膝关节过伸、固定。膝关节半脱位或脱位可见于侧位片。典型病例可见股骨远端骨骺小于正常骨龄或者可能尚未骨化，甚至足月新生患儿即可有此改变。本例患者除了膝关节半脱位外，尚有股骨远端骨骺变小。超声图像可显示膝关节半脱位或脱位，并可评估股四头肌腱。股四头肌腱可能会变薄并回声增强，据认为可能是继发于纤维化所致。本例患者不仅有明显的胫骨向前半脱位，而且患侧（左侧）股四头肌腱较健侧稍变薄、回声增强。这一表现将很快恢复正常。

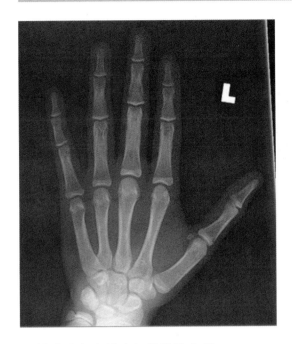

1. 该青少年女性有何影像学表现?
2. 本例有哪些鉴别诊断?
3. 鉴于本片的影像学表现,该患者会有骨质硬化吗?
4. 哪种激素与肾性骨营养不良的这一并发症有关?

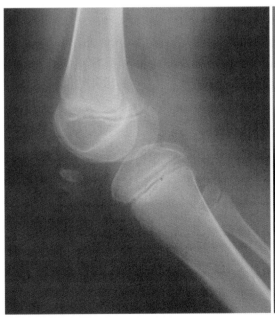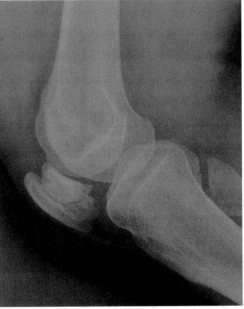

1. 此两幅图像是同一位患者在 7 岁和 20 岁所摄,有何异常?
2. 该异常还有其他类型吗?
3. 哪种疾病最常与本病相关?
4. 本病还有其他相关疾病吗?

病例 196

诊断：继发性甲状旁腺功能亢进

1. 第 2～5 指中节指骨桡侧骨膜下骨吸收。
2. 原发性、继发性、三发性甲状旁腺功能亢进。
3. 一些继发性或三发性甲状旁腺功能亢进病例，尚可见弥漫性骨质硬化。干骺端骨质硬化可能会见于原发性甲状旁腺功能亢进患者。
4. 缺乏由肾合成的维生素 D 的代谢产物 1,25-二羟维生素 D（1,25-[OH]$_2$D）以及甲状旁腺素（parathyroid hormone，PTH）。

参考文献

Kuhn JP, Slovis TL, Haller JO, editors: *Caffey's pediatric diagnostic imaging*, ed 10, Philadelphia, 2004, Mosby, p 2245 and 2439-2441.

相关参考文献

Blickman JG, Parker BR, Barnes PD: *Pediatric radiology—the requisites*, ed 3, Philadelphia, 2009, Mosby, p 173.

点　评

　　该慢性肾功能不全患者出现了继发性甲状旁腺功能亢进的表现。骨膜下骨吸收是本病的典型表现。与肾病相关的骨质改变被称为肾性骨营养不良。其他 X 线片征象包括骨质减少、斑片状或广泛骨质硬化，以及佝偻病、骨质软化、继发性甲状旁腺功能亢进表现。脊柱骨质硬化于椎体终板旁较显著，即所谓"英式橄榄球球衫样脊柱"（rugger jersey spine）。骨膜下骨吸收并非仅见于中节指骨桡侧，亦可见于末端指骨粗隆，以及胫骨、肱骨、股骨近端内侧缘。本病还可能会有广泛的骨质吸收和棕色瘤。棕色瘤是由于纤维组织和巨细胞聚集并取代或扩张局部骨组织而形成的。棕色瘤可能会导致病理性骨折。骨质硬化与 PTH 和碱性磷酸酶水平增高有关。

　　大多数原发性甲状旁腺功能亢进是由甲状旁腺腺瘤引起的。继发性甲状旁腺功能亢进最常见的病因是肾功能不全，但也可继发于肠吸收障碍和维生素 D 缺乏。三发性甲状旁腺功能亢进于因肾衰竭而行肾移植后持续存在，是自发性甲状旁腺功能亢进。

病例 197

诊断：双层髌骨

1. 髌骨分成两部分，呈前后排列。
2. 二分髌骨共有五型。本例为其中的一型。
3. 多发性骨骺发育不良（multiple epiphyseal dysplasia，MED）。
4. 尚未发现其他疾病与本病相关。

参考文献

Rubenstein JD, Christakis MS: Case 95: fracture of double-layered patella in multiple epiphyseal dysplasia, *Radiology* 239:911-913, 2006.

相关参考文献

Blickman JG, Parker BR, Barnes PD: *Pediatric radiology—the requisites*, ed 3, Philadelphia, 2009, Mosby, p 158.

点　评

　　双层髌骨曾被认为是常染色体隐性遗传性多发性骨骺发育不良（MED）所独有的，但目前已知某些常染色体显性遗传性 MED 患者也会出现这种髌骨异常。MED 是一组异质性骨骼发育障碍性疾病，最好根据其遗传基础来分类。突变见于负责编码软骨寡聚基质蛋白、IX 型胶原、软骨基质蛋白-3（matrilin-3）等的基因。软骨发育不良由软骨化骨紊乱和管状骨骺软骨发育不良导致，椎骨一般正常。骨骺异常常呈双侧对称分布，下肢更为明显。患者通常身材短小，智力正常，可能患有早期骨关节炎。

　　隐性遗传性 MED 患者可能发生畸形足、短指（趾）畸形、脊柱侧凸、腭裂、关节挛缩、由双层髌骨导致的髌骨半脱位或脱位。手术治疗方法包括切除双层髌骨的后一部分和手术融合双层髌骨。

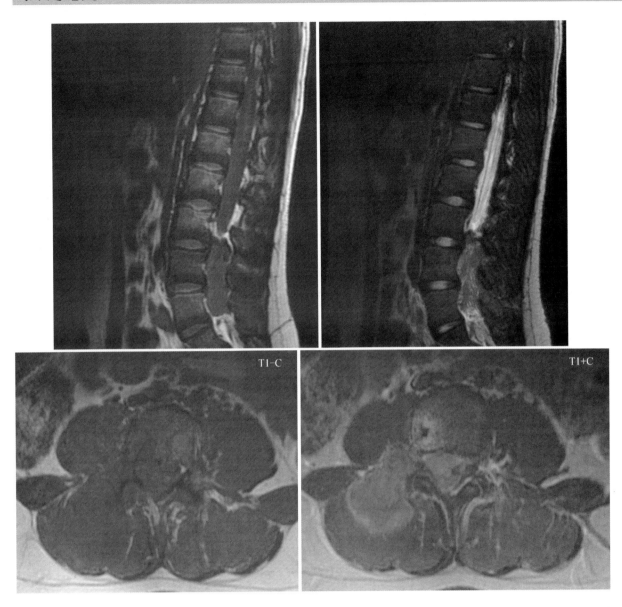

1. 患儿，男，10 岁，背痛。该患儿有何影像学表现？
2. 本病的经典影像学表现是什么？
3. 本病与骨原始性神经外胚层肿瘤是否密切相关？
4. 本病的鉴别诊断有哪些？

诊断：骨外尤因肉瘤

1. 腰骶椎椎管及椎旁软组织内一巨大、分叶状肿块，呈 T1WI 低信号、T2WI 混杂低信号，强化不均匀。肿块侵及右后椎旁肌肉组织，延伸入椎管，向左侧推挤硬脊膜并扩张神经孔。另外，骨髓信号改变以及右侧椎板膨胀都提示该平面骨髓受累。

2. 骨尤因肉瘤的经典影像学表现包括：骨干中心性溶骨、层状洋葱皮样或浸润性骨膜反应。骨的任何部分都可被累及。洋葱皮样骨膜反应并非本病所特有。

3. 上述征象与原始性神经外胚层肿瘤（primitive neuroectodermal tumor，PNET）有关。

4. 骨肉瘤、神经母细胞瘤转移、朗格汉斯细胞组织细胞增生症（LCH）、横纹肌肉瘤。

参考文献

Weber KL, Sim FH: Ewing's sarcoma: presentation and management, *J Orthop Sci* 6:366-371, 2001.

相关参考文献

Blickman JG, Parker BR, Barnes PD: *Pediatric radiology—the requisites*, ed 3, Philadelphia, 2009, Mosby, pp 186-187.

点 评

尤因肉瘤是一种蓝色小圆细胞恶性骨肿瘤，是第四常见的恶性骨肿瘤，也是仅次于骨肉瘤的儿童第二常见原发性恶性骨肿瘤，约占原发性恶性骨肿瘤的 10％。本病发病的高峰年龄为 10～20 岁，80％的患者年龄在 20 岁以下。男性多见。肿瘤最常发生于长骨和骨盆骨、肩胛骨等扁骨。本病最常见的症状包括疼痛、肿胀和肿块。约 20％患者发热，这些病例可能会被误诊为骨髓炎。

本病最常发生于四肢，其次依发生率降序为骨盆骨、肋骨、脊柱以及任何部位的软组织。70％～75％病例累及骨盆带或长管状骨。本病较其他原发性恶性骨肿瘤更好发于扁骨。本病转移常表现为其他骨或肺部累及和淋巴结肿大。

尤因肉瘤累及脊柱者相当少见，仅占全部尤因肉瘤患者的 3.5％，其最常累及腰骶脊柱。这些患者可能有神经功能障碍。

本病的早期检查首选 X 线检查，可见边界不清的髓内侵袭性、透亮的、溶骨性骨质破坏伴骨皮质中断。无骨化性肿瘤基质显示。MRI 是显示病变局部累及范围的最佳方法。邻近软组织肿块可能会相当大，与骨质破坏的大小不成比例。CT 显示骨皮质破坏可能优于 MRI。局部病灶的影像学随访首选 MRI。骨闪烁显像已被用于评估肿瘤转移，PET 有助于监测病变的疗效。

骨髓炎虽非中央型尤因肉瘤的主要鉴别诊断，但在四肢骨病变中骨髓炎是重要的鉴别诊断。骨髓炎患儿较为年幼，在症状开始出现后即快速进展。90％的骨肉瘤患者病灶内可见骨样肿瘤基质。朗格汉斯细胞组织细胞增生症可于发病后迅速好转或消失。

本病患者大多先采用化疗和放疗，后行局部手术切除。肿瘤体积较大、位于骨盆以及出现转移者，提示预后不良。

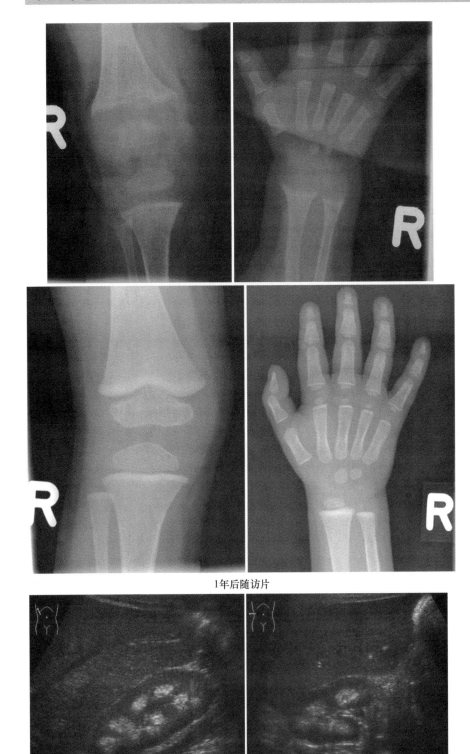

1年后随访片

1. 本例有何影像学发现?
2. 本例最可能的诊断是什么?
3. 在两次摄片间可能发生了什么?
4. 导致肾超声表现的原因可能是什么?

诊断：低磷酸酯酶症性佝偻病

1. 生长板增宽，所有的干骺端呈不规则及杯口状改变，弥漫性骨质减少；随访片示干骺端再矿化；肾髓质钙质沉着。
2. 低磷酸酯酶症性佝偻病。
3. 该患儿成功地进行了磷酸盐替代疗法并补充了维生素 D。
4. 肾钙质沉着可能是由于维生素 D 治疗所致。

参考文献

Kottamasu SR: Metabolic bone diseases. In Kuhn JP, Slovis TL, Haller JO, editors: *Caffey's pediatric diagnostic imaging*, ed 10, Philadelphia, 2004, Elsevier, pp 2242-2268.

相关参考文献

Blickman JG, Parker BR, Barnes PD: *Pediatric radiology—the requisites*, ed 3, Philadelphia, 2009, Mosby, pp 172-173.

点　评

佝偻病是在骨骼生长时，骨样组织和新生骨矿化不充分所致。佝偻病可由多种代谢性骨病造成，按其病因分为维生素 D、磷酸盐、钙质代谢紊乱所致的佝偻病。维生素 D 缺乏症可由营养性原因或丢失过多等原因造成。食源性维生素 D 缺乏可由严格素食或缺少日晒所致。另外，许多疾病与佝偻病的形成有关，包括肝胆及胃肠疾病或肾病。偶可见因应用抗惊厥治疗而加速活性维生素 D 分解导致的佝偻病。慢性肾病可引起肾性骨营养不良，其表现为佝偻病合并继发性甲状旁腺功能亢进。

低磷酸酯酶症性佝偻病亦称为抗维生素 D 佝偻病，由近端肾小管过量排出磷酸盐所致，其特征为血清磷酸盐水平降低，血清钙水平降低或正常，其主要治疗手段为磷酸盐替代及补充维生素 D。本病为 X 连锁显性遗传病。

患儿临床表现为弓形腿以及腕、膝、踝关节肿胀。长骨端突出或呈球茎状。肋软骨连接处膨大，可呈类似"念珠"状改变。亦可见脊柱侧凸和胸椎后凸畸形。大部分患儿生长缓慢。

本病的影像学表现在骨质生长活跃、迅速的部位最为突出。因此，单张 X 线片最佳的拍摄部位是包括股骨和胫骨干骺端的膝关节；腕关节亦可。

本病的特征性影像学表现包括生长板和干骺端增宽、不规则，干骺端常呈杯口状改变。常见弥漫性骨质减少和长骨弯曲。对于佝偻病患儿，须行进一步的代谢学检查以判断其确切病因。偶有行维生素 D 补充治疗导致肾髓质钙沉着症的病例，如本例。治疗过程中的影像学随访，可能会显示干骺端再矿化和骨质减少的恢复。

本病的鉴别诊断包括白血病和先天性梅毒。

T1增强抑脂

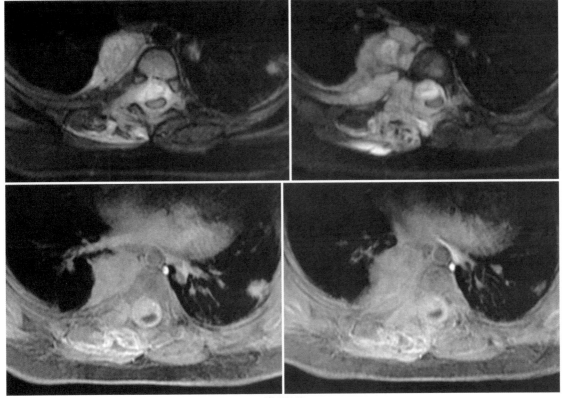

T2抑脂

T1增强抑脂

1. 患儿，男，14 岁，背痛。该患儿有何影像学表现？

2. 本例最可能的诊断是什么？

3. 鉴别诊断还应考虑哪些良性软组织肿瘤？

4. 鉴别诊断还应考虑哪些恶性软组织肿瘤？

诊断：硬纤维瘤-侵袭性纤维瘤病

1. 脊椎旁肌肉组织内一浸润性生长的软组织肿瘤，呈 T2 高信号并有明显的强化。
2. 脊椎旁肌肉组织的硬纤维瘤（侵袭性纤维瘤病）。
3. 血管瘤、血管外皮细胞瘤、周围神经鞘瘤。
4. 横纹肌肉瘤、纤维肉瘤、脂肪肉瘤、淋巴瘤、神经母细胞瘤。

参考文献

McCarville MB, Hoffer FA, Adelman CS, et al: MRI and biologic behavior of desmoid tumors in children, *AJR Am J Roentgenol* 189(3):633-640, 2007.

相关参考文献

Blickman JG, Parker BR, Barnes PD: *Pediatric radiology—the requisites*, ed 3, Philadelphia, 2009, Mosby, p 330.

点 评

侵袭性纤维瘤病或称硬纤维瘤型纤维瘤病，是儿童最常见的纤维瘤病类型。儿童硬纤维瘤型纤维瘤病是指肌腱膜组织（筋膜鞘和横纹肌腱膜）内成纤维细胞和肌成纤维细胞增生，因其呈弥漫性浸润性生长，导致其可能在局部呈侵袭性生长或呈"恶性"表现。硬纤维瘤型纤维瘤病被世界卫生组织划分为中间级肿瘤（tumor of intermediate grade）。尽管硬纤维瘤不发生转移，但病灶局部浸润和对邻近功能结构（包括骨）的压迫可能导致重要的并发症。本病的最佳疗法仍存争议，常须采用包括手术、化疗、放疗在内的多学科联合治疗。治疗目的是肿瘤局部控制的同时保留功能。手术治疗曾是本病的主要治疗手段。由于肿瘤呈浸润性生长，难以通过大范围地切除肿瘤周围组织的方式最大程度地避免复发，因此，不幸的是，肿瘤切除术后常见局部复发。

硬纤维瘤型纤维瘤病于 MRI 图像常较肌肉呈等或稍高 T1 信号，于 T2WI 呈等或高信号，增强扫描图像常呈显著强化。硬纤维瘤型纤维瘤病可能会浸润并推挤邻近结构。若肿瘤位于脊椎旁肌肉组织内，肿瘤可能会经神经孔蔓延至椎管，导致脊髓明显受压。肿瘤边缘可锐利或模糊。术前预测肿瘤的切除范围可能会比较困难。MRI 图像可确定包绕神经血管束的肿瘤成分，对于外科手术前制订计划尤为有帮助。MRI 基线检查对于治疗期间及治疗后随访以区分肿瘤残余、复发及术后改变至为重要。CT 可能有助于明确骨质改变，但 MRI 对于确定肿瘤的确切累及范围是必需的。

---

① 355f 表示第355页的图像（figure），下同。——译者注